Annette Hasenburg, Roxana Schwab, Juliane Farthmann (Hrsg.)
Sexualität nach gynäko-onkologischen Erkrankungen

Annette Hasenburg, Roxana Schwab,
Juliane Farthmann (Hrsg.)

Sexualität nach gynäko-onkologischen Erkrankungen

—

DE GRUYTER

Herausgeber

Univ.-Prof. Dr. med. Annette Hasenburg
Universitätsmedizin Mainz
Klinik und Poliklinik für Geburtshilfe und
Frauengesundheit
Langenbeckstraße 1
55131 Mainz
E-Mail: annette.hasenburg@unimedizin-mainz.
de

Priv.-Doz. Dr. med. Juliane Farthmann
Universitätsklinikum Freiburg
Klinik für Frauenheilkunde
Hugstetter Straße 55
79106 Freiburg
E-Mail: juliane.farthmann@uniklinik-freiburg.de

Dr. med. Roxana Schwab
Universitätsmedizin Mainz
Klinik und Poliklinik für Geburtshilfe und
Frauengesundheit
Langenbeckstraße 1
55131 Mainz
E-Mail: roxana.schwab@unimedizin-mainz.de

ISBN: 978-3-11-053938-7
e-ISBN (PDF): 978-3-11-054161-8
e-ISBN (EPUB): 978-3-11-054063-5

Library of Congress Control Number: 2019952809

Bibliografische Information der Deutschen Nationalbibliothek
Die Deutsche Nationalbibliothek verzeichnet diese Publikation in der Deutschen Nationalbiblio-
graphie; detaillierte bibliografische Daten sind im Internet über http://dnb.d-nb.de abrufbar.

© 2020 Walter de Gruyter GmbH, Berlin/Boston
Einbandabbildung: Zur Verfügung gestellt von Waltraud Brügel
Satz/Datenkonvertierung: L42 AG, Berlin
Druck und Bindung: CPI Books GmbH, Leck

www.degruyter.com

Vorwort

Sexuelle Gesundheit ist untrennbar mit Gesundheit, mit Wohlbefinden und mit Lebensqualität verbunden.

ÄrztInnen und TherapeutInnen, die PatientInnen und ihre PartnerInnen mit Krebserkrankungen behandeln, sollten deshalb nach möglichen sexuellen Problemen genauso selbstverständlich fragen, wie nach anderen krankheitsbedingten Beschwerden. Im Alltag stellt sich dies jedoch häufig anders dar. 80 % der KrebspatientInnen wünschen sich mehr Informationen zum Thema Sexualität, allerdings trauen sich 91 % der schwer erkrankten PatientInnen nicht, ihre ÄrztInnen auf sexuelle Probleme anzusprechen, und ein Großteil der ÄrztInnen fragt nicht danach. Die Ursachen hierfür sind vielfältig – Unsicherheit, Scham, fehlende Zeit.

Das Reden über Sexualität ist nichts für Feiglinge – aber man kann fast alles lernen! Die wichtigsten Instrumente in der Sexualmedizin sind das offene und wertschätzende Gespräch und die persönliche Kompetenz.

Mit dem vorliegenden Buch möchten wir Ihnen das Thema „Sexualität nach einer Krebserkrankung" aus unterschiedlichen Perspektiven beleuchten und die Informationen aufbereiten, die sie für die Gespräche mit Ihren PatientInnen zu kompetenten und mutigen BegleiterInnen macht.

Die zunehmende Bedeutung der Sexualmedizin wird auch durch die Tatsache verdeutlicht, dass im Mai 2018 im Rahmen des 121. Deutschen Ärztetages beschlossen wurde, die Sexualmedizin als Zusatzbezeichnung und damit auch als Zusatzweiterbildung in die Musterweiterbildungsordnung aufzunehmen.

Wir hoffen, mit dem vorliegenden Buch Ihr Interesse zu wecken, sich intensiver mit diesem wichtigen und spannenden Thema auseinanderzusetzen.

Ich danke allen Autorinnen und Autoren für Ihre exzellenten Beiträge, meinen Mitherausgeberinnen für ihre redaktionellen Arbeiten und Herrn Prof. Richter für seine Ideen bei der Konzeption des Buches. Mein Dank gilt auch dem Verlag de Gruyter, der uns die Plattform für dieses Buch zur Verfügung stellt und ad personam Frau Pfitzner für die Organisation der Buchentwicklung.

Ihnen allen wünsche ich, dass Sie aus den vorliegenden Artikeln wertvolle Informationen und Tipps mitnehmen, die sie für Ihre PatientInnen einsetzen können.

Annette Hasenburg

Anmerkung: Für alle Personen- und Funktionsbezeichnungen wird in den folgenden Kapiteln generell das generische (geschlechtsneutrale) Maskulinum verwendet, das die weibliche Form einschließt.

https://doi.org/10.1515/9783110541618-201

Inhalt

Autorenverzeichnis

Dipl. Psych. Ulrike Ackermann-Burkhart
Klinik und Poliklinik für Frauenheilkunde
Technische Universität München
Interdisziplinäres Brustzentrum
Ismaninger Str. 22
81675 München
E-Mail: Ulrike.ackermann-burkhart@mri.tum.de
ulrike.ackermann@mri.tum.de

Dr. Jana Barinoff
St. Gertrauden-Krankenhaus
Abt. Frauenheilkunde u. Geburtshilfe
Paretzer Str. 12
10713 Berlin
E-Mail: barinoff.jana@googlemail.com
Kapitel 2.3

Priv.-Doz. Dr. Marco J. Battista
Universitätsmedizin Mainz
Klinik und Poliklinik für Geburtshilfe und
Frauengesundheit
Langenbeckstraße 1
55131 Mainz
E-Mail: marco.battista@unimedizin-mainz.de
Kapitel 2.1

Prof. Dr. Michael Berner
Städtisches Klinikum Karlsruhe
Klinik für Psychiatrie und Psychotherapeutische
Medizin
Kaiserallee 10
76133 Karlsruhe
E-Mail: michael.berner@klinikum-karlsruhe.de
Kapitel 3.3

Priv.-Doz. Dr. Michaela Bossart
Universitäts-Klinikum Freiburg
Klinik für Frauenheilkunde
Gynäkologische Onkologie / Dysplasie
Hugstetter Straße 55
79106 Freiburg
E-Mail: michaela.bossart@uniklinik-freiburg.de
Kapitel 5.2

Priv.-Doz. Dr. med. Juliane Farthmann
Universitätsklinikum Freiburg
Klinik für Frauenheilkunde
Hugstetter Straße 55
79106 Freiburg
E-Mail: juliane.farthmann@uniklinik-freiburg.de
Kapitel 1.1

Prof. Dr. Tanja Fehm
Universitätsklinikum Düsseldorf
Klinik für Frauenheilkunde und Geburtshilfe
Moorenstr. 5
40225 Düsseldorf
E-Mail: tanja-fehm@med.uni-duesseldorf.de
Kapitel 3.1

Dr. Cornelia Friedrich
Frauenarztpraxis
Baasdorfer Straße 15
06366 Köthen
E-Mail: dr.corneliafriedrich@email.de
Kapitel 1.2

Dr. Maren Goeckenjan
Universitätsklinikum Carl Gustav Carus
Klinik und Poliklinik für Frauenheilkunde und
Geburtshilfe
Fetscherstraße 74
01307 Dresden
E-Mail: maren.goeckenjan@uniklinikum-
dresden.de
Kapitel 2.5

Dr. Donata Grimm
Klinik für Frauenheilkunde und Geburtshilfe,
Universitätsklinikum Schleswig-Holstein
Campus Lübeck Ratzeburger Allee 160
23538 Lübeck
Kapitel 2.2

Dr. Sabine Hahn
Frauenklinik Universitätsklinikum Tübingen
Urodynamik
Calwerstr. 7
72076 Tübingen
E-Mail: sabine.hahn@med.uni-tuebingen.de
Kapitel 1.3

Univ.-Prof. Dr. med. Annette Hasenburg
Universitätsmedizin Mainz
Klinik und Poliklinik für Geburtshilfe und
Frauengesundheit
Langenbeckstraße 1
55131 Mainz
E-Mail: annette.hasenburg@unimedizin-mainz.
de
Kapitel 2.4

Dr. Eva-Maria Hußlein
Isar Kliniken GmbH
Klinik für Gynäkologie
Sonnenstraße 24–26
80331 München
E-Mail: eva-maria.husslein@isarklinikum.de
Kapitel 6.2, 6.3

Dr. Evelyn Klein
Klinik und Poliklinik für Frauenheilkunde
Technische Universität München
Interdisziplinären Brustzentrum
Ismaninger Str. 22
81675 München
E-Mail: evelynklein@gmx.de
evelyn.klein@tum.de
Kapitel 3.2

Prof. Dr. Anja Mehnert-Theuerkauf
Abteilung für Medizinische Psychologie und
Medizinische Soziologie &
Sektion Psychosoziale Onkologie
Department für Psychische Gesundheit
Universitätsmedizin Leipzig
Philipp-Rosenthal-Straße 55
04103 Leipzig
E-Mail: Anja.Mehnert@medizin.uni-leipzig.de
Kapitel 4.1

Dr. Beate Rautenberg
Universitätsklinikum Freiburg
Klinik für Frauenheilkunde
Hugstetter Straße 55
79106 Freiburg
E-Mail: beate.rautenberg@uniklinik-freiburg.de
Kapitel 5.3

Prof. Dr. med. Dietmar Richter
Facharztpraxis f. Frauenheilkunde und Geburts-
hilfe, Psychotherapie, Paar- und Familienthera-
pie, Sexualtherapie
Obere Flüh 4
79713 Bad Säckingen
E-Mail: info@prof-richter.de
Kapitel 1.4, 1.5, 4.3, 6.4

Prof. Barbara Schmalfeldt
Universitätsklinikum Hamburg-Eppendorf (UKE)
Klinik und Poliklinik für Gynäkologie
Martinistrasse 52
20246 Hamburg
E-Mail: b.schmalfeldt@uke.de
Kapitel 2.2

Dr. med. Roxana Schwab
Universitätsmedizin Mainz
Klinik und Poliklinik für Geburtshilfe und
Frauengesundheit
Langenbeckstraße 1
55131 Mainz
E-Mail: roxana.schwab@unimedizin-mainz.de
Kapitel 5.1

Priv.-Doz. Dr. Friederike Siedentopf
Martin-Luther-Krankenhaus
Brustzentrum
Caspar-Theyß-Straße 27–31
14193 Berlin
E-Mail: f.siedentopf@drk-kliniken-berlin.de
Kapitel 4.2

Prof. Dr. Joachim Weis
Universitätsklinikum Freiburg
Klinik für Tumorbiologie
Reha GmbH
Breisacher Straße 117
79106 Freiburg
E-Mail: joachim.weis@ukf-reha.de
Kapitel 1.6

Dr. med. Daniela Wetzel-Richter
Leitende Oberärztin
FÄ für Psychosomatische Medizin
und Psychotherapie
FÄ für Allgemeinmedizin
Klinik für Psychosomatische Medizin und
Psychotherapie
Kliniken des Landkreises Lörrach GmbH
Spitalstr. 25
79539 Lörrach
E-Mail: praxis@wetzel-richter.de
Kapitel 6.1

Prof. Dr. Pauline Wimberger
Universitätsklinikum Carl Gustav Carus
Klinik und Poliklinik für Frauenheilkunde und
Geburtshilfe
Fetscherstr. 74
01307 Dresden
E-Mail: pauline.wimberger@uniklinikum-
dresden.de
Kapitel 2.5

1 Einführung

1.1 Bedeutung von Lebensqualität und Sexualität in historischer Betrachtung

Juliane Farthmann

Der Begriff Lebensqualität ist ein integraler Bestandteil der modernen Medizin. Seine Herkunft und Bedeutung sollen im folgenden Kapitel erläutert werden. Es handelt sich dabei nicht um einen starren Begriff, der mit wenigen Worten klar definiert werden kann. Bei der WHO findet sich folgende Erklärung:

> Lebensqualität ist die subjektive Wahrnehmung einer Person über ihre Stellung im Leben in Relation zur Kultur und den Wertsystemen, in denen sie lebt und in Bezug auf ihre Ziele, Erwartungen, Standards und Anliegen [1].

Sie hat einerseits für verschiedene Individuen eine ganz unterschiedliche Bedeutung, andererseits kann sich die Sicht auf die Lebensqualität abhängig vom Gesundheitszustand im Laufe eines Lebens ändern. Bei einem langen Krankheitsverlauf bzw. einer palliativen Situation können ganz andere Dinge Wichtigkeit erlangen. In der „Nikomachischen Ethik" zum glückseligen Leben schrieb Aristoteles (384–322 v. Chr.): „... und oft ändert derselbe Mensch seine Meinung: wird er krank, so ist es Gesundheit, und wenn er gesund ist, so ist es das Geld." Damals schon gab es also das Bewusstsein, dass man die Gesundheit erst wirklich schätzt, wenn sie fehlt.

Während der Begriff Lebensqualität bereits Anfang des 20. Jahrhundert in der Eugenik verwendet wurde, erhielt er seine heutige Prägung in der Medizin zu Beginn der 1970er Jahre. Ab diesem Zeitpunkt hielt er zunehmend Einzug in den Sprachgebrauch. Jedoch bereits 1964 prägte Lyndon B. Johnson in einer Wahlkampfrede den Begriff politisch und machte ihn mit den Worten bekannt: *„These goals cannot be measured by the size of our bank balance. They can only be measured in the quality of the lives that our people lead"* [2]. Er wollte deutlich machen, dass eine Gesellschaft nicht nur funktionieren, sondern auch den dort lebenden Menschen ein gutes Leben ermöglichen sollte.

Dass der Begriff in der Medizin immer häufiger verwendet wurde, lag unter anderem an den großen Fortschritten der letzten Jahrzehnte. Diese bewirkten, dass chronische Erkrankungen (beispielsweise Diabetes mellitus) besser behandelt werden konnten, die Lebenserwartung dadurch stieg und die Lebensqualität in den Fokus der Betroffenen und des Gesundheits- und Sozialsystems rückte. Auch die erste Herztransplantation und der Beginn der Reproduktionsmedizin fielen in diese Zeit. Eine ausführliche Abhandlung zur Herkunft des Begriffs Lebensqualität findet sich im Buch „Kovács L. et al., Lebensqualität in der Medizin" [3]. Die Autoren weisen darauf hin, dass die Begrifflichkeit „Lebensqualität" zwar in die moderne Medizin übernommen, aber nie wirklich definiert wurde.

https://doi.org/10.1515/9783110541618-001

Heutzutage gibt es eine Reihe validierter Fragebögen, mit denen die allgemeine oder krankheitsspezifische Lebensqualität erhoben werden kann. *„Patient reported outcomes"* (PROs) sind Teil der meisten klinischen Studien. Somit kommt neben den physischen Auswirkungen einer Erkrankung oder Therapie noch ein weiterer objektivierbarer Parameter hinzu. Die Erhebung der Lebensqualität bringt die weniger sichtbaren Aspekte der Medizin in den Vordergrund und macht sie messbar. Im Sozialgesetzbuch ist die Lebensqualität neben der Verkürzung der Krankheitsdauer, der Verlängerung der Lebensdauer und der Verringerung der Nebenwirkungen als ein Aspekt des Patientennutzens verankert.

> Sexuelle Gesundheit ist untrennbar mit Gesundheit insgesamt, mit Wohlbefinden und Lebensqualität verbunden. Sie ist ein Zustand des körperlichen, emotionalen, mentalen und sozialen Wohlbefindens in Bezug auf die Sexualität und nicht nur das Fehlen von Krankheit, Funktionsstörungen oder Gebrechen.
> *WHO-Definition sexuelle Gesundheit [4]*

Ein essentieller Aspekt der Lebensqualität ist die sexuelle Gesundheit. Dabei gibt es eine enorme Spannbreite dessen, was für eine Frau oder Patientin normal ist. Hier spielen frühere Erfahrungen, Partnerschaften sowie die aktuelle Lebenssituation eine Rolle. Sexualität hat in der Vergangenheit viele Wandlungen durchlebt, und wir leben in einer Zeit, in der die sexuellen Freiheiten so groß sind wie nie zuvor. Erlaubt ist fast alles, Sexualität wird öffentlich gelebt und ist omnipräsent. Nichtsdestotrotz kann es für behandelnde Ärzte schwierig und unangenehm sein, eine Patientin zum Thema zu befragen, weil es den Eindruck einer Verletzung der Privatsphäre vermittelt und realistisch immer noch ein Tabuthema ist.

Die Erhebung der Sexualfunktion kann entweder im Rahmen von Fragebögen, die die Lebensqualität allgemein erheben, stattfinden, oder durch spezielle Fragebögen für die Sexualfunktion. Dass die Bedeutung und Wertschätzung der Sexualfunktion in den vergangenen Jahren zugenommen haben, zeigt sich auch darin, dass bezüglich der operativen Therapie darauf geachtet wird, die Fertilität und Kohabitationsfähigkeit zu erhalten. Innovative, nervenschonende Operationsverfahren im kleinen Becken führen zu einer geringeren Beeinträchtigung der Sexualität.

Die Sexualfunktion ist bei gynäkologischen Erkrankungen naturgemäß unmittelbarer betroffen als bei anderen Malignomen. Dies trifft sowohl auf das Mammakarzinom mit seinem Einfluss auf das Körperbild der Frau zu, aber genauso auf die gynäkologischen Malignome, die die Sexualorgane selbst betreffen. Für Ärzte sollte es heute „normal" sein, die sexuelle Gesundheit von Patientinnen zu erheben und als einen integralen Bestandteil der Lebensqualität anzusehen, unabhängig vom Alter, sexueller Präferenz oder Stadium der Erkrankung.

Durch die Fortschritte in der Behandlung maligner Tumore sind in den vergangenen Jahrzehnten Themen wie Sexualität und Lebensqualität in den Vordergrund gerückt. Es ist der Begriff des „Survivorships" geprägt worden, der sich mit den langfristigen Folgen der Behandlung befasst. Nicht nur Ärzte, sondern auch andere medizinische Berufsgruppen sollten sich bewusst sein, dass das reine „Überdauern" nicht der einzige Parameter ist, der den Erfolg einer Behandlung definiert.

Literatur

[1] WHOQOL Measuring Quality of Life. World Health Organization – Division of Mental Health and Prevention of Substance Abuse, 1997.
[2] http://www.nytimes.com/books/98/04/12/specials/johnson-garden.html
[3] Kovács L, Kipke R, Lutz R (eds). Lebensqualität in der Medizin. Springer VS, Wiesbaden, 2016,
[4] http://www.euro.who.int/de/health-topics/Life-stages/sexual-and-reproductive-health/news/news/2011/06/sexual-health-throughout-life/definition

1.2 Was müssen FrauenärztInnen über die weibliche Sexualität wissen?

Cornelia Friedrich

Sexuelle Störungen werden in der gynäkologischen Praxis von ca. 60 % der Patientinnen angesprochen [1]. Frauen nach einer Krebserkrankung sprechen Probleme im Zusammenhang mit der Sexualität eher seltener von sich aus an. Das liegt zum einen daran, dass die Bewältigung der bedrohlichen Krankheit für sie zunächst im Vordergrund steht, und zum anderen am Schamgefühl oder dem Gefühl der fehlenden Zeit seitens des Arztes. Dabei sind gerade bei gynäkologischen Krebspatientinnen sexuelle Störungen sehr häufig. Nach Einleitung der Karzinomtherapie sollten diese Patientinnen gezielt nach der Zufriedenheit mit Ihrer Sexualität befragt werden, um ihnen damit zu signalisieren, dass in der Sprechstunde auch dafür Zeit und Raum ist.

Die häufigsten sexuellen Störungen bei Frauen sind Störungen der sexuellen Appetenz (sexuelle Lust, Libido) und Schmerzen im Zusammenhang mit der Sexualität (Dyspareunie). Diese werden durch die verschiedenen Karzinomtherapien meist noch verstärkt.

1.2.1 Störungen der sexuellen Appetenz

Eine Störung der sexuellen Appetenz ist der Mangel oder der Verlust sexuellen Verlangens, der zu seltenen Sexualkontakten führt. Sie beinhaltet eine verminderte Suche nach sexuellen Reizen, des Denkens an Sexualität mit Verlangen oder Lust und die Verminderung von sexuellen Phantasien [2].

Ein Mangel an sexueller Appetenz kann sekundär zu weiteren Störungen der sexuellen Funktion führen, wie etwa zur Störung der sexuellen Erregung, des Orgasmus und letztlich zu einer ungenügenden sexuellen Befriedigung. Davon abzugrenzen ist die sexuelle Aversion, bei der die Vorstellung von sexuellen Kontakten mit negativen

Gefühlen verbunden ist und Angst hervorruft, was zu einer Vermeidung sexueller Kontakte und im Extremfall zu einer Sexualphobie führt [3].

Eine sexuelle Appetenzstörung kann primär (lebenslang) oder sekundär (erworben) vorliegen.

Die Häufigkeit einer Störung der sexuellen Appetenz liegt bei 15 % [1]. Bei den über 60-jährigen Frauen nimmt die Häufigkeit sexueller Appetenzstörungen ab. Dies ist bedingt durch andere Prioritätensetzung und abnehmende Sexualhormone. Meist wird dies nicht als belastend empfunden und das Sexualleben kann dennoch erfüllt sein.

Eine sexuelle Appetenzstörung kann generalisiert oder situativ auftreten, d. h. auf einen bestimmten Partner oder eine Situation begrenzt sein [4]. Bei der leichten Form der sexuellen Appetenzstörung besteht bei der Frau kein aktives Interesse an Sexualität. Sexuelle Kontakte werden aber durchaus als angenehm und lustvoll erlebt, aber es existiert eine gewisse „Neutralität" die Sexualität betreffend.

Wie alle sexuellen Störungen ist die der sexuellen Appetenz stets im biopsychosozialen Kontext zu sehen. Zum biologischen Anteil gehören die körperlichen Störungen, genetische oder hormonelle Alterationen usw., zum psychologischen Anteil die Persönlichkeit, Erfahrungen, Präferenzen, Erziehung usw. und zum sozialen Anteil das soziale Umfeld wie Partner, Familie, Freunde und Arbeitsplatz. Diese drei Bereiche sind untrennbar, nicht streng voneinander abgrenzbar und beeinflussen sich gegenseitig. Deshalb ist die primäre Ursache für eine Störung nicht immer sofort zu erkennen.

Andererseits bedeutet das auch, dass die Störung der sexuellen Appetenz eines Partners auch die Beziehung und somit den anderen belasten kann.

Betrachtet man die Störung der sexuellen Appetenz im biopsychosozialen Kontext, so sind unter anderem folgende in Tab 1.1 aufgelistete Ursachen möglich [4].

Es zeigt sich auch, dass eine nachlassende sexuelle Appetenz von der Dauer der Beziehung bzw. Ehe abhängen kann. Das muss jedoch nicht zu einem stärkeren Leidensdruck führen, da die nachlassende Appetenz allmählich eintritt und in einer langdauernden Beziehung andere Werte in den Vordergrund treten. Jedoch muss eine langdauernde Beziehung nicht zwangsweise zu einer wesentlichen Abnahme der Libido führen.

Wichtigste Bedingung für eine zufriedenstellende Sexualität in langdauernden Partnerschaften ist eine harmonische Beziehung, in der die Partner es gelernt haben, mit Konflikten konstruktiv umzugehen.

Behandlungsbedürftig ist eine Störung der sexuellen Appetenz nur dann, wenn Leidensdruck besteht.

Diese Störung wird im internationalen Sprachgebrauch als *„hypoactive sexual desire disorder"* (HSDD) bezeichnet, also eine Störung mit vermindertem sexuellen Verlangen, anhaltendem oder wiederholtem Mangel an sexuellen Gedanken und Phantasien, die für die Beziehung ein Problem darstellen, ebenso die nicht vorhandene

Tab. 1.1: Ätiologie Störungen der sexuellen Appetenz.

biolog. Ursachen	psych. Ursachen	soziokulturelle Ursachen
– chronische Schmerzen – Diabetes mellitus – Hypothyreose – neurologische Erkrankungen – gynäkologische Erkrankungen (Operationen, Entzündungen, Karzinome) – andere Karzinome oder lebensbedrohliche Erkrankungen und deren Behandlung (Chemotherapie, Radiatio, Anti-Hormontherapie) – psychiatrische Erkrankungen – niedrige Serumspiegel an Östrogen, Testosteron – Stress-, Erschöpfungszustände – Adnektomie – Hyperprolaktinämie – Therapie mit Antiöstrogenen oder Antiandrogenen – Postpartalzeit – Alkohol-, Nikotinabusus	– psychische Erkrankungen – Persönlichkeitsstruktur – Sexualerziehung – Sexualpräferenz – persönliche Erfahrungen	– Beziehungskonflikte – Veränderung der Struktur der Partnerschaft – Langzeitbeziehung – Mehrfachbelastung durch Haushalt, Kinder, Arbeit – berufliche Belastungen – Arbeitslosigkeit – wirtschaftliche Probleme – Paarkollusion

Empfänglichkeit für sexuelle Reize und das Fehlen der Lust auf sexuelle Aktivitäten. Daraus kann bei der Patientin oder ihrem Partner ein Leidensdruck entstehen [5,6].

Die über die Lebensphasen sinkenden Serumhormonspiegel von Testosteron und Östrogenen und die im Laufe des Lebens sich verändernde Partnerdynamik sowie gesundheitliche Aspekte erklären die hohe sexuelle Appetenz in der fertilen Lebensphase und deren Abnahme jenseits der Menopause [7]. Dies führt nicht zwangsläufig zu einer HSDD, da eine Verringerung der Lust nicht von allen Frauen als störend und beklagenswert empfunden wird.

1.2.2 Störungen der sexuellen Erregung

Eine Störung der sexuellen Erregung ist eine ständige oder wiederholt auftretende Unfähigkeit, ausreichende sexuelle Erregung zu erlangen oder aufrecht zu halten. Diese Störung kann genitale und / oder sonstige somatische Reaktionen bedingen und einen starken Leidensdruck bei den Betroffenen bewirken [2].

Eine sexuelle Erregungsstörung bei der Frau ist im Gegensatz zum Mann nur schwer objektivierbar.

Kennzeichen der Erregungsstörung sind:
– Fehlen von subjektivem Erregungsempfinden
– fehlendes Anschwellen der Klitoris, der äußeren Labien und der Scheide

- fehlende vaginale Feuchtigkeit, Fehlen einer vaginalen Lubrikation
- keine vermehrte Durchblutung des paravaginalen Gewebes
  Zu unterscheiden sind weiterhin [8]:
- Genitale sexuelle Erregungsstörung: Das bedeutet ein Fehlen oder unzureichendes Vorhandensein von Anzeichen einer sexuellen Erregung, wie Lubrikation, Schwellung der Genitalien trotz jeglicher Art sexueller Stimulation.
- Subjektive Erregungsstörung: Hier sind die genitalen und andere Erregungszeichen des Körpers vorhanden, jedoch fehlt das Gefühl der Erregung. Die Frau ist subjektiv nicht erregt.
- Kombinierte genitale und subjektive sexuelle Erregungsstörung. Es finden sich keinerlei oder nur stark verminderte Zeichen einer sexuellen Erregung im Genitalbereich und im Körper. Subjektive Wahrnehmungen einer sexuellen Erregung fehlen ebenso.

Eine isolierte sexuelle Erregungsstörung ist bei der Frau eher selten. Meist tritt sie im Zusammenhang oder infolge einer Störung der sexuellen Appetenz auf. Ursächlich können sowohl psychische als auch somatische Faktoren beteiligt sein. Sie gleichen denen der sexuellen Appetenz- und Orgasmusstörungen.

Die Ursachen sexueller Erregungsstörungen gleichen im Wesentlichen denen bei Störungen der sexuellen Appetenz, wobei hier auch lokale Aspekte noch eine Bedeutung haben, wie mangelnde Lubrikation und Scheidentrockenheit durch Östrogenmangel und Sjögren-Syndrom oder durch anatomische Veränderungen nach Operationen oder Radiatio.

Häufig finden sich psychische Faktoren, da das Lustempfinden und der Erregungsaufbau bei Frauen sehr stark von Gefühlen und Phantasien abhängig sind. Diese können durch psychischen Stress empfindlich gestört werden. Eine große Rolle spielt dabei der Partner, der unabhängig von äußeren Faktoren die Symptomatik in eine positive oder negative Richtung beeinflussen kann.

Peri- und postmenopausal sind Erregungsstörungen häufig durch fehlende vaginale Lubrikation mit bedingt. Frauen klagen dann typischerweise über eine „trockene Scheide", die mit zunehmendem Alter zunimmt. Kommt es dennoch zum Koitus, führt das zu Schmerzen, die sich wiederum negativ auf die sexuelle Appetenz und Erregung auswirken. Wiederholen sich diese Schmerzen beim Koitus, folgt nach und nach ein Vermeidungsverhalten.

Letztlich werden jegliche sexuellen Kontakte aus Angst vor weiteren Schmerzen abgelehnt. Es beginnt ein Teufelskreis, der schließlich auch zu Störungen der sexuellen Appetenz und Erregung führt und die Partnerschaft stark beeinträchtigen kann.

Isolierte Störungen der sexuellen Erregung sind eher selten. Die Häufigkeit von Störungen der sexuellen Erregung wird in Studien sehr unterschiedlich angegeben und liegt zwischen 0,6 % [1] und 26 % in der PRESIDE-Studie [9].

Patientinnen nach einer Krebserkrankung beklagen erwartungsgemäß häufiger mangelnde Lubrikation und Scheidentrockenheit bedingt durch eine antihormonelle

Therapie und Zustand nach Radiatio mit entsprechender Zerstörung der feinen Blutgefäße und Nervenendigungen im Bereich der Vulva und Vagina. Die PRESIDE-Studie in den USA ist die bisher größte Studie zur Häufigkeit von Sexualstörungen bei Frauen. Es handelt sich hierbei um eine Querschnittsstudie, die an einer repräsentativen Allgemeinpopulation von 31.581 erwachsenen Frauen durchgeführt wurde [9].

1.2.3 Störungen des Orgasmus

Eine Orgasmusstörung ist die ständige oder wiederholt auftretende Schwierigkeit oder Verzögerung beim Erreichen des Orgasmus bzw. dessen Ausbleiben nach ausreichender sexueller Stimulation und Erregung, die einen persönlichen Leidensdruck verursacht [2].

Störungen des Orgasmus können sowohl körperlich (anatomische, hormonelle Veränderungen, Medikamente usw.) als auch psychisch bedingt sein und sind wie alle anderen Störungen im soziokulturellen Kontext zu sehen.

Die Ursachen ähneln denen bei Störungen der sexuellen Appetenz, jedoch spielen bei Orgasmusstörungen auch noch andere Faktoren eine Rolle: hierzu zählen Unkenntnis über anatomische Gegebenheiten, mangelnde Stimulation, ungünstige Koitusstellung, fehlende erotische Kenntnisse, falsche Erwartungen oder Sexualmythen wie etwa die Unterscheidung von klitoralem und vaginalem Orgasmus.

Stärkster Auslöser eines Orgasmusreflexes ist die orale, manuelle, penile oder andere Stimulation der Klitoris. Stärke und Empfinden beim Orgasmus sind intra- und interindividuell unterschiedlich. Wichtig zum Auslösen des Reflexes ist die muskuläre Entspannung des Beckenbodens. Diese ist für viele Frauen ein Problem. Gerade in der krampfhaften Erwartung eines Orgasmus bleibt dieser oft aus, was wiederum die Frauen verzweifeln und eine Sexualberatung aufsuchen lässt. Nicht selten kommen Frauen in die gynäkologische Sprechstunde und beklagen einen fehlenden sexuellen Höhepunkt beim Geschlechtsverkehr mit ihrem Partner und fühlen sich unvollständig.

An der neuralen Entstehung eines Orgasmus sind bestimmte Hirnareale, wie etwa das limbische System, der Hypothalamus und der Mandelkern beteiligt, sowie die Neurotransmitter Dopamin, Serotonin, Noradrenalin, endogene Opioide und die Hormone der Schilddrüse, der Nebenniere, der Hypophyse, das Testosteron und auch Östrogene. Medikamente, insbesondere Psychopharmaka, Drogen-, Nikotin- und Alkoholabusus können das Orgasmuserleben negativ beeinträchtigen.

Orgasmusstörungen werden in den verschiedenen Studien zwischen 4 % [10] und 67 % [11] angegeben.

Störungen des Orgasmus können primär isoliert oder sekundär infolge einer Appetenz- oder Erregungsstörung auftreten. Bei einer generalisierten Anorgasmie tritt der Orgasmus zu keinem Zeitpunkt auf, jedoch ist dies eher selten. Eine situativ bedingte Anorgasmie tritt nur in bestimmten Situationen auf wie z. B. bei Partnerkonflikten, Sexualkonflikten, Traumatisierungen, Krankheiten, bestimmten sexuellen Praktiken, mangelnder Zeit.

Oder aber sie ist abhängig vom Partner, der Örtlichkeit, der Art des sexuellen Spiels oder der Unerfahrenheit der beiden Partner.

Orgasmusstörungen, insbesondere situative, führen nicht zwangsläufig zu einem Desinteresse an Sexualität, da oft die sexuelle Erregung und damit auch die sexuelle Erlebnisfähigkeit und Zufriedenheit vorhanden sind. Der Austausch von körperlicher Zuwendung und Zärtlichkeiten wird von Frauen dennoch als lustvoll und befriedigend erlebt.

In der Beratung der Patientin ist es wichtig, ihr den Druck zu nehmen, immer einen Orgasmus erleben zu müssen, und sie zu ermutigen, mit ihrem Partner über ihre Wünsche und Vorstellungen zu reden. Dadurch wird oftmals nicht nur die sexuelle Befriedigung verbessert, sondern sekundär auch deren Kommunikation gefördert, was sich wiederum positiv auf die Beziehung auswirkt.

Ein weiterer in der Beratung zu beachtender Aspekt ist die Tatsache, dass nicht nur junge Frauen über ein Ausbleiben des Orgasmus klagen. Bei genauerer Befragung stellt sich jedoch heraus, dass bei Selbstbefriedigung nahezu immer ein Orgasmus erreicht wird. Das Problem bei dem Paar liegt dann oftmals an der ungünstigen Stellung beim Geschlechtsverkehr oder an der falschen Vorstellung der Frau, dass man beim vaginalen Koitus einen Orgasmus erreichen müsste.

Hier ist es in der Beratung wichtig, darauf hinzuweisen, dass nicht wenige Frauen einen Orgasmus nur durch zusätzliche orale oder manuelle Stimulation durch den Partner oder sich selbst erreichen können. Die physiologischen Abläufe sind bei dem so erreichten Höhepunkt identisch mit jedem anders erreichten Orgasmus.

1.2.4 Sexuell bedingte Schmerzen

Sexuell bedingte Schmerzen gehören zu den häufigsten in der gynäkologischen Sprechstunde genannten sexuellen Problemen. Das Spektrum der Beschwerden reicht von leichtem Missempfinden oder stärkeren Schmerzen beim Geschlechtsverkehr (Dyspareunie) bis hin zum völligen Vermeiden sexueller Handlungen und erst recht von vaginalem Geschlechtsverkehr.

Der Begriff Dyspareunie kommt von griechisch „dys" (fehl oder falsch) und „pareunos" (Bettgenosse). Wörtlich übersetzt heißt Dyspareunie also „falscher Bettgenosse". Nun wäre es eine schlechte Beratung für die betroffene Patientin, ihr einen „falschen Bettgenossen" zu unterstellen oder gar zur Trennung zu raten.

Schmerzen stellen eine einschneidende Belastung für das Sexualleben dar, die zu Erregungsstörungen führen und sekundär ein Abnehmen der sexuellen Appetenz verursachen können, welches in der Regel zu Vermeidungsverhalten und letztlich zu Konflikten in der Partnerschaft führt.

Sexuell bedingte Schmerzen werden eingeteilt in:
- die äußere Dyspareunie (13 % der Patientinnen in der Routinesprechstunde) [1],
- die innere Dyspareunie (6 %) und
- den Vaginismus 0,9 %.

Diese Einteilung ist wichtig für die Diagnostik und Therapie. Dyspareunien sind zu unterscheiden von einem Vaginismus. Leider werden Dyspareunie und Vaginismus häufig gleichgesetzt. In den meisten vorliegenden Studien wurde eine Unterteilung in äußere und innere Dyspareunie nicht vorgenommen, weil die Erhebungen oft nicht unter einem klaren gynäkologischen Behandlungsansatz erfolgten. Nicht selten stammen die Erhebungen von Psychologen oder Epidemiologen, die einen anderen wissenschaftlichen oder therapeutischen Ansatz hatten. Die Prävalenz der beim Frauenarzt thematisierten sexuell bedingten Schmerzen liegt bei 21 % [1]. Wallwiener et al. [12] fanden bei der Online-Befragung bei Medizinstudentinnen 1,1 % und Brandenburg et al. [13] bei der Befragung klinisch stationärer Patientinnen in einer Frauenklinik 7,8 % Dyspareunien. In den Untersuchungen von Bitzer et al. [14], Geiss et al. [15] und Berman et al. [16] wurden 19 %, 25 % bzw. 24 % Dyspareunien angegeben.

1.2.5 Dyspareunie

Die Dyspareunie ist definiert als wiederholt auftretender oder ständig vorhandener genitaler Schmerz beim Geschlechtsverkehr, der einen persönlichen Leidensdruck verursacht [2].

Für den Frauenarzt ist die Dyspareunie praxisrelevanter als der Vaginismus. Schmerzen im Zusammenhang mit dem Geschlechtsverkehr werden in der gynäkologischen Praxis von fast 20 % aller Patientinnen angesprochen [17].

Klinisch psychopathologisch kommen verschiedene Störungen bzw. Ursachen in Frage: eine sexualfeindliche elterliche Erziehung, Schüchternheit, Enttäuschungen durch erste Sexualkontakte, Beziehungsstörungen mit sekundären Feindseligkeiten, ein negatives sexuelles Selbstbildnis und psychiatrische Erkrankungen. Auch sexuelle Traumatisierungen können Ursache einer späteren Dyspareunie sein. Haben Patientinnen zusätzlich eine niedrige Libido und einen Mangel an sexuellen Fantasien, ist Sexualität grundsätzlich negativ besetzt. Folglich tritt keine sexuelle Erregung mit Lubrikation ein. Deshalb verlaufen sexuelle Berührungen und penetrierender Geschlechtsverkehr schmerzhaft. Das verstärkt die sexuelle Lustlosigkeit und führt in der Folge zu Vermeidungsverhalten [18].

Zur Unterscheidung zwischen einer äußeren und inneren Dyspareunie ist maßgebend die Lokalisation des Schmerzes. Werden anamnestisch von der Patientin meist schon bei der Penetration Schmerzen im Bereich der Vulva, des Introitus und des distalen Scheidendrittels angegeben, handelt es sich um eine äußere Dyspareunie. Liegen die Schmerzen tiefer im kleinen Becken und treten erst während oder nach dem

Koitus auf, liegt eine innere Dyspareunie vor. Diese Unterscheidung ist wichtig, weil davon das weitere Vorgehen und die Suche nach organischen Ursachen abhängen.

Bei Teenagern und Frauen in der Postmenopause treten häufiger äußere Dyspareunien auf als bei Frauen im mittleren Alter. Das ist zum einen auf die sexuelle Unerfahrenheit der jugendlichen Frauen, zum anderen auf die wegen Östrogenmangelkolpitis gestörte Lubrikation bei den postmenopausalen Frauen zurückzuführen.

Anamneseerhebung bei Dyspareunie:
– Wo sind die Schmerzen lokalisiert?
– Wobei treten sie auf? Bereits beim Eindringen oder erst während des Koitus?
– Seit wann besteht das Problem?
– Unter welchen Bedingungen treten die Schmerzen auf?

Für eine äußere Dyspareunie gibt es entzündliche (Vulvitis, Urozystitis usw.), hormonelle (vulvovaginale Atrophie usw.), muskuläre (Beckenbodenmyalgie), iatrogene (Operationen im kleinen Becken, Radiatio der Vulva, Vagina), neurologische, psychiatrische, gastrointestinale (Morbus Crohn, Reizdarm u. a.), vaskuläre (mangelnde Lubrikation durch vaskuläre Schäden durch Diabetes mellitus, Nikotinabusus), immunologische (Lichen sclerosus, Sjögren-Syndrom usw.), anatomische (Hymenalauffälligkeiten, Narben, Vaginalseptum usw.), dermatologische (Psoriasis, Ekzeme usw.) und andere Ursachen wie etwa sexuelle Unerfahrenheit und / oder partnerschaftliche Kommunikationsstörungen.

Die Behandlung der äußeren Dyspareunie richtet sich nach der Ursache und dem objektiv erhobenen Befund.
– Genitale Entzündung oder vaginale Infektion: Entsprechende Diagnostik nativ oder mittels Kultur und adäquate Behandlung bei Vorliegen von Pilzen oder Bakterien (Antibiotikatherapie).
– Hauterkrankungen: Therapie entsprechend der Diagnose, ggf. Hinzuziehung des Dermatologen.
– Vaginale Atrophie mit Lubrikationsstörung: Bei einer vaginalen Atrophie mit Östrogenmangel bedingter Trockenheit der Scheide ist die topische Gabe von Östradiol oder Östriol in verschiedenen Formulierungen indiziert. Bereits niedrigdosierte Cremes oder Ovula von 10–25 Mikrogramm Östradiol können zur Linderung der Beschwerden beitragen.

Therapie der äußeren Dyspareunie:
– Gleitgele
– Antibiotika
– Antimykotika
– Desinfektiva
– Normalisierung des Scheiden pH-Wertes
– Östriolsalben, -Zäpfchen
– Hymenalinzision, falls Verengung

- symptombezogen (je nach sonstiger Ursache)
- immer eine Sexualberatung
- falls notwendig Sexualtherapie

Wichtig ist die Therapie auch deshalb, weil Frauen mit vulvovaginaler Atrophie ein 2,82-fach höheres Risiko für Orgasmusprobleme haben.

Eine lokale Östrogentherapie bewirkt eine Verbesserung der Lubrikation und wirkt somit der Dyspareunie entgegen [19,20]. Für die Behandlung stehen Östriol und Östradiol als Ovulum, Creme, Vaginaltablette und Vaginalring zur Verfügung. Diese Therapien führen aber nicht zu einer Verbesserung der sexuellen Appetenz und der sexuellen Erregung. Es handelt sich bei der lokalen Östrogentherapie um eine überwiegend lokale Wirkung am Scheidenepithel. Die systemische Wirkung ist sehr gering, so dass auf eine zusätzliche Anwendung von Gestagenen verzichtet werden kann. Die Östrogen-Serumkonzentrationen nach vaginaler Östrogenapplikation sind bei allen Applikationsarten innerhalb des postmenopausalen Referenzbereichs. Es existiert jedoch kein Serum-Estradioldosisgrenzwert, unter dem definitiv keine Proliferation des Endometriums auftritt. Bei einem Estriolwert von kleiner 20 ng/l ist im Allgemeinen mit keiner Endometrium-Proliferation mehr zu rechnen. Systemische Risiken sind bei lokaler Anwendung von niedrig dosiertem Estriol nicht zu befürchten (IMS 2007). Gleitmittel und Befeuchtungsmittel auf nichthormoneller Basis können ebenfalls empfohlen werden.

Gleitmittel vermindern die Reibung beim Koitus und bewirken einen Ausgleich bei zu trockener Scheide. Sie sind bei Bedarf, also kurz vor der genitalen Stimulation (auch bei der Selbststimulation) oder dem Koitus zu applizieren. Manchmal werden Gleitgele auch ohne medizinischen Grund zur Bereicherung des Sexuallebens angewendet. Dabei unterscheidet man Gele auf Wasser- bzw. auf Silikonbasis. Letztere wirken länger und können auch als Massagemittel eingesetzt werden. Allerdings ist bei silikonhaltigen Gleitmitteln unbedingt darauf zu achten, ob diese evtl. mit silikonhaltigen Sexspielzeugen chemisch reagieren. Andererseits können silikonhaltige Gleitmittel gemeinsam mit Latexkondomen angewendet werden, ohne die Sicherheit zu gefährden. Mittlerweile gibt es auch ein ölhaltiges Gleitgel, das dickflüssiges Paraffin enthält. Von Vorteil ist, dass es frei von Konservierungsstoffen und somit auch für Allergiker geeignet ist. Der Nachteil ist, dass es auch Polyethylen, also Erdölprodukte enthält. Bei fetthaltigen „Hausmitteln" (Olivenöl, Butter, Backfett, Babyöl, Vaseline usw.), die gelegentlich als Gleitgel empfohlen werden, ist darauf hinzuweisen, dass sie Latex-Kondome zerstören können.

Lubrikantien hingegen bewirken eine langfristige, dauerhafte Verbesserung der Feuchtigkeit der Scheide und sollten regelmäßig angewendet werden. Sie enthalten meist Hyaluronsäure mit dem Vermögen, Wasser zu speichern bzw. manchmal auch Milchsäure zur Verbesserung des Scheiden-pH-Wertes und zur Prävention von vaginalen Infektionen. Sie sollen in der ersten Woche täglich und in der Folge zweimal wöchentlich appliziert werden. Es gibt sie als Cremes, Gele oder Zäpfchen, die teilweise auch als Gleitgele genutzt werden können. Wenn Organbesonderheiten wie eine enge Scheide, ein intaktes Hymen, ein straffer Hymenalsaum (Reste vom Hymen), ein offensichtliches Missverhältnis zwischen der Größe des männlichen Gliedes und der Weite und Dehnbarkeit der Scheide der Patientin vorliegen, ist eine Beratung ggf. einschließlich des Partners angezeigt. Im Einzelfall ist auch eine operative Intervention, Inzision eines Hymens, notwendig. In anderen Fällen muss der Patientin das selbstständige Dehnen der Scheide mit Vaginaldilatatoren z. B. von MedIntim unterschiedlicher Größe angeraten werden. Manche Autoren empfehlen auch die Anwendung von Cremes und Gels mit einem Schleimhaut Anästhetikum [21]. Diese Maßnahmen sollten immer analog mit einer umfassenden Sexualberatung oder im Rahmen einer Therapie erfolgen.

1.2.6 Innere Dyspareunie

Als innere Dyspareunie bezeichnet man Schmerzen, die während des Koitus auftreten und im Bauchraum, als tief innen, lokalisiert werden. Sie sind bedingt durch das Anstoßen des Penis an Strukturen im kleinen Becken, die Schmerzen verursachen. Diese Schmerzen sind durchaus als „physiologisch" anzusehen, wenn sie selten oder nur in bestimmten sexuellen Stellungen auftreten. Treten sie permanent auf, liegt die Ursache meist in akuten oder chronischen Krankheiten des kleinen Beckens und müssen durch übliche Organdiagnostik (Palpation, Sonographie, Pelviskopie u. a.) abgeklärt werden.

Im Gegensatz zur äußeren tritt eine innere Dyspareunie häufiger bei Frauen in den mittleren Lebensjahren auf. Das ist bedingt durch das häufigere Vorkommen von Endometriose, Ovarialzysten, Uterusmyomen als Ursachen der Schmerzen. Insgesamt ist die innere jedoch seltener als eine äußere Dyspareunie.

Zur Behandlung ist eine exakte Diagnose unumgänglich, da nicht selten eine fassbare Organerkrankung vorliegt. Diese muss durch eine entsprechende gynäkologische Untersuchung und Spekulumeinstellung der Scheide, Palpation und Vaginalsonographie erfolgen. Auf diese Weise lassen sich bereits viele Befunde eruieren, die Schmerzen beim Geschlechtsverkehr verursachen können: Myome, Ovarialtumoren, Endometriose, Adhäsionen, Adnexitiden, Retroflexio uteri fixata u. a. Im Einzelfall müssen Laboruntersuchungen (Entzündungsparameter) oder eine laparoskopische Sicherung des Befundes erfolgen.

Nicht selten ist eine innere Dyspareunie das einzige Zeichen für eine Endometriose. Die Diagnostik und Therapie der inneren Dyspareunie richten sich nach den genannten Symptomen bzw. dem Befund. Eine Sexualberatung sollte in jedem Fall erfolgen.

1.2.7 Vaginismus

Unter Vaginismus versteht man die Unmöglichkeit des Eindringens des Penis in die Scheide: gar nicht, teilweise oder nur unter Schmerzen trotz ausdrücklichem Wunsch der Frau, dies tun zu wollen [2]. Ursache ist eine starke Anspannung, bzw. Verkrampfung der Beckenbodenmuskulatur, welche die Frau bewusst nicht beeinflussen kann. Eine gynäkologische Untersuchung oder das Einführen von Tampons ist manchmal möglich, meistens aber nicht möglich.

Die Prävalenz des Vaginismus wird mit 15 % [18] und 21 % [22] angegeben. Ahrendt und Friedrich finden in einer neueren Untersuchung bei einer allgemeinen frauenärztlichen Klientel nur knapp 1 % Patientinnen mit Vaginismus [1]. Häufig haben diese Patientinnen einen längeren Leidensweg hinter sich und finden erst nach erfolglosen Therapieversuchen zu einer adäquaten Therapie durch auf dieses Krankheitsbild spezialisierte Sexualtherapeuten.

Die Therapieangebote reichen von Beckenbodentraining über Selbstheilungsversuche mittels Hypnosetechniken, Botox-Injektionen bis zu operativen Verfahren in Narkose. Nicht selten kommen diese Patientinnen erst dann in Behandlung, wenn ein Kinderwunsch immer drängender wird und eine künstliche Befruchtung abgelehnt wird.

Als Ursachen für den Vaginismus finden sich: antisexuelle Erziehung, negative erste Erfahrungen mit der Sexualität, generelle Tabuisierung von Sexualität und sexueller Missbrauch in der Kindheit und Jugend. Nicht immer ist eine wirkliche Ursache eruierbar.

Als erfolgreiche Therapie hat sich in jüngerer Zeit die Paartherapie als übende Körpertherapie erwiesen. In 6 bis 10 Paartherapie-Sitzungen erlebt das Paar eine Körperentdeckungsreise. Nach Vereinbarung eines Koitusversuchsverbots durchlaufen die Paare vorgeschriebene Körperberührungsübungen, die vom zunächst nur Rückenstreicheln schließlich bis zum Berühren der Geschlechtsorgane führen und zuletzt ein Einführen des Penis ermöglichen.

Die Vaginismus-Patientin erhält darüber hinaus die Aufgabe, täglich vor einem größeren Spiegel bei geöffneten Beinen ihre äußeren Geschlechtsorgane zu betrachten, zu benennen und dann auch zu berühren. Hinzu kommt dann die Anwendung von vibrierenden Dilatatoren. Während der Paartherapie-Sitzungen wird über die bei den Übungen erlebten Gefühle und das daraus resultierende Verhalten gesprochen [23].

1.2.8 Endokrinologie der Sexualität

Die menschliche Sexualität ist ein komplexes Geschehen, das unabhängig von einer Vielzahl kognitiver Prozesse, neurophysiologischer und biochemischer Mechanismen und einer individuellen psychischen Verarbeitung ist [2,24]. Die Sexualorgane geben eine Antwort auf entsprechende Reize, bei denen das Gehirn (Hypothalamus,

Area praeoptica, Hypophyse, Amygdala u. a.) das Zentrum darstellt. Die fünf Sinne (Geruchssinn, Sehsinn, Gehörsinn, Tastsinn, Geschmackssinn) transportieren sexuelle Bilder, Phantasien und Ideen zum Gehirn. Hier werden diese Signale geprüft und hemmende oder fördernde Effekte ausgelöst. Im Fall der Stimulation erfolgen körperliche sexuelle Reaktionen, wie eine verstärkte Lubrikation, die Ausschüttung von Sexualhormonen (Östrogene und Testosteron) und von vasoaktiven Substanzen (vasoaktives intestinales Polypeptid, VIP) und auch von Stickstoffmonoxid (NO), welche die vaginale Durchblutung regulieren [25,26]. Bei sexueller Erregung steigt das vasoaktive intestinale Polypeptid im Plasma stark an [27,28].

Der Hypothalamus enthält viele Östrogen- und Testosteronrezeptoren und steuert sexuelle Funktion und Stimmung [29]. Sexualsteroide prägen im mediobasalen Hypothalamus und im limbischen System primär das Gehirn, selektiv auf sexuelle Reize zu antworten [30].

Diese Prägung umfasst molekulare Aktivitäten, die aus der Bindung von Androgenen, Östrogenen und Progesteron zu Rezeptorkomplexen resultieren. Dies führt zur Synthese von verschiedenen Neurotransmittern und schafft einen neurochemischen Zustand, in dem sexuelle Reize selektiv gesucht werden. Menschen mit Hypogonadismus können hingegen weniger auf sexuelle Reize reagieren und leiden an einem Verlust von appetivem Sexualverhalten [30].

1.2.9 Östrogene

Östrogene haben keine direkten zentralen Wirkungen auf die sexuelle Lustfunktion, üben jedoch zahlreiche indirekte Wirkungen auf das sexuelle Verhalten und Erleben aus. So wirken sie über Östrogenrezeptoren im limbischen Vorderhirn psychotrop stimmungsaufhellend auf das Gehirn. Östrogene verbessern die Geruchsfunktion als sexuellen Stimulus und beeinflussen die Bildung von Pheromonen in den Talg- und Schweißdrüsen [31,32]. Östrogene besitzen darüber hinaus neuroprotektive Eigenschaften. Sie befördern die Bildung und den Transport der Transmitter Serotonin und Dopamin im Gehirn und beeinflussen die Lustfunktion. *Dopamin* bewirkt eine Steigerung der sexuellen Appetenz, *Serotonin* eine Hemmung. Über Östrogenrezeptoren im limbischen System nehmen Östrogene Einfluss auf Emotionen. Von großer Bedeutung für die Sexualität sind die direkten peripheren Wirkungen auf die Genitalorgane. So beeinflussen sie die Reifungsvorgänge des Vulvaepithels, die Zusammensetzung des Bindegewebes und des Fettgewebes der Vulva und fördern die Durchblutung von Scheide und Vulva durch Bildung von vasoaktivem intestinalem Polypeptid (VIP) und von Stickstoffmonoxid (NO), das eine Verbesserung der Elastizität und Lubrizität der Vulvahaut bewirkt.

Wirkweise von Östrogenen:
- Östrogene wirken auf die somatischen Strukturen der biologischen Reproduktion.
- Östrogene wirken auf die somatischen Strukturen des Lusterlebens (Klitoris, Lubrikation u. a.)
- Östrogene wirken auf die körperlich-sexuelle Attraktivität.

Die Östrogene steigern insbesondere die Durchblutung in der Scheide. Sie haben darüber hinaus positive Effekte auf die nervale Reizleitung [33]. Sie bewirken die Steigerung der peripheren Berührungsempfindlichkeit. Bei einem Serumöstradiolspiegel von < 50 pg/ml treten jedoch nicht selten sexuelle Beschwerden wie vaginale Trockenheit mit Lubrikationsstörungen und Dyspareunie auf [34]. Hormonelle Einflüsse tragen wesentlich zur Funktion der peripheren weiblichen sexuellen Funktionen bei. Östrogene spielen eine wichtige Rolle bei der Aufrechterhaltung der weiblichen funktionellen Integrität. Die Höhe der Serumöstrogenspiegel beeinflusst die Neurotransmission des zentralen und peripheren Nervensystems. Östrogene haben ebenfalls Einfluss auf die Wirkung von lokalen Mediatoren. Ein solcher Mechanismus gilt für NO im Hypothalamus, da neuronale nNOS-mRNA-Konzentrationen unter Einfluss von Östradiol ansteigen [35], ebenso wie im genitalen Gewebe. Eine verminderte Zirkulation an Östrogenen verändert die vaginale und klitorale Durchblutung [36]. Diese Daten sind identisch mit den klinischen Erfahrungen. Östrogene tragen zur Aufrechterhaltung des mitotischen Umsatzes des vaginalen Epithels bei und fördern die Durchblutung und Lubrikation der Scheide. Bei Östrogenmangel wird das Scheidenepithel dünn, die verminderte Wirkung von VIP verringert die Feuchtigkeit der Scheide und vermindert die vaginale Erregbarkeit.

Östrogene haben eine relevante sensorische Bedeutung im Genitalbereich [37,38]. Das weibliche Sexualverhalten wird auch durch östradiolinduzierte Progesteronrezeptoren im Gehirn beeinflusst [39]. Östrogene diffundieren aus allen Zellen im Genitalbereich, insbesondere aber mit hoher Affinität und Spezifität an Zielzellen, an intranukleär bindende Östrogenrezeptoren.

Östrogene können kurzfristige Wirkungen auf die endotheliale NO-Synthese vermitteln und unterstützen damit die Vasodilatation in der Scheide [40]. Dieser schnelle Effekt steigert am Vulvaepithel auch die Fähigkeit der sexuellen Erregbarkeit. Während sich im Klimakterium die Bildung der Östrogene vermindert, bleiben die Östrogenrezeptorkonzentrationen konstant. Der Verlust der Östrogenwirkung am Vulvagewebe bedingt:
- die dermale und epidermale Atrophie
- den Verlust der Kollagensynthese und Wasserretention und
- den Verlust der Vaskularisation.

Die dermale Atrophie ist auch ein androgen vermittelter Prozess mit verminderter Kollagenablagerung aufgrund der gesunkenen Kollagenbiosynthese und einer verringerten Proliferation von Fibroblasten.

1.2.10 Progesteron und synthetische Gestagene

Das natürliche Progesteron wirkt angstlösend und entspannend, bei hohen Serumkonzentrationen aber hemmend auf die menschliche Sexualität (zweite Zyklushälfte) und in niedrigen Konzentrationen steigernd auf die sexuelle Appetenz (erste Zyklushälfte [41]). Progesteron scheint auch über Interaktionen mit Dopamin die positive Wirkung auf die Sexualität hervorzurufen. Die Schwankungen der Serumöstrogene und des Progesterons in den verschiedenen Zyklusphasen (Follikelphase, Luetalphase) können zu unterschiedlichem Befinden, unterschiedlicher Leistungsfähigkeit und unterschiedlichen körperlichen und psychischen Beschwerden bzw. Problemen führen.

Synthetische Gestagene können Derivate des 17-Hydroxy-Progesterons, des 19-Nortesterons oder des Spironolactons sein. Demzufolge differenziert sind ihre Partialwirkungen: androgen oder antiandrogen, östrogen oder antiöstrogen, glukokortikoid, antimineralkortikoid u. a. Entsprechend unterschiedlich ist auch ihre Bindung an das sexualhormonbindende Globulin (SHBG) und ihr Vermögen, den Serumandrogenspiegel zu beeinflussen.

Gestagene mit antiandrogener Partialwirkung sind: Cyproteronacetat, Dienogest, Drospirenon und Chlormadinon. Diese sind in verschiedenen hormonalen Kontrazeptiva enthalten. Durch Studien ist jedoch nicht hinreichend belegt, ob sie sich hemmend auf die Libido auswirken [42–45]. Gestagene mit androgener Partialwirkung sind: Levonorgestrel (LNG), Desogestrel (DSG), Norgestimat und Norethisteroacetat (NETA).

Es hat sich gezeigt, dass sich Präparate mit Levonorgestrel (LNG) positiv auf die sexuelle Appetenz auswirken können. Es reichen schon Dosierungen von 0,040 mg LNG aus, um eine Verbesserung der Libido postmenopausal zu erreichen [46].

1.2.11 Androgene

Androgene sind im Leben der Frau von großer Bedeutung. Sie werden in den Ovarien und den Nebennieren (NNR) und durch Konversion im Fett- und Muskelgewebe gebildet (im Fettgewebe wird durch Konversion aus Androgenen Östradiol gebildet und nicht andersrum). Die beiden wichtigsten Androgene sind das Testosteron und das Dehydroepiandrosteron (DHEA) bzw. dessen Sulfat DHEAS). Viele periphere Strukturen sind androgenabhängig, insbesondere die Klitoris, die kleinen Labien, der periurethrale Bereich, die Brustwarzen und die Beckenbodenmuskulatur. Deren Sensibilität und Reaktionsfähigkeit hängen stark von den Androgenen ab. In Bezug auf das Gehirn ist nicht gesichert, ob Androgene per se wirken oder über ihre Wirkungen auf die Neurotransmitter oder durch eine Kombination aller Mechanismen [47]. Androgene wirken vielfältig an verschiedenen Zielorganen. Das setzt eine Bindung am Androgenrezeptor des Erfolgsorgans voraus. Dehydrotestosteron (DHT) und Testosteron haben die stärkste Bindung am Rezeptor, DHEA und DHEA-S eine geringere.

Wirkung von Androgenen auf die weibliche Sexualität:
– Steigerung der sexuellen Appetenz und Erregung
– Beeinflussung des Stoffwechsels von Neurotransmittern (Psyche)
– Prägung der sekundären Geschlechtsmerkmale
– Aufbau der Muskulatur
– Stimulation der Knochenstammzellen
– Ausbildung von polyzystischen Ovarien (PCO) und Anovulation
– Atrophie von Brust und Endometrium

Ein Mangel an Androgenen kann vielfältige Auswirkungen auf die Gesundheit, die Leistungsfähigkeit und die Sexualität haben [48]. Ein Androgenmangel kann zur Verringerung der vaginalen Lubrikation und Abnahme der sexuellen Appetenz, der sexuellen Erregbarkeit, der Empfänglichkeit für sexuelle Stimuli und Verringerung sexueller Aktivitäten führen.

Auswirkungen von Testosteron auf die Sexualität:
– Testosteron ist das zentrale Sexualhormon. Es bestimmt die sexuelle Appetenz durch rezeptorvermittelte Wirkung.
– Testosteron hat eine direkte Wirkung auf die Libido und auf die Stimmung und steigert Durchsetzungsfähigkeit, Energie und Wohlbefinden (äußerst essenziell), Libido und sexuelles Verlangen.
– Testosteron spielt eine wichtige Rolle als Vorstufe bei der Östriolsynthese. Eine hohe Östradiolkonzentration im Hypothalamus ist wiederum wichtig für die sexuelle Funktion.
– Direkte Testosteronvasomotoren haben eine äußerst positive Wirkung auf die vaginale Blut-Zirkulation und die Lubrikation.

1.2.12 Prolaktin

Prolaktin (PRL) spielt eine große Rolle bei der endokrinen Kontrolle der sexuellen Funktion bei Frauen und Männern. Physiologisch scheint PRL durch die Modulation des dopaminergen und serotonergen Systems an der zentralen Steuerung des Sexualverhaltens beteiligt zu sein. Das zirkulierende PRL ist nach dem Orgasmus erhöht. Mehrere Autoren beschreiben das Zusammenwirken mit anderen Substanzen (Dopamin, Serotonin u. a.) bei der Vermittlung des Erlebens postorgastischer Befriedigung und Sättigung. Es unterbindet die weitere sexuelle Erregung nach dem Orgasmus und ist damit an der Abschaltung des sexuellen Systemprozesses in der Refraktärphase entscheidend beteiligt [27,28, 49–53].

Man kann davon ausgehen, dass die Prolaktinerhöhung nach dem Orgasmus eine Folge der Hemmung der Dopaminaktivität ist und weniger die eines hormonellen Mechanismus [49]. Es führt dazu, dass der Körper entspannen kann.

Literatur

[1]   Ahrendt HJ, Friedrich C. Inzidenz sexueller Probleme in der gynäkologischen Praxis. Sexuol. 2011;18(1–2):25–29.
[2]   Basson R, Berman J, Burnett A, et al. Report of the International Consensus Development Conference on Female Sexual Dysfunction: Definitions and Classifications. J Urol. 2000;163:888–895.
[3]   Hartmann U. Es besteht großer Handlungsbedarf. Gyne 2008;3:49–58.
[4]   Beier KM, Bosinski H, Loewitt K. Sexualmedizin. Urban Fischer Verlag, 2005.
[5]   Frenzel D, Keck C. Lustverlust aus endokrinologischer Sicht. Z Geburtshilfe Gynakol 2012;17:34–37.
[6]   Bitzer J. Was tun bei Lustlosigkeit? Zum Glück mit Medikamenten. J Reproduktionsmed. Endokrinol. 2011;8(2):4–6.
[7]   Schwenkhagen A. Lustverlust- Tabu mit großem Leidensdruck. Frauenarzt. 2010;51:58–62.
[8]   Giraldi A, Rellini AH, Pfaus J, Laan E. Female sexual arrousal disorders. J Sex Med. 2013;10:58–73.
[9]   Shifren JL, Monz BU, Russo PA, Segreti A, Johannes CB. Sexual Problems and Distress in United States Women: Prevalence and Correlates. Obstet Gynecol. 2008;112(5):970–978.
[10] Bachmann GA, Leiblum SR, Grill J. Brief sexual inquiery in gynecologic practice. In: Obstet Gynec. 1989;73(3 Part 1):425–427.
[11] Berner MM, Schmidt E, Weinhäupl C, et al. Prävalenz, Diagnostik und Therapie weiblicher sexueller Funktionsstörungen in der gynäkologischen Praxis – Eine deutschlandweite Repräsentativbefragung. Geburtshilfe Frauenheilkd. 2010;70:281–287.
[12] Wallwiener M, Wallwiener LM, Seeger, et al. Effects of sex hormones in oral contraceptives on the female sexual function score: a study in German female medical students. Contraception. 2010;82(2):155-159.
[13] Brandenburg U, Leeners B, Schulte-Wefers H, Krahl D, Rath W. Sexualität- ein Tabu in der Gynäkologie? Eine Analyse der Interaktion zwischen sexuellen und gynäkologischen Problemen. Gebhilfe Frauenheilkd. 2002;62(1):1–4.
[14] Bitzer J. Die Sexualität des älteren Paares J. Bitzer. Journal für Menopause. 2003;10:15–19.
[15] Geiss IM, Umek WH, Dungl A, et al. Prevalence of female sexual dysfunction in gynecologic and urogynecologic patients according to the international consensus classification. Urol. 2003;62(3):514–518.
[16] Berman L, Berman J, Felder S, et al. Seeking help for sexual function complaints: what gynecologists need to know about the female patient's Experience. Fertil Steril. 2003;79(3):572–576.
[17] Ahrendt HJ, Friedrich C. Prävention und Therapie sexueller Störungen. J f Frauengesundheit. 2010;1:11–26.
[18] Basson R. Women's sexual dysfunction: revised and expanded definitions. CMAJ. 2005;172:1327–1333.
[19] Gregersen N, Jensen PT, Giraldi AE. Sexual dysfunction in the peri- and postmenopause. Status of incidence, pharmacological treatment and possible risks. A secondary publication. Dan Med Bull. 2006;53(3):349–353.

[20] Kovalevsky G. Female sexual dysfunction and use of hormone therapy in postmenopausal women. Semin Reprod Med. 2005;23(2):180–187.

[21] Steinberg AC, Oyama IA, Rejba AE, et al. Capsaicin for the treatment of vular vestibulitis. Amer J Obstet Gynecol. 2005;192:1549–1553.

[22] Laumann EO, Paik A, Rosen RC. Sexual dysfunction in the United States: Prevalence and predictors. JAMA. 1999;281:537–544.

[23] Richter D, Wetzel-Richter D. Sexualmedizin in Psychosomatische Grundversorgung, 2. Auflage, Springer, 239–249, 2015.

[24] Bancroft J. Human Sexuality and Its Problems, 2nd. ed. Edinburgh: Churchill Livingstone, 1988.

[25] Krüger T, Exton MS, Pawlak C, et al. Neuroendocrine and cardiovascular response to sexual arousal and orgasm in men. Psychoneuroendocrinology. 1998;23:401–411.

[26] Walton B and Trashawn T. Femal sexual dysfunction. Curr Women's Health Reports. 2003;3:319–326.

[27] Davis SR, Mccloud P, Strauss BJ, Burger H. Testosterone erhances estradiol's effects on postmenopausal bone density and sexuality. Maturitas. 1995;21(3):227–236.

[28] Johnson M, Everitt B. „Essential Reproduction", Blackwell ScientificPublications. 2000

[29] DeCherney AH. Hormone receptors and sexuality in the human female. J Women Health Gend Based Med. 2000;S9:9–13.

[30] Pfaus JG. Pathways of sexual desire. J Sex Med. 2009;6:1506–1533.

[31] Graziottin A. Libido. In: Studd JJW, editor. Yearbook of Royal College of Obstetrics and Gynecology. London: Parthenon Publishing. 1996:235–43

[32] Plouffe L, Simon JA. Androgen effects on the central nervous system in the postmenopausal woman. Semin Reprod Endocrinol. 1998;16:135–143.

[33] Berman JR, Goldstein I. Female sexual dysfunction. Urol Clin North Am. 2001;28:405–416.

[34] Sarrel PM. Sexuality and menopause. Obstet Gynecol. 1990;75:26–30.

[35] Rachman M, Unnerstall JR, Pfaff DW, Cohen RS. Regulation of neuronal nitric oxide synthase mRNA in Jordosis-relevant neurons of the ventromedial hypothal amus following short-tenn estrogen treatment. Mol Brain Res. 1998;59:105.

[36] Park K, Ahn K, Lee S, et al. Decreased circulating levels of estrogen alter vaginal and clitoral blood flow and structure in the rabbit. Int J Impot Res. 2001;13:116.

[37] Komisaruk BR, Adler NT, Hutchison J. Genital sensory field:enlargement by estrogen treatment in female rats. Science. 1972;178:1295.

[38] Kow LM, Pfaff DW. Effects of estrogen treatment on the size of receptive field and response threshold of puden dal nerve in the female rat. Neuroendocrinology. 1973;13:299.

[39] Mani S. Signalling mechanisms in progesterone-neurotrans mitter interactions. J Mol Endocrinol. 2003;30:127.

[40] Wyckoff MH, Chambliss KL, Mineo C, et al. Plasma membran e estrogen receptors are coupled to endothelial nitric-oxide synthase through Gai. J Bio Chem. 2001;276:270–271.

[41] Graziottin A. Libido: the biologic scenario. Maturitas. 2000;34(Suppl 1):9–16.

[42] Bancroft J, Sherwin B, Alexander G, Davidson H, Walker A. Oral contraceptives, androgens, and the sexuality of young women: I1. The Role of Androgens.Arch Sex Behav. 1991;20:121–135.

[43] Coenan C, Thomas C, Borm G, Hollanders J, Rolland R. Changes in androgen during treatment with four low dose contraceptives. Contraception. 1996;53:171–176.

[44] Caruso S, Agnello C, Intelisano G, et al. Sexual behavior of women taking low-dose oral contraceptive containing 15 microg ethinylestradiol/60 microg gestodene. Contraception. 2004;69(3):237–240.

[45] Caruso S, Agnello C, Intelisano G et al. Prospective study on sexual behavior of women using 30 microg ethinylestradiol and 3 mg drospirenone oral contraceptive. Contraception 2005 July; 72(1):19–23.

[46] Starke K, Ahrendt HJ. Last oder Lust? Sexualität in der Postmenopause. Infobuch für Ärzte, Jenapharm GmbH, Jena 2009.

[47] Levin RJ. The ins and outs of vaginal lubrication. Sex Relation Ther. 2003;18:509–513.

[48] Bachmann G, Bancroft J, Braunstein G, et al. Female androgen insufficiency: the princeton consensus statement on definition, classification, and assessment, Fertil Steril. 2002;77:660–665.

[49] Krüger THC, Haake P, Hartmann U, Schedlowski M, Exton MS. Prolactin release following orgasm: a feedback control of sexual arousal? Neurosci Biobehav Rev. 2002;26:31–44.

[50] Krüger TH, Hartmann U, Schedlowski M. Prolactinergic and dopaminergic mechanisms underlying sexual arousal and orgasm in humans. World J Urol. 2005;23(2):130–138.

[51] Exton MS, Bindert A, Krüger T, et al. Cardiovascular and endocrine alterations after masturbation-induced orgasm in women. Psychosom Med. 1999;61:280–289.

[52] Galdiero M, Pivonello R, Grasso LF, Cozzolino A, Colao A. Growth hormone, prolactin, and sexuality. J Endocrinol Invest. 2012;35(8):782–794.

[53] Hamann S, Herman RA, Nolan CL, Wallen K. Men and women differ in amygdale response to visual sexual stimuli. Nature Neuroscience. 2004;7(4):411–416.

1.3 Warum ist das Reden über Sexualität immer noch schwierig? – Kommunikation über ein Tabuthema

Sabine Hahn

1.3.1 Die Scham – eine unbequeme Begleiterin

Für viele Menschen ist bereits vor einer Krebserkrankung das Reden über Sexualität schwierig. Die Scham, eine ureigene menschliche Emotion, spielt hierbei eine große Rolle.

Scham kann aus Unsicherheit entstehen, aber auch Ursache von zweifelndem, ängstlichem Verhalten sein und ein offenes Gespräch über sexuelle Wünsche und Bedürfnisse verhindern.

Die Angst, zurückgewiesen oder nicht verstanden zu werden oder auch die Befürchtung den Partner möglicherweise zu verletzen, ist ein so unangenehmes Gefühl, dass diese Situation möglichst vermieden wird – oftmals durch Schweigen.

Vertrauen in sich selbst, seine eigene Persönlichkeit und in seinen Körper, das Gefühl der Nähe und des Angenommenseins lassen diese Ängste zurückweichen, so dass das Reden über Sexualität überhaupt erst möglich wird.

Was passiert aber, wenn durch eine Krebserkrankung und ihre möglichen Folgen auf die Sexualität gerade dieses Vertrauen in sich und seinen Körper erheblich erschüttert wird? Dann wird die Kommunikation über Sexualität noch schwieriger – aus folgenden Gründen:

- zu Beginn der Diagnose steht das Überleben im Vordergrund
- „alles andere kommt später"
- die Angst geht immer mit
- Schmerzen, Unwohlgefühl
- Trauer über den Verlust von befriedigenden sexuellen Erlebnissen
- Verunsicherung durch den Verlust vertrauter Möglichkeiten der sexuellen Erregung und Befriedigung
- Schuldgefühle
- verletztes Selbstwertgefühl
- verändertes Körperbild
- Angst, den Partner zu verlieren
- mögliche Beeinflussung der Familienplanung
- fehlende professionelle Hilfestellungen
- Gefühl der Überforderung durch Nähebedürfnis des Partners
- Rückzug ist oft leichter als Kampf
- nicht vorhandene „intime Redekultur" bereits vor der Krebserkrankung

1.3.2 Der Partner kann keine Gedanken lesen!

Mangelnde Kommunikation über eigene Bedürfnisse, Ängste und auch Grenzen kann zu Missverständnissen und Hilflosigkeit auf beiden Seiten führen. Sprachlosigkeit sowie Gefühle von Enttäuschung und Sich-Nicht-Verstanden-Fühlen sind oftmals die unmittelbare Konsequenz.

Der Glaube, zu wissen, was der andere denkt, ohne darüber zu sprechen, kann zu einem gefährlichen Teufelskreis führen, an dessen Ende beide Partner in hilflosem Schweigen verharren (siehe Abb. 1.1 und Abb. 1.2).

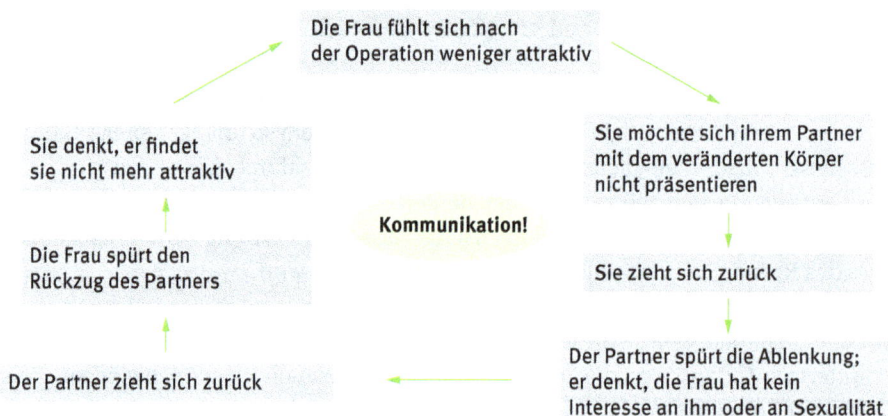

Die Frau fühlt sich nach
der Operation weniger attraktiv

Sie denkt, er findet
sie nicht mehr attraktiv

Sie möchte sich ihrem Partner
mit dem veränderten Körper
nicht präsentieren

Kommunikation!

Die Frau spürt den
Rückzug des Partners

Sie zieht sich zurück

Der Partner zieht sich zurück

Der Partner spürt die Ablenkung;
er denkt, die Frau hat kein
Interesse an ihm oder an Sexualität

Abb. 1.1: Teufelskreis der mangelnden Kommunikation in der Partnerschaft bei einer onkologischen Erkrankung der Frau (modifiziert nach A. Hanjalic-Beck, J. Farthmann, A. Hasenburg aus dem FORUM Ausgabe 02.2012, Band 27, S. 127–131).

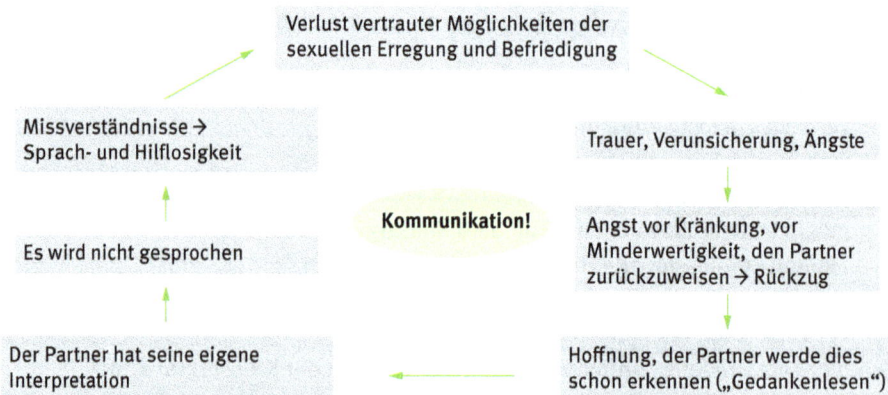

Verlust vertrauter Möglichkeiten der
sexuellen Erregung und Befriedigung

Missverständnisse →
Sprach- und Hilflosigkeit

Trauer, Verunsicherung, Ängste

Kommunikation!

Es wird nicht gesprochen

Angst vor Kränkung, vor
Minderwertigkeit, den Partner
zurückzuweisen → Rückzug

Der Partner hat seine eigene
Interpretation

Hoffnung, der Partner werde dies
schon erkennen („Gedankenlesen")

Abb. 1.2: Entstehungsmechanismen und Ursprungsemotionen des Teufelskreises mangelnder Kommunikation.

Kommunikation ist unabdingbar für eine Beziehung – verbal und auch körperlich. Sich dem Partner mitzuteilen heißt aber auch seine persönliche Schutzmauer aufzugeben und sich (noch) verletzlicher zu machen. Nur wenn man einen Schritt nach vorne wagt, kann man näher an den Partner herankommen. Das erfordert oftmals Mut und ein Verlassen von gewohnten Kommunikationsmustern.

1.3.3 Die Frage der Bedürfnisse

Durch Sexualität werden Grundbedürfnisse nach Nähe, Zärtlichkeit, Geborgenheit und Angenommensein gestillt. Auch die Befriedigung von Lust und Erregung, Entspannung und Stressabbau sowie die Familiengründung im Sinne der Fortpflanzung werden über Sexualität gelebt.

Sexuelle Bedürfnisse können sich im Laufe des Lebens mehrfach ändern, insbesondere nach einer Krebserkrankung. Dort verzweifelt weiterzumachen, wo man ursprünglich stand, wird unweigerlich zum Scheitern führen und immer wieder Frustration auslösen.

Es ist sinnvoll, in diesem Prozess der Neufindung seiner „Sexualität nach Krebs" einmal innezuhalten und sich zu fragen, was Frau oder Mann wirklich braucht und welche Gefühlswelt aktuell vorherrscht:

– Wie fühle ich mich? Wie sehe ich meinen Körper (Selbstwert, Selbstbild)?
– Was bedeutet mein Partner für mich (Unterstützung, Kraft, Schwäche, Hilflosigkeit, Liebe, Bevormundung, ...)?
– Wie viel spontane Lust habe ich? Wie kann ich oder mein Partner mir Lust verschaffen (Fantasien, Atmosphäre, Timing / Setting, Selbstbefriedigung) ?
– Wie kann ich oder mein Partner mich erregen (Gleitmittel, Hilfsmittel, Techniken, Stellung, Massage ...)?
– Wie müsste Sexualität aussehen, damit sie mir gefallen würde?
– Was könnte der Partner / die Partnerin ändern, damit es schöner für mich wäre (zeigen, benennen ...)?
– Welche Ängste oder Befürchtungen habe ich (Schmerzen, ausbleibende Erregung / Orgasmus, Erektionsschwäche, den Partner mit Kritik zu verletzen, Partnerverlust, unerfüllter Kinderwunsch)?
– Was bedeutete Sexualität vor der Erkrankung für mich / uns?
– Was ist jetzt anders?
– Über welchen Verlust empfinde ich am meisten Trauer (entfernte Brust, Haare, Vertrauen in den Körper und in die Zukunft, Leistungsfähigkeit, Lust, Erregung, Orgasmus, ...)?
– Kann ich „neu" anfangen?
– Was ist positiv? Was funktioniert gut?

Die Liste könnte noch um viele Fragen ergänzt werden. In jedem Fall zeigt sie aber, dass es zunächst einmal darum geht sich selbst darüber klar zu werden, was man eigentlich fühlt und welche Wünsche, Ängste und Bedürfnisse ausgesprochen werden sollten.

Denn: *der Partner kann keine Gedanken lesen!*

1.3.4 Reden über Sexualität ist nichts für Feiglinge – aber man kann fast alles lernen!

1.3.4.1 Die Perspektive der Patientin / des Paares

Viele Patientinnen und Paare verspüren eine Form der Hilflosigkeit im Umgang mit der veränderten Sexualität als mögliche Folge einer Krebserkrankung. Eventuell suchen sie Rat und Hilfsangebote bei anderen Betroffenen oder auch Therapeuten. Inwiefern jedoch das Paar in dieser Situation das Gespräch mit dem Partner sucht, hängt davon ab, ob es bereits *vor* der Erkrankung eine Sprache für Sexualität hatte oder erst neu erlernen muss. In letzterem Fall kann die Kommunikation besonders schwierig werden, da sowohl das Reden über Sexualität schwer fallen, als auch die Strategie für Gespräche über Probleme in der Sexualität fehlen kann. Häufig resultieren Schweigen und Rückzug, die die Distanz zwischen beiden Partnern noch vergrößern und den Beginn einer neuen Redekultur verhindern.

Gefühle von Schuld oder Scham, Angst den Partner zu verletzen oder auch zu verlieren, Unsicherheit über die eigenen Bedürfnisse, hemmen die Kommunikation über Sexualität.

Werden die Gedanken und Gefühle nicht ausgesprochen, sondern vertrauen die Partner darauf, dass der andere einen doch gut genug kennen sollte, entstehen oftmals Missverständnisse und Enttäuschungen.

1.3.4.2 Die Perspektive der Ärztin / des Arztes

Ärzte und Therapeuten, die Patientinnen mit Krebserkrankungen behandeln, sollten die Frage nach möglichen sexuellen Problemen genauso selbstverständlich stellen wie Fragen nach anderen krankheitsbedingten Beschwerden. In der Praxis stellt sich dies jedoch leider oftmals anders dar.

Aus Studien wissen wir, dass sich 80 % der Krebspatientinnen mehr Informationen zum Thema Sexualität wünschen [1,2]. Allerdings trauen sich 91 % der schwer erkrankten Patienten nicht, ihre Ärzte auf sexuelle Probleme anzusprechen und 97 % der Ärzte fragen ihre Patienten nicht nach sexuellen Problemen [2]. Manche Ärzte fühlen sich unsicher im Umgang mit der Gesprächsführung über Sexualität. Andere blenden diesen laut WHO (*World Health Organization*) zur Gesundheit gehörenden Aspekt zunächst aufgrund der anstehenden Therapieplanung aus. Eine enge Zeitstruktur in Sprechstunden der Klinik und Praxis vermitteln anderen Behandlern wiederum das Gefühl, dass kein „vernünftiger" Zeitrahmen für solche Gespräche existiere.

Sowohl bei der sexualmedizinischen als auch bei der psychotherapeutischen Gesprächsführung ist allerdings viel wichtiger, *wer* der Therapeut *ist*, anstelle *was er tut* [3]. Der wichtigste Faktor für den Therapieerfolg in einer therapeutischen Beziehung ist die Empathie [4,5], also eigentlich eine menschliche und ärztliche Haltung, die keiner besonderen Ausbildung bedarf.

1.3.4.3 Hilfestellungen für die Patientin / das Paar

Einen Grundsatz sollte man sich immer merken: *der Partner kann keine Gedanken lesen!*

Es stellt sich allerdings oft die Frage, ob die / der Betroffene sich über seine Gefühle, Ängste und Bedürfnisse im Klaren ist. An dieser Stelle kann ein Tagebuch oder eine selbst geschriebene Liste hilfreich sein, um seine Gedanken zu sortieren und zunächst schriftlich zu benennen.

Manchmal ist das zunächst eigene Entdecken von veränderten Körperreaktionen, erogenen Zonen, Stimulationen und Erregung im Rahmen der Selbstbefriedigung wichtig, um dem Partner konkrete Wünsche mitteilen zu können.

Vielleicht hilft auch die Erinnerung an die ganz frühen Zeiten der sexuellen Begegnung zu Beginn der Beziehung, um etwas unbeschwerter miteinander einen Gesprächsbeginn zu starten (*„Weißt Du noch damals, als wir ... das fällt mir heute nicht mehr so leicht."*).

Interesse zu zeigen an dem anderen und Nachfragen sind die Grundlagen für eine gelungene Kommunikation (*„Wie war das eigentlich für Dich, als ...? Was genau hast Du da gefühlt? Wie geht es Dir jetzt?"*).

Wer klare Ansagen macht, kann Missverständnisse vermeiden. Hierzu gehört auch die Rückmeldung an den Partner, was man gerade mag oder auch nicht. Paare haben hierfür teilweise gut funktionierende Feedback-Mechanismen, andere wiederum wollen dazu motiviert werden (z. B. Stöhnen, Sagen, dass etwas schön ist oder aber auch weh tut, die Hand des Partners führen oder selbst aktiv werden usw.).

Gelegentlich erfordert eine gelungene Kommunikation auch ein bestimmtes Timing. Manchmal ist es leichter und konstruktiver, Gespräche über Sexualität in einer entspannten Atmosphäre außerhalb der eigentlichen intimen Situation zu beginnen. So wie wir uns zu einem netten Plausch mit einer Freundin oder einem Freund verabreden, so kann auch das Reden über Sexualität ein Ritual werden, das geplant werden möchte.

Wie man kommuniziert ist zunächst egal (reden, Briefe schreiben, zuzwinkern, in den Arm nehmen, usw.): Hauptsache, man *beginnt* zu kommunizieren!

1.3.4.4 Hilfestellungen für den Arzt / Therapeuten

Die Selbstverständlichkeit der Zugehörigkeit von Sexualität zu körperlicher und seelischer Gesundheit sowie die Empathie für unsere Patientinnen und ihre Partner sind die Grundvoraussetzungen, um eine sexualmedizinische Gesprächsführung aufzunehmen.

Durch ein offenes Gesprächsangebot und Erfragen von eventuellen sexuellen Problemen ermöglicht der Arzt oder Therapeut einen geschützten Rahmen, den die Patientin annehmen kann, aber nicht muss. Hierbei kann beispielsweise das Gespräch mit folgenden Fragen eröffnet werden:

- Hat sich in Ihrer Partnerschaft und Sexualität etwas verändert?
- Viele Frauen stellen fest, dass sich in Ihrer jetzigen Situation die Sexualität verändert und Schwierigkeiten auftreten. Wie ist das bei Ihnen?
- Wenn Sie bemerken, dass sich Probleme in Ihrem Sexualleben einstellen und Sie Hilfe brauchen, kommen Sie auf mich zu!

Folgende Rahmenbedingungen tragen zum Gelingen eines sexualmedizinischen Gespräches bei:

- offener, wertschätzender Umgang mit dem Thema Sexualität
- eine ungestörte Atmosphäre
- eine ungezwungene und einfache Sprache ohne medizinische Fachausdrücke
- genaues Nachfragen des sexuellen Problems
- positive Motivation der Patientin / des Paares für Veränderungen
- Rücknahme der Expertenrolle, d. h. wir hören zunächst einmal zu („die Watte aus den Ohren in den Mund nehmen") und vermitteln Empathie und Angenommensein
- Informationen geben über die Erkrankung und ihre möglichen Auswirkungen auf die Sexualität (Was ist vorübergehend? Was könnte bleiben?)
- Angebot, später auf dieses Thema zurückzukommen
- Signalisieren, dass Sexualität wichtig ist und seinen Platz behalten darf (trotz einer potentiell lebensbedrohlichen Erkrankung)
- Druck / „Schuld" nehmen, Entlasten
- Hinweise geben oder Austeilen von Literatur / Broschüren

Die Nachfrage nach sexualmedizinischen Weiterbildungen, Workshops und Curricula zeigt das Interesse auch auf Seiten der Ärzte und Therapeuten, sich in diesem Bereich für die Versorgung ihrer Patientinnen und Patienten zu verbessern.

Letztlich beginnt jedoch schon die Therapie mit heilsamem Charakter im ersten Therapeut-Patienten-Kontakt und Ansprechen sexueller Probleme als therapeutische Allianz [6].

1.3.5 Fazit

Zu wissen, was gut ist, es aber trotzdem nicht umgesetzt zu bekommen, ist typisch menschlich.

Kommunikation über Sexualität wird jedoch einfacher, wenn folgende Grundregeln verstanden werden:

- Das Reden über sexuelle Probleme erfordert Scham zu überwinden.
- Der Partner kann keine Gedanken lesen!
- Was brauche ich? Was brauchst Du? Wie können wir es gemeinsam erreichen?
- Es ist nicht so wichtig, wie man kommuniziert. Hauptsache, man tut es!
- Das wichtigste Instrument in der Sexualmedizin ist das offene und wertschätzende Gespräch.
- Bereits der erste Kontakt hat therapeutische Kraft.

Literatur

[1] Brock G, Nicolosi A, Glasser DB, et al. Sexual problems in mature men and women: Result of a global study. Int J Impot Res. 2002;14:57–58.
[2] Feyer P, Kleeberg UR, Steingräber M, et al. Frequency of side effects in out patient cancer care and their influence on patient satisfaction – a prospective survey using the PASQOC questionnaire. Support Care Cancer. 2008;16:567–575.
[3] Duncan B, Miller SD, Wampold BE, Hubble MA. The heart and soul of change: Delivering what works in therapy. Washington, American Psychological Association, 2010.
[4] Norcross JC. Purposes, processes and products of the task force on empirically supported therapy relationships. Psychotherapy: Theory, Research, Practice, Training. 2001;38(4):345–356.
[5] Norcross JC. Psychotherapy relationships that work: Therapist contributions and responsiveness to patients. New York: Oxford University, 2002.
[6] Duncan B. On becoming a better therapist. Psychotherapy in Australia. 2010;16:42–51.

1.4 Subjektive Krankheitstheorien von Krebspatientinnen

Dietmar Richter

Krebskranke erleben die Diagnose „Krebs" als *existentielle Bedrohung*. Sie stellt die Sinnhaftigkeit, Verstehbarkeit und Bewältigbarkeit des eigenen Lebens, das sogenannte Kohärenzgefühl in Frage. In dieser Situation entwickeln viele Betroffene eigene Vorstellungen darüber, wie es zu der Krebserkrankung gekommen ist, was man tun kann, um sie zu bewältigen und wie ihr Verlauf und ihre Folgen sein werden. Diese Vorstellungen werden als *subjektive Krankheitstheorien* bezeichnet [1].

Subjektive Krankheitstheorien von Krebspatientinnen stellen eine wichtige, manchmal sogar einzig mögliche Bewältigungsstrategie dar, um mit dem lebensbedrohlichen Ereignis „Krebs" überhaupt umgehen zu können.

Die Diagnosemitteilung „Krebs" löst zunächst Chaos aus, überfordert die bisher in besonderen Belastungssituationen eingesetzten Bewältigungsstrategien. Der Prozess der Bewertung und Sinnverleihung für die Krebserkrankung mit Hilfe einer subjektiven Krankheitstheorie stellt einen wichtigen Versuch dar, das durch die Krebsdiagnose ausgelöste innere Chaos zu ordnen und verhindert, dass die eigene individuelle Existenz als sinnlos erlebt wird.

Nur etwa 5 % der Krebskranken teilen dem behandelnden Arzt ganz oder teilweise ihre Krankheitstheorie mit. Fast alle Krebskranken hätten sich aber gewünscht, dass die behandelnden Ärzte sich dafür interessiert hätten. Bemüht sich der behandelnde Arzt darum, die subjektive Krankheitstheorie der Krebskranken zu erfassen, kann er besser mithelfen bei der Auseinandersetzung mit der Erkrankung und der Entwicklung hilfreicher adaptiver Bewältigungsstrategien [2].

Subjektive Krankheitstheorien stimmen in ihren Inhalten oft nicht mit wissenschaftlichen Theorien überein. Dennoch spielen sie eine wichtige Rolle im Krankheitsverlauf. Sie beeinflussen die Arzt-Patienten-Beziehung und die Compliance, insbesondere bei einer längeren onkologischen Betreuung.

Langzeitüberlebende, die überzeugt sind, dass sie durch ihr Verhalten einem Rezidiv vorbeugen können, zeigten ein günstigeres Gesundheitsverhalten [3].

Bei den subjektiven Vorstellungen über die Ursache der Brustkrebserkrankung von Mammakarzinom-Patientinnen spielen psychische Faktoren eine große Rolle.

In einer deutschen Befragung nannten die die Betroffen folgende Ursachen ihrer Krebserkrankung [4]:
- die Umwelt: 80 %
- Stress: 70 %
- seelische Probleme: 68 %
- das Schicksal: 58 %
- familiäre Belastung: 54 %

In einer groß angelegten Untersuchung zur subjektiven Krankheitstheorie an 1073 gynäkologisch onkologischen Patientinnen fand Schuth die folgenden subjektiven Attributionen zu ihrer Krankheit [2] (Mehrfachnennungen waren möglich):
- Psyche gesamt: 37 %
  - chron. soziale Konflikte: 17 %
  - persönliche Merkmale: 12 %
  - Verlusterlebnisse: 6 %
  - unspezifische psychische Belastung: 2 %
  - materielle Umwelteinflüsse: 14 %
- medizinische Ursachen: 13 %
- Fremdverschulden: 10 %
- körperliche Konstitution: 8 %
- Schicksal / Zufall: 7 %
- transzendente Mächte: 5 %
- Gesundheitsverhalten / Lebensweise: 5 %

Die Frage nach der subjektiven Krankheitstheorie von an Brustkrebs erkrankten Frauen sollte zur Selbstverständlichkeit werden beim Erstkontakt bzw. bei der Anamneseerhebung, natürlich erst dann, wenn die Diagnose Brustkrebs sichergestellt ist. Das Wissen um die subjektive Krankheitstheorie eröffnet unter Umständen neue Möglichkeiten bei der Therapieplanung für die Betroffene.

Literatur

[1]   Faller H. Subjektive Krankheitstheorien: Determinanten oder Epiphänomene der Krankheitsverarbeitung? Psychosom MED. 1993;39:356–374.
[2]   Schuth G. „Wenn man nur wüsste, wo es herkommt ...". Subjektive Krankheitstheorien onkologischer Patientinnen. In: Richter D, Schuth W, Müller K (Hrsg.) Psychosomatische Gynäkologie und Geburtshilfe, Psychosozialverlag Gießen, 1998.
[3]   Costanzo ES, Ludgendorf SK, Bradley SL. Cancer-Attributions Distress und Healthpractises among Gynecologic Cancer Survivors. Psychosom MED. 2005;67:972–980.
[4]   Riehl-Emde A, Buddeberg C, Muchmy SA, et al. Ursachen-Attribution und Krankheitsbewältigung bei Patientinnen mit Mammakarzinom.Psychother. Med. Psychol. 1989;39:132–238.

1.5 Die Brust: Symbol der Weiblichkeit – was bedeutet der Ausbruch einer Krebserkrankung an der Brust für die Frau?

Dietmar Richter

Wir erleben unseren Körper nicht permanent bewusst. Erst bei besonderen Situationen wie bei sportlicher Betätigung, in sexuellen Situationen und natürlich im Falle der Krankheit zentriert sich die Aufmerksamkeit auf unseren Körper in besonderer Weise. Für das Erleben, für die innere Gefühlswelt der Frau hat die Brust in mehrfacher Hinsicht einen hohen Stellenwert.

1. Nährende Funktion:
    Bei jedem Menschen, Mann oder Frau wird der erste Kontakt durch Berührung, überwiegend durch die Brusternährung, das Schmusen und Küssen beim Stillen vermittelt. Im menschlichen Gedächtnis bleibt die Brusternährung als Ersterfahrung der Lebenslust in einem zärtlich-warmen Kontakt verankert. Brüste werden deshalb niemals nur als einfache Milchdrüsen gesehen. Die nährende Funktion der Brust stellt einen wesentlichen Teil der Identität der Frau als Mutter dar.
2. Geschlechts- und Körperidentität:
    Die Brust besitzt auch eine große Bedeutung für die Körperidentität und Autoerotik. Die Frau muss ihre Brust in ihr Körperschema integrieren und autoerotisch besetzen, eine Grundvoraussetzung für eine später adäquate Beziehung zum Mann und zum Kind. Zu einer positiven Körperbesetzung der Brust trägt in erheblichem Maße die Bestätigung durch die Umgebung bei. Die Frau erlebt durch eigene Lustempfindung und durch die Anziehungskraft auf den Mann eine Bestätigung ihres Körpers. Die Brust ist also in ihrer Funktion als Drüse nicht nur ein nährendes Organ, sondern darüber hinaus bestimmend für das Selbstwertgefühl im Bereich der Geschlechts- und Körperidentität.
    Durch die Symmetrie der Brust wird die weibliche Harmonie symbolisiert. Nicht wenige Frauen fühlen sich allein schon durch geringe morphologische Unterschiede ihrer gesunden Brüste in diesem Harmoniegefühl gestört. Nicht wenige Frauen verlangen daher nach korrigierenden Operationen, obwohl objektive Kriterien hierfür nicht vorhanden sind.
3. Die weibliche Brust als sexuelles Kontaktorgan:
    Die Geschlechtsidentität der Frau wird maßgeblich durch die Funktion der Brust als sexuellem Kontaktorgan vermittelt. Der Anblick der weiblichen Brust kann als Auslöser für ein bestimmtes sexuelles Appetenzverhalten wirken – wie Verhaltensforscher es einmal formuliert haben – stellt sie also ein biologisch determiniertes Signal dar. Kinsey – amerikanischer Biologe und Sexualforscher – hat mit Recht das Küssen der Brüste als typisches menschliches Merkmal beim Liebesspiel bezeichnet und dies gilt für alle Männer / Frauen unabhängig von Alter, Beruf, Bildungsgrad, Einstellung, Erziehung, Kinderzahl.

Zu allen Zeiten wurde auf schöne Brüste allergrößten Wert gelegt. Denken wir nur an die Kunst, die Mode, die Medien, die Werbung. Besonders in der Werbung wird die weibliche Brust als Auslöser und Verstärker kalkulierter emotionaler Effekte eingesetzt, ob wir es immer bemerken oder nicht. Das Bild, das Diktat der weiblichen Brust, wird uns sozusagen alltäglich und ubiquitär zum Bewusstsein gebracht. Die Form und die Größe der Brust, der Ausschnitt des Dekolletés üben eine immense Anziehungskraft aus.

Es klingt wie ein Witz, aber es stimmt: Je größer der Busen einer Tramperin, desto eher bieten Männer ihr eine Mitfahrgelegenheit an. Die Université de Bretragne-Sud startete den Versuch mit einer Frau mit A-Cup, die im Laufe des Experimentes mit einem B- und schließlich mit einem C-Cup ausgestattet wurde. Ergebnis: Nur 14,92 % der männlichen PKW-Fahrer stoppten für den A-Cup. 17,79 für den B- und 24 % für den C-Cup. Das Ergebnis der Studie: Männer suchen anscheinend Frauen, die Fruchtbarkeit ausstrahlen. Die Größe der Brüste wird mit dieser Eigenschaft schnell in Verbindung gebracht.

Objektiv gesehen ist die Brust nur eines der sekundären Geschlechtsmerkmale der Frau. In der heute von Massenmedien entscheidend beeinflussten Gesellschaft ist die jugendlich anmutige, mit einem deutlich sichtbaren Volumen ausgestattete Brust vielleicht das wichtigste Symbol von Frausein.

Was bedeutet daher der Verlust einer Brust für die Betroffene?

Wenn eine Frau wegen Brustkrebs operiert oder im schlimmsten Falle sogar eine Brust entfernt werden muss, werden ihre geschlechtliche Identität, ihr Körperbild, ihre sexuelle Attraktivität und Stimulierbarkeit, ihre Identität und ihr Ich-Ideal erschüttert und in Frage gestellt. Hinsichtlich der Ich-Identität bedeutet der Verlust einer Brust einen wesentlich höheren Stellenwert als die Entfernung der Gebärmutter. Der Verlust der Brust ist durchaus mit dem Verlust eines nahestehenden Menschen gleichzusetzen.

Psychotherapeuten wissen, dass solche Verlustsituationen eine Trauerarbeit von ca. 1 Jahr beanspruchen.

Die Diskrepanz zwischen verändertem und dem erinnerten Körperbild können einen vorübergehenden Zustand angstvoller Konfusion hervorrufen. Der Körper wird als fremd, nicht zum Ich gehörig empfunden. Frauen, die ihr Selbstwertgefühl überwiegend aus der Attraktivität ihrer äußeren Erscheinung hergeleitet haben, sind besonders belastet durch ein Gefühl, „keine richtige Frau" mehr zu sein [1].

Die folgenden Aussagen von brustkrebskranken Frauen in einer psychoonkologisch orientierten Mammakarzinom-Nachsorgesprechstunde sollten dies belegen [2]:
– „kein einziger Teil meines Körpers verunsichert mich so sehr wie meine Brüste ..."
– „meine Brüste entsprachen nie dem Idealbild, darum habe ich vielleicht nicht so viel Selbstvertrauen ..."

- „Als Kind wurde mir eine Mutterrolle aufgedrängt, als ich für meine jüngeren Brüder und Schwestern sorgen musste. Ich frage mich jetzt, ob deswegen meine Brüste so groß geworden sind."
- „Als ich älter wurde, wurden meine Brüste die Entschuldigung für all meine Probleme. Ich gab ihnen die Schuld zu allem, was schief lief ..."
- „Seit meiner Pubertät gehe ich buchstäblich und körperlich gebückt unter meinen Brüsten."
- „Ich bekam keine Brustnahrung und frage mich, ob das meine Einstellung gegenüber der Sexualität beeinflusst hat."
- „Ich bin 75 Jahre alt und habe einiges an Lebenserfahrung. Ich bin zu dem Schluss gekommen, dass Frauen Brustkrebs kriegen, wenn Männer so oft daran rumfummeln ..."

Bei „falscher Reaktion" der Umgebung, insbesondere des Partners kann eine depressive Entwicklung einsetzen. Dem gilt es entgegen zu wirken durch Hilfen beim Aufbau eines neuen Körpergefühls. Eine Möglichkeit das Körpererleben brustkrebskranker Frauen in die Behandlung miteinzubeziehen, besteht in der Anwendung körperzentrierter Interventionen (Massage, kommunikative Bewegungstherapie, Sport, Tanzen). Damit kann ein neuer Zugang zum eigenen Körper geschaffen werden. Positive neue Affekte werden gefördert und das allgemeine Wohlbefinden kann verbessert werden [3].

Besondere Bedeutung kommt dem frühzeitigen Gespräch über die Wiederaufnahme der körperlich-erotisch-sexuellen Annäherung des Paares zu. Bleibt eine Sexualberatung aus – wie leider immer noch zu beobachten – kann es zu einer längerfristigen „körperlichen Entfremdung" des Paares kommen mit folgenden Denkmustern:

Bei der krebskranken Frau „... ich bin doch mit meiner Krebserkrankung und meiner operierten Brust sexuell nicht mehr attraktiv für meinen Mann ..." Eine Libidostörung mit Rückzug bzw. Abwehr körperlicher Annäherungsversuche des Mannes sind die Folge.

Der Mann: „... ich darf meine Frau jetzt nicht mit meinen erotisch-sexuellen Impulsen überfallen ..... für was für einen taktlosen Partner hält sie mich dann ..."

Um eine häufig zu beobachtende Kommunikationshemmung im körperlich-erotisch-sexuellen Bereich zu vermeiden, sollte ein frühzeitiges Gespräch über Liebe, „Kuscheln" und Sexualität zwischen Onkologen und seiner Patientin mit Partner eine Selbstverständlichkeit sein. Verweigert der onkologische Arzt ein solches Gespräch wegen persönlicher Hemmungen oder infolge mangelnder Fähigkeit, sexualmedizinische Gespräche zu führen, kann er ein solches Gespräch auch an eine psychoonkologisch-sexualmedizinisch kompetente Person oder Institution delegieren.

Literatur

[1]   Dmoch W, Fervers-Schorre B. Psychische Probleme bei Brustkrebs. Gynäkologe. 2016;15.

[2]   Bogarts F, Boeckx. Brustoperationen: Warum der Chirurg den Sexuologen braucht. Zeitschrift: Sexualmedizin. 1988;5:248–258.

[3]   Dorn A, Wollenschein M. Psychische Aspekte und Basisinterventionen in der Brustkrebs-behandlung. Frauenheilkunde up2date. 2007;5:391–409.

1.6 Tumorassoziierte Fatigue bei Patientinnen mit gynäkologischen Krebserkrankungen und ihre Auswirkungen auf die Lebensqualität

Joachim Weis

1.6.1 Einführung

Dank einer verbesserten Früherkennung und Fortschritten in den Therapieoptionen (individualisierte Krebsbehandlung) konnten sowohl die Heilungsraten als auch das Überleben bei vielen Tumorarten einschließlich den gynäkologischen Krebserkran-kungen deutlich verbessert werden [1]. Hierdurch wird vielen Patienten ein längeres Leben mit oder nach der Erkrankung ermöglicht, allerdings nimmt durch die intensi-vierte Therapie auch die behandlungsbedingte Morbidität zu. Neben funktionellen Einschränkungen und Schmerzen ist hierbei die Erschöpfung eines der häufigsten Folgeprobleme einer Tumorerkrankung und deren Therapie [2,3]. Erschöpfungs-zustände in Zusammenhang mit einer Tumorerkrankung werden mit dem Fachbegriff tumorassoziierte Fatigue (englisch: *cancer related fatigue = CrF*) bezeichnet [4]. In verschiedenen Definitionen wird die CrF als ein belastendes Gefühl atypischer Mü-digkeit und Schwäche charakterisiert, was sich auf verschiedenen Ebenen (körper-lich, emotional und kognitiv) auswirken kann [5]. Gemäß der Leitlinie des National Comprehensive Cancer Network (NCCN) wird das tumorassoziierte Fatigue Syndrom wie folgt definiert:

Tumorassoziierte Fatigue ist ein belastendes und andauerndes subjektives Emp-finden körperlicher, emotionaler und kognitiver Erschöpfung in Zusammenhang mit einer Krebserkrankung und deren Behandlung, was nicht proportional zu einer Ak-tivität steht und die Funktionen des Alltags beeinträchtigt [6,7].

Die CrF lässt sich auf verschiedenen Ebenen beschreiben (siehe Abb. 1.3). Auf der körperlichen Ebene kann sich die Fatigue in einer reduzierten körperlichen Leistungs-fähigkeit, Schwächegefühl und Energiemangel äußern. Auf der emotionalen Ebene sind Antriebs- und Interesselosigkeit, erlebte Frustration sowie fehlende Motivation die häufigsten Symptome, während sich auf der kognitiven Ebene vor allem Probleme in der Konzentration, Aufmerksamkeit und im Kurzzeitgedächtnis zeigen [8,9].

körperlich   kognitiv

seelisch

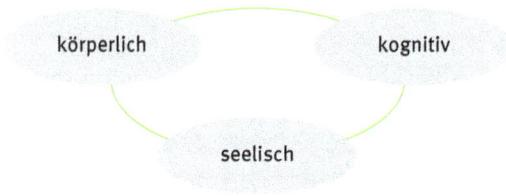

Abb. 1.3: Tumorassoziierte Fatigue als multidimensionales Konstrukt (nach Weis und Heim 2015, S. 4, [2]).

Die CrF wird heute als ein Syndrom betrachtet und stellt keine eigenständige Krankheitsentität im Sinne der ICD dar. In der ICD 10 Version (ICD-10-CM 2015) wurde die CrF als Symptomkomplex unter der Bezeichnung R 53.0 (*neoplastic malignant related fatigue*) aufgenommen. Daher ist die CrF von den im Kontext verschiedener Erschöpfungszustände bekannten ICD-Diagnosen wie dem psychovegetativen Erschöpfungssyndrom, der Neurasthenie oder dem chronischen Fatigue Syndrom (CFS) abzugrenzen [10]. Aufgrund der unklaren Genese und eines immer noch fehlenden Pathogenesemodells der CrF, wird jedoch vor allem bei CrF als Langzeitfolge nicht selten die Diagnose eines chronischen Fatigue Syndroms gestellt.

1.6.2 Häufigkeit des Auftretens und Auswirkungen der Fatigue

Fatigue kann zu verschiedenen Zeitpunkten im Verlauf einer Tumorerkrankung auftreten und führt zu starken Einschränkungen der Leistungsfähigkeit sowie der Lebensqualität der Betroffenen. Insbesondere in den letzten beiden Dekaden wurden zahlreiche Studien zur tumorassoziierten Fatigue während der Behandlung oder als Langzeitfolge bei Patientinnen mit gynäkologischen Krebserkrankungen durchgeführt [11]. Bei Patientinnen mit gynäkologischen Krebserkrankungen werden Prävalenzzahlen zwischen 20 und 58 % berichtet [12,13]. In einer Metaanalyse verschiedener Studien zur Lebensqualität bei Patientinnen mit Ovarialkarzinom erwies sich Fatigue als eines der belastendsten Symptome [14]. In einer Studie von Greimel et al. [15] an Patientinnen mit Zervixkarzinom war die CrF das dritthäufigste Symptom, wobei sich hierbei keine Unterschiede im Vergleich der verschiedenen Behandlungsoptionen zeigten. Prue et al. [16] (2010) konnten nachweisen, dass sich die Fatigue bei einer Gruppe gynäkologischer Tumorerkrankungen im Laufe der onkologischen Behandlung (Chemotherapie, Radiatio) verschlechterte, nach Abschluss jedoch im Laufe der Zeit wieder langsam verbesserte, wobei im Vergleich zu einer Stichprobe gesunder Frauen die Fatigue-Werte signifikant schlechter blieben. Wichtigster Prädiktor der erlebten Fatigue waren die erlebten psychischen Belastungen insbesondere depressive Symptome.

In der Literatur werden drei Formen der CrF unterschieden [6]:

– die behandlungsassoziierte CrF
– CrF als Langzeitfolge
– CrF bei fortgeschrittenen Erkrankungen

Die direkt in Zusammenhang mit der onkologischen Therapie stehende CrF während der laufenden Behandlung oder unmittelbar nach Abschluss der Therapie wird häufig als akute CrF bezeichnet. Nach vorliegenden Daten kann sich diese Form der CrF im Laufe von wenigen Monaten nach Ende der Behandlung wieder bessern und sogar gänzlich verschwinden. Allerdings wird eine starke akute CrF auch als Risikofaktor für eine später auftretende Langzeitfolge CrF angesehen. In einer Längsschnittuntersuchung einer Stichprobe in Deutschland wiesen 32 % der Krebspatientinnen und -patienten bereits bei stationärer Aufnahme, 40 % bei Entlassung und 36 % ein halbes Jahr danach deutlich stärkere Müdigkeits- und Erschöpfungssymptome auf als die Normalbevölkerung. (gemessen mit MFI, Subskala „generelle Fatigue") [17]. Hierbei zeigte die Subgruppe mit gynäkologischen Krebserkrankungen im Vergleich zu den anderen Diagnosegruppen höhere Fatigue-Werte.

Die CrF kann als Langzeitfolge der Erkrankung und Therapie auftreten, wobei sowohl das Fortbestehen der CrF-Problematik über mehr als zwei Jahre als auch das neue Auftreten der CrF einige Jahre nach Therapieende zusammengefasst werden. In einer Untersuchung fanden Kuhnt et al. [18] bei einer Stichprobe mit verschiedenen Tumorentitäten (davon 12,8 % gynäkologische Krebserkrankungen) zwei Jahre nach Abschluss der Erstbehandlung noch bei 48 % Beschwerden der CrF, die bei 12 % sehr stark ausgeprägt waren. Vistad et al. [19] fanden, dass bei einer Gruppe von Zervixkarzinom-Patientinnen fünf Jahre nach Therapie (Operation und Bestrahlung) noch 30 % unter Fatigue litten. Verglichen mit der Allgemeinbevölkerung hatten diese Patientinnen eine signifikant schlechtere Lebensqualität, stärkere körperliche Beeinträchtigungen sowie höhere Werte für Angst und Depression. In einem multivariaten Regressionsmodell war die Depression als einzige Variable mit der Fatigue bei den Langzeitüberlebenden assoziiert.

Die CrF bei Patienten in der palliativen Situation ist als Folge der fortschreitenden Erkrankung zu verstehen [20] und tritt häufig in Zusammenhang mit weiteren komorbiden Beschwerden wie Dyspnoe, Schmerzen oder Kachexie auf [21,22].

1.6.3 Auswirkungen auf die gesundheitsbezogene Lebensqualität und Sexualität

Curt et al. [23] fanden statistisch signifikante negative Korrelationen zwischen Fatigue und verschiedenen Dimensionen der Lebensqualität wie bspw. die körperliche, emotionale, kognitive, soziale Funktion sowie die Rollenfunktion. Diese blieben häufig auch über den Zeitverlauf hinweg mit Fatigue negativ korreliert. Somit hatte CrF deutliche Auswirkungen auf die gesundheitsbezogene Lebensqualität der Patienten und beeinflusste die Alltagsaktivitäten, die berufliche Tätigkeit, Sexualität und Partnerschaft sowie das gesamte soziale Leben [24]. Die verschiedenen Symptome der Fatigue gehen häufig mit einer starken Verminderung der Libido einher und schränken die sexuelle Aktivität dadurch deutlich ein. Sexuelle Folgeprobleme sind jedoch multifaktoriell bedingt und werden neben der Fatigue auch durch das veränderte Körperbild sowie Veränderungen im Körpererleben, fehlende Akzeptanz des veränderten Aussehens, dem subjektiven Verlust der weiblichen Attraktivität, Schamgefühlen und Unsicherheit gegenüber dem Partner beeinflusst. Ebenso ist Fatigue häufig Teil eines Symptomclusters menopausaler Beschwerden, wie am Beispiel antihormonell behandelter Brustkrebspatientinnen von Glaus et al. [25] aufgezeigt wurde. In einer Studie mit Patientinnen nach Zervixkarzinom und ihren Partnern zeigten die betroffenen Frauen höhere Fatigue-Werte als ihr Partner, was mit höheren intrusiven Gedanken bezüglich der Erkrankung sowie Problemen im Erleben der Sexualität und Intimität einherging [26]. Die CrF beeinträchtigte also nicht nur die Patientinnen selbst, sondern auch die Partner [27] und hatte dadurch auch indirekt negative Auswirkungen auf das Erleben von Sexualität und Partnerschaft. Patientinnen berichteten häufig davon, dass eine langandauernde Fatigue oft von Partnern und anderen nahestehenden Personen nicht verstanden wurde und es zu sozialen Konfliktsituationen führte. Dies war nicht selten mit sozialem Rückzug oder Isolation verbunden.

1.6.4 Diagnostik

Die Diagnostik der CrF richtet sich einerseits darauf, mögliche spezifische Ursachen und Einflussfaktoren der Symptomatik zu identifizieren und andererseits die Symptome der CrF sowie der sie begleitenden Beschwerden frühzeitig und differenziert zu erfassen. Vor dem Hintergrund der bisherigen Ausführungen wird für die Diagnostik der CrF eine multimethodale Vorgehensweise empfohlen, die die folgenden Bereiche umfasst:
- Klinische Untersuchung (Anamnese, Abklärung somatischer Faktoren und Komorbiditäten, körperliche Fitness, etc.)
- Laboruntersuchung (TSH, Anämie, Elektrolyte, Metabolismus, etc.)
- Psychologische Untersuchung (Depression, Angst, Coping, psychosoziale Belastungen, etc.)
- Selbstrating (Screening, Fragebogen)

In der Diagnostik sollten in einem stufenweisen Vorgehen mögliche behandelbare Ursachen und Einflussfaktoren identifiziert werden, wobei das anamnestische Gespräch eine zentrale Rolle in der Diagnostik einnimmt [28]. Im anamnestischen Gespräch sollten Art, Ausprägung und der zeitliche Verlauf der Beschwerden erfragt werden. Um eine einheitliche Diagnosestellung zu ermöglichen, wird empfohlen, sich an den Kriterien zu orientieren, die eine multidisziplinäre Expertengruppe (*Fatigue Coalition*) zur Diagnose der CrF im Rahmen des ICD-10 vorgeschlagen hat [5] und die als reliabel und valide beurteilt werden [8]. Weiterhin sollten mögliche Zusammenhänge mit vegetativen Funktionen, insbesondere dem Schlafverhalten, sozialen und umweltbedingten Faktoren, Medikationen einschließlich Selbstmedikationen, Genuss- und Rauschmitteln, der Vorgeschichte und der körperlichen Aktivität geklärt werden.

Basislaboruntersuchungen (vorrangig Anämie, Hormonstatus, Elektrolythaushalt) ergänzen die klinische Untersuchung mit dem Ziel, mögliche Einflussfaktoren identifizieren bzw. ausschließen zu können.

Da die CrF primär über das subjektive Beschwerdebild erfasst wird, sind neben dem klinischen Interview standardisierte Fragebögen eine wichtige Quelle von Informationen in klinischen Studien als auch in der klinischen Diagnostik. Mittlerweile liegen mehr als 10 tumorspezifische und standardisierte Erfassungsinstrumente vor, wobei die Mehrzahl der Instrumente multidimensional konzipiert sind [6]. Ein Goldstandard zu Erfassung der Fatigue existiert allerdings derzeit noch nicht.

Entsprechend den Empfehlungen aktueller Leitlinien sollten die Patientinnen regelmäßig nach Müdigkeit und Erschöpfung mit Hilfe einer numerischen Skala gefragt werden, auf der die Intensität der Beschwerden in der vorangegangenen Woche angegeben werden kann (0 = nicht müde bis 10 = stärkste Müdigkeit) [29]. Als Schwellenwert für die weitere diagnostische Abklärung werden Werte ≥ 4 angesehen [6]. Abb. 1.4 gibt den Algorithmus für die Abklärung, Diagnostik und Behandlung der CrF wieder.

Eine wichtige Aufgabe bei der Diagnostik der CrF ist es, den Zusammenhang mit psychischer Komorbidität zu klären. Aufgrund der Überlappung der CrF in einzelnen Symptombereichen mit den klinischen Symptomen einer Depression ist eine differentialdiagnostische Abklärung immer erforderlich [30]. Überschneidungen zeigen sich in den körperlich-vegetativen Leitsymptomen wie Antriebslosigkeit, Abgeschlagen-

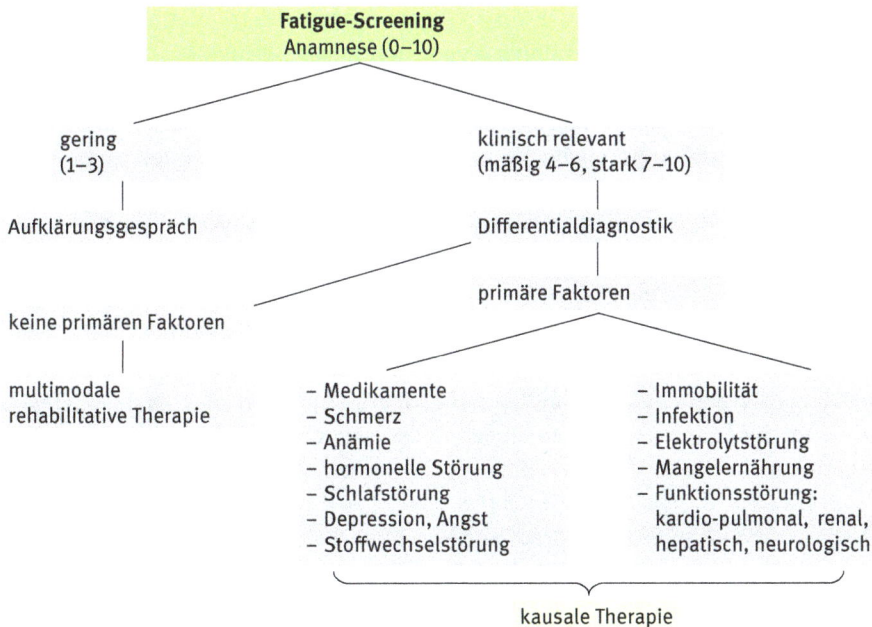

Abb. 1.4: Algorithmus der Diagnostik der CrF (in Anlehnung an NCCN 2018 [6]).

heit, Energielosigkeit sowie vermindertes Interesse an alltäglichen Aktivitäten, während sich kognitive Symptome wie bspw. Selbstwertgefühl, Schuldgefühle deutlich unterscheiden.

Der zusätzliche Einsatz von psychometrischen Verfahren, insbesondere von Fragebögen zur Selbsteinschätzung dient dazu, Art und Intensität der Symptome der CrF uni- oder multidimensional sowie deren Auswirkungen auf verschiedene Lebensbereiche zu erfassen.

Insgesamt ist die Diagnostik der CrF eine anspruchsvolle Aufgabe, die einer engen interdisziplinären Abstimmung bedarf, da psychosoziale und somatische Faktoren eng zusammenwirken.

1.6.5 Behandlung

Sofern nicht behandelbare körperliche Ursachen der CrF identifiziert werden konnten, was bei der CrF häufig der Fall ist, richtet sich die Behandlung primär darauf, die Symptome zu reduzieren, die körperliche Leistungsfähigkeit zu stärken und dem Patienten angemessene Bewältigungsstrategien zu vermitteln. Die Behandlung richtet sich dabei immer nach der Situation der Tumorerkrankung, den oben beschriebenen Varianten der CrF sowie dem Ausmaß der individuellen Beschwerden bzw. der funktionellen Beeinträchtigungen. Grundsätzlich gilt, dass die CrF so früh wie möglich behandelt werden sollte, um einer Chronifizierung entgegen zu wirken. Heute stehen als Optionen zur Therapie der CrF vor allem das körperliche Training, psychosoziale Therapieansätze, *Mind-Body* Interventionen sowie medikamentöse Behandlungsansätze zur Verfügung.

Im Bereich des *körperlichen Trainings* sollen Ausdauer- und Krafttrainingsprogramme dem Teufelskreis aus Bewegungsmangel, Verlust an Kondition und rascher Erschöpfung vorbeugen bzw. die Leistungsfähigkeit wieder stärken. Körperliches Training kann Patienten mit CrF empfohlen werden, sofern keine Kontraindikationen bspw. durch Dysfunktion des Herz-Kreislaufsystems bestehen. Körperliches Training durch Kraft- und oder Ausdauertraining zur Verbesserung der CrF weist eine sehr gute Evidenz auf, wobei die meisten Studien zum Ausdauertraining vorliegen [31,32,33]. Häufig wird eine Kombination von Kraft- und Ausdauertraining empfohlen. Die Trainingsdauer sollte etwa 30–45 Minuten pro Trainingseinheit sein, wobei die Intensität und Dauer der Trainingseinheiten immer an die Möglichkeiten der Patientinnen und die individuelle Krankheitssituation angepasst werden sollten [34].

Im Bereich *psychosozialer Maßnahmen* wurden eine Reihe von Interventionen entwickelt und evaluiert, die darauf abzielen die CrF durch gezielte Verhaltensstrategien zu reduzieren bzw. durch Veränderung des subjektiven Erlebens positiv zu beeinflussen [35,36]. Psychosoziale Interventionen umfassen psychosoziale Beratung, Psychotherapie, Psychoedukation sowie *Mind-Body* Verfahren. Sie zielen darauf ab, dem Patienten zu helfen mit der Fatigue-Problematik besser umgehen zu können, seine Bewertung der erlebten Fatigue und die damit verbundene Verarbeitungsstrategie zu verändern. Dadurch können Selbsthilfe- sowie Selbstfürsorgestrategien besser fokussiert und die Belastungen infolge der Fatigue reduziert werden [37].

Strategien der Information und Beratung beziehen sich primär auf die Vermittlung von Wissen in Bezug auf die Entstehung der Fatigue, ihre Einflussfaktoren und die subjektiven Einflussmöglichkeiten. Auf der Basis dieser Informationen lernt der Patient seinen Alltag mit der Fatigueproblematik besser zu gestalten, seine Aktivitäten besser zu planen sowie besser mit den erlebten Einschränkungen infolge der CrF umzugehen [38].

Psychoedukative Interventionen können als Einzel- oder Gruppenintervention angeboten werden und geben neben Information und Beratung auch aktive Anleitungen und strukturierte Aufgaben, fördern den moderierten Austausch der Erfahrungen der Teilnehmer untereinander (im Falle eines Gruppenangebots) sowie konkrete Anleitungen zur Erprobung von neuen Verhaltensweisen. Das wichtigste Ziel psychoedukativer Interventionen ist die Förderung und Stärkung des Selbstmanagements mit dem Ziel einer besseren Bewältigung der Fatigue und damit verbundener Folgeprobleme [39]. Wissenschaftliche Untersuchungen zu den psychoedukativen Programmen bei tumorassoziierter Fatigue zeigen, dass eine Verbesserung der Lebensqualität erreicht und die Fatigue mit kleinen bis mittleren Effektstärken reduziert wird [37,40]. Die kognitiv-behaviorale Therapie (CBT) ist eine Intervention, die insbesondere für Patienten mit einer chronischen oder Langzeitfatigue geeignet erscheint. Die CBT zeigt gewisse Überschneidungen mit den Ansätzen der Psychoedukation, da die Elemente der Psychoedukation auf der kognitiven Verhaltenstherapie aufbauen [36]. Hierbei werden vor allem ungünstige Verarbeitungsstrategien, Rezidivangst oder Progressionsangst sowie dysfunktionale Kognitionen in Bezug auf Fatigue fokussiert, was sich im Vergleich zu anderen psychosozialen Interventionen als effektivste Interventionsform bei CrF erwiesen hat. Häufig werden psychosoziale Maßnahmen mit körperlich ausgerichteten Trainingsprogrammen kombiniert [41].

Unter dem Begriff der *Mind-body*-Interventionen werden Interventionen zusammengefasst, die aktive und gesundheitsfördernde Strategien des Patienten aufbauen, mit dem übergeordneten Ziel, die Selbstfürsorge zu stärken. Im Kontext der CrF werden zurzeit achtsamkeitsbasierte Verfahren sowie Yoga diskutiert.

Die Achtsamkeitsmeditation ist ein Verfahren, das primär auf Meditationsübungen ausgerichtet ist, Bewegungsübungen einschließt und in Form eines speziellen Trainings zur Stressreduktion (*mindfulness-based stress reduction* = MBSR) auch bei Krebspatienten zur Reduktion der CrF eingesetzt wird. Eine Metaanalyse wies Effekte der MBSR bei verschiedenen Zielkriterien aus dem Bereich der Lebensqualität und psychischen Befindlichkeit bei Krebspatienten nach, wobei im Durchschnitt mittlere Effektstärken erzielt wurden [42,43]. Yoga verbindet körperliche Übungen mit Atemübungen und Meditationstechniken. In einer Cochrane Analyse zur Wirksamkeit von Yoga bei Krebspatienten allgemein sowie im Hinblick auf die Reduktion von Fatigue wurden spezifische Effekte in Bezug auf die CrF belegt [44,45,46]. Einige Studien zur

Wirksamkeit der Akupunktur oder Akupressur bei CrF gaben erste erfolgsversprechende Hinweise, aufgrund der Heterogenität der Befunde wurde die Akupunktur als Behandlungsmethode bei CrF jedoch noch zurückhaltend bewertet und mehr randomisierte Studien gefordert [47].

Die *medikamentöse Therapie* der CrF hat zum Ziel, den Einfluss von spezifischen Faktoren, wie beispielsweise Anämie, Malnutrition, Schlaf- oder endokrinologische Störungen, zu mindern. Zudem wird versucht, auf mögliche pathogenetische Faktoren Einfluss zu nehmen, wie bspw. auf dopaminerge und serotoninerge Systeme des ZNS und solche der zentralen Energiehomöostase. Im Folgenden werden nur die wichtigsten medikamentösen Ansätze kurz vorgestellt.

Die Anwendung von erythropoesestimulierenden Agenzien (ESA) kann die Symptomatik der CrF bei anämischen Patienten während der Chemotherapie vermindern. Der zu erwartende Behandlungseffekt ist jedoch meistens nicht stark [48]. Aufgrund möglicher unerwünschter Wirkungen muss eine kritische Nutzen-Risikoabwägung erfolgen und die Empfehlungen aktueller Leitlinien sollten beachtet werden.

Interventionsstudien mit Antidepressiva aus der Gruppe der selektiven Serotonin-Wiederaufnahmehemmer (SSRI) wie bspw. Paroxetin zeigten bislang keine spezifische Wirksamkeit auf CrF [49]. Die Behandlung mit einem Amphetamin Bupropion (Noradrenalin- / Dopamin-Wiederaufnahmehemmer [NDRI]) wies in einer Fallserie mit Patienten unterschiedlicher Krebserkrankungen auf einen positiven Effekt hin [50].

Die Psychostimulanzien Methylphenidat (MP) und Modafinil (MF) konnten Symptome der CRF verringern [48,51], allerdings legen die heterogenen Ergebnisse der Studien einen sehr zurückhaltenden Einsatz von Psychostimulanzien nahe [52,53]. Grundsätzlich ist der Einsatz beider Medikamente bei CrF in Deutschland nur außerhalb bestehender Zulassungen möglich. Aufgrund von heterogenen Befunden sowie auftretenden unerwünschten Nebenwirkungen von Methylphenidat wie Nervosität, Schlaflosigkeit, Kopfschmerzen, Mundtrockenheit und Übelkeit sollte der Einsatz von Psychostimulanzien nur in begründeten Einzelfällen erfolgen.

Aus dem Bereich der naturheilkundlichen Behandlungsstrategien werden nur ausgewählte Verfahren hier vorgestellt (Übersichten bei [54,55]). Ein in den vergangenen Jahren zunehmend diskutiertes Medikament ist Ginseng als traditionelles Mittel gegen Erschöpfungszustände aller Art. In klinischen Studien wurde auch die Wirksamkeit von Ginseng-Präparaten bei CrF untersucht. Die Ergebnisse der Studien zeigten, dass medikamentöse Ginseng-Extrakte die CrF in Abhängigkeit von der Dosis wirksam mindern konnten [56,57]. Eine jüngst veröffentlichte Studie im Kontext der palliativmedizinischen Behandlung der CrF zeigte jedoch keine signifikante Wirkung im Vergleich zu einem Placebo [58]. Die Verträglichkeit von Ginseng-Präparaten in den empfohlenen Dosierungen ist meistens gut, dennoch können unerwünschte Wirkungen wie leichte Kopfschmerzen, Einschlafstörungen und gastrointestinale Unverträglichkeiten auftreten. Eine Behandlung der CrF mit Guarana, einem Medikament aus einer nussähnlichen koffeinhaltigen Frucht, wird aufgrund einer eher dürftigen Studienlage kontrovers diskutiert. Eine zeitlich begrenzte kurzfristige Anwendung zur Aktivierung erfährt teilweise Zustimmung, während ein langfristig ausgelegter Einsatz von Guarana bei CrF nicht empfehlenswert erscheint [55].

1.6.6 Fazit

Die tumorassoziierte Fatigue ist das häufigste Folgeproblem einer Tumorerkrankung und -behandlung und kann sich in körperlichen, psychischen und kognitiven Symptomen äußern. Wie zahlreiche Studien zeigten, ist Fatigue auch ein substantielles Folgeproblem bei Frauen mit gynäkologischen Krebserkrankungen. Neben der in direktem Zusammenhang mit der Therapie auftretenden Fatigue bis ca. drei Monate nach Beendigung der Tumortherapie, kann die Fatigue als Langzeitfolge noch Jahre nach der Behandlung auftreten bzw. über den Behandlungszeitraum hinaus chronifizieren. Besondere Aufmerksamkeit auch im Hinblick auf geeignete Behandlungsmethoden bedarf die Fatigue bei Patienten mit fortgeschrittener Erkrankung.

Die Fatigue-Symptome sind subjektiv belastend und können die individuelle Lebensqualität, das Alltagsleben und die berufliche Leistungsfähigkeit erheblich einschränken. Weiterhin bestehen enge Wechselwirkungen der CrF mit Problemen der Sexualität und Partnerschaft, wobei die CrF über die negativen Veränderungen der Libido und der eingeschränkten körperlichen Funktion die bestehenden Probleme der Sexualität im Kontext von Körperbildveränderungen etc. verstärken können. Die Ursachen der Fatigue sind multikausal und ein einheitliches pathophysiologisches Erklärungsmodell liegt bisher nicht vor. Um im Bedarfsfall eine frühzeitige Therapie einleiten zu können, wird heute empfohlen die CrF möglichst frühzeitig und in sinnvollen Intervallen im Verlauf einer Erkrankung sowie in der Nachsorge mit Hilfe von standardisierten Screeningverfahren abzuklären. Je nach Ausmaß der erlebten CrF erfolgt ein diagnostischer Abklärungsprozess entlang eines Algorithmus, um mögliche Ursachen der Symptome behandeln zu können. Für die Diagnostik sind eine ausführliche Anamnese, körperliche Untersuchung und Basislabordiagnostik in der Regel ausreichend. Wegen der Häufigkeit psychischer Komorbidität ist die Abgrenzung zu depressiven Störungen wichtig. Therapeutisch haben sich Trainingsprogramme für Ausdauer- und Krafttraining und psychosoziale Ansätze wie Psychoedukation und kognitiv-behaviorale Therapien als wirksam erwiesen. *Mind-body*-Interventionen wie Achtsamkeitsmeditation und Yoga können ergänzend eingesetzt werden, auch wenn die Datenlage zur Reduzierung der Fatigue noch nicht ausreichend ist. Für Ginseng Präparate konnte in klinischen Studien eine Besserung der Fatigue festgestellt werden. Methylphenidat kann in Einzelfällen mit stark ausgeprägter Fatigue hilfreich sein. Die besten Therapieerfolge sind am ehesten von einem multimodalen Therapiekonzept zu erwarten, welches sowohl körperliche Trainingsmaßnahmen als auch psychoonkologische Interventionen umfasst.

Insgesamt lässt sich resümieren, dass wir heute sowohl in der Diagnostik als auch in der Behandlung der CrF den Patientinnen mit gynäkologischen Erkrankungen helfen können, das komplexe Problem der Erschöpfungssymptomatik zu lindern oder – sofern das nur teilweise gelingt – damit besser umgehen zu lernen. Dies erfordert vom behandelnden Arzt eine erhöhte Aufmerksamkeit, das aktive Ansprechen und eine gute Information der Patientin. In jedem Fall sollten entsprechende Beschwerden von Patientinnen ernst genommen werden.

Literatur

[1] Robert-Koch-Institut (Hrsg.) Krebs in Deutschland für 2013/2014 (11. Ausg.) Berlin: Robert Koch-Institut, 2017. www.rki.de/krebs.

[2] Heim M, Weis J. Fatigue bei Tumorerkrankungen: Erkennen, Behandeln, Vorbeugen. Stuttgart, Schattauer, 2015.

[3] Henry DH, Viswanathan HN, Elkin EP, et al. Symptoms and treatment burden associated with cancer treatment: results from a cross-sectional survey in the U. S. Support Care Cancer. 2008;16:791–801.

[4] Weis J, Heim M. Tumorassoziierte Fatigue. Aktuelle Entwicklungen zur Diagnostik und Behandlung. Der Onkologe. 2015;21:1193–1202.

[5] Cella D, Davis K, Breitbart W, Curt G. Cancer-related fatigue: prevalence of proposed diagnostic criteria in a United States sample of cancer survivors. J Clin Oncol. 2001;19:3385–3391.

[6] NCCN (National Comprehensive Cancer Network). Clinical practice guidelines in oncology: cancer related fatigue. Version 2.2018. https://www.nccn.org/professionals/physician_gls/pdf/fatigue.pdf. accessed March 2, 2018.

[7] Bower JE, Bak K, Berger A, et al. Screening, Assessment, and Management of Fatigue in Adult Survivors of Cancer: An American Society of Clinical Oncology Clinical Practice Guideline Adaptation. J Clin Oncol. 2014;32:1840–1850.

[8] Donovan K, McGinty H, Jacobsen P. A systematic review of research using diagnostic criteria for cancer related fatigue. Psycho-Oncol. 2013;22:737–744.

[9] Wagner LI, Cella D. Fatigue and cancer: causes, prevalence and treatment approaches. Br J Cancer. 2004;91:822–828.

[10] Henningsen P, Martin A. Das chronische Erschöpfungssyndrom. Dtsch Med Wochenschr. 2013;138:33–38.

[11] Wang XS, Woodruff JF. Cancer-related and treatment-related fatigue. Gynecologic Oncology. 2015;136(3):446–452.

[12] Sekse RJT, Hufthammer KO, Vika ME. Fatigue and quality of life in women treated for various types of gynaecological cancers: a cross-sectional study. J Clin Nurs. 2015;24:546–555.

[13] Harrington CB, Hansen JA, Moskowitz M. It's Not over When it's Over: Long-Term Symptoms in Cancer Survivors—A Systematic Review. Int J Psychiatr in Medicine. 2010;40(2):163–181.

[14] Arriba LN, Fader AN, Frasure HE, von Gruenigen VE. A review of issues surrounding quality of life among women with ovarian cancer. Gynecological Oncology. 2010;119(2):390–396.

[15] Greimel ER, Winter R, Kapp KS, Haas J. Quality of life and sexual functioning after cervical cancer treatment: a long-term follow-up study. Psycho-Oncology. 2009;18:476–482.

[16] Prue G, Allen J, Gracey J, Rankin J, Cramp F. Fatigue in Gynecological Cancer Patients During and After Anticancer Treatment. J Pain Symptom Management. 2010;39(2):197–210.

[17] Singer S, Kuhnt S, Zwerenz R, et al. Age- and sex-standardised prevalence rates of fatigue in a large hospital-based sample of cancer patients. Br J Cancer. 2011;26(105):445–451.

[18] Kuhnt S, Ernst J, Singer S, et al. Fatigue in cancer survivors--prevalence and correlates. Onkologie. 2009;32(6):312–317.

[19] Vistad I, Fossa SD, Kristensen GB, Dahl A. Chronic fatigue and its correlates in long-term survivors of cervical cancer treated with radiotherapy. Int J Obstretics and Gynecology BJOG. 2007;114(9):1150–1158.

[20] Radbruch L, Strasser F, Elsner F, et al. Fatigue in palliative care patients – an EAPC approach. Palliat Med. 2008;22:13–32.

[21] van Lancker A, Velghe A, van Hecke A, et al. Prevalence of symptoms in older cancer patients receiving palliative care: a systematic review and meta-analysis. Journal of Pain and Symptom Management. 2014;47(1):90–104.

[22] Fischer I, Weis J, Rüffer JU, et al. Fatigue in der palliativmedizinischen Behandlungssituation. Z Palliativmedizin. 2017;18(2):97–110.

[23] Curt G, Breitbart W, Cella D, et al. Impact of cancer related Fatigue on the lives of patients: new findings from the Fatigue Coalition. Oncologist. 2000;5:353–360.

[24] Dahlberg K, Ekman T, Gaston-Johansson F. Fatigue, psychological distress, coping resources, and functional status during radiotherapy for uterine cancer. Oncol Nurs Forum. 2005;32:633–640.

[25] Glaus A, Boehme B. Thürlimann T, Ruhstaller S, Hsu F, Schmitz R, et al. Fatigue and menopausal symptoms in women with breast cancer undergoing hormonal cancer treatment. Annals of Oncology. 2006;17(5):801–806.

[26] de Groot JM, Mah K, Fyles A, et al. The psychosocial impact of cervical cancer among affected women and their partners. International Journal of Gynecological Cancer. 2005;15:918–925.

[27] Servaes P, Verhagen C, Bleijenberg G. Fatigue in cancer patients during and after treatment: prevalence, correlates and interventions. European Journal of Cancer. 2002;38:27–43.

[28] Horneber M, Fischer I, Dimeo Fernando, Rüffer JU, Weis J. Tumor-assoziierte Fatigue: Epidemiologie, Pathogenese, Diagnostik und Therapie. Deutsches Ärzteblatt. 2012;109(9):161–172.

[29] Alexander S, Minton O, Stone PC. Evaluation of Screening Instruments for Cancer-Related Fatigue Syndrome in Breast Cancer Survivors. J Clin Oncol. 2009;27(8):1197–1201.

[30] Brown LF, Kroenke K. Cancer-related fatigue and its associations with depression and anxiety: a systematic review. Psychosomatics. 2009;50(5):440–447.

[31] Cramp F, Byron-Daniel J. Exercise for the management of cancer-related fatigue in adults. Cochrane Data Base 2012, doi:10.1002/14651858.CD006145.pub3.

[32] Buffart LM, Galvão DA, Brug J, et al. Evidence-based physical activity guidelines for cancer survivors: current guidelines, knowledge gaps and future research directions. Cancer Treat Rev. 2014;40(2):327–340.

[33] McNeely ML, Courneya KS. Exercise Programs for cancer-related fatigue: Evidence and clinical guidelines. Journal of the National Comprehensive Cancer Network. 2010;8(8):945–953.

[34] Schmitz KH, Courneya KS, Matthews C, et al. American College of Sports Medicine roundtable on exercise guidelines for cancer survivors. Med Sci Sports Exerc. 2010;42(7):1409–1426.

[35] Jacobsen PB, Donovan KA, Vadaparamil ST, et al. Systematic review and meta-analysis of psychological and activity-based interventions for cancer-related fatigue. Health Psychol. 2007;26:660–667.

[36] Kangas M, Bovbjerg DH, Montgomery GH. Cancer-related fatigue: A systematic and meta-analytic review of non-pharmacological therapies for cancer patients. Psychol Bull 2008, 134,700–741.

[37] Goedendorp MM, Gielissen MF, Verhagen CA, et al. Psychosocial interventions for reducing fatigue during cancer treatment in adults. Cochrane Database Syst Rev 2009, CD006953.

[38] O'Brien L, Loughnan A, Purcell A, Haines T. Education for cancer-related fatigue: could talking about it make people more likely to report it? Support Care Cancer. 2014;22(1):209–215.

[39] de Vries U, Reif K, Petermann F, et al. Fatigue individuell bewältigen (FIBS): Schulungsmanual und Selbstmanagementprogramm für Menschen mit Krebs. Bern, Huber 2011.

[40] Bourmaud A, Anota A, Moncharmont C, et al. Cancer-Related Fatigue Management: Evaluation of a Patient Education Program With a Large-Scale Randomised Controlled Trial, the PEPs Fatigue Study. Br J Cancer. 2017;116(7):849–858.

[41] Du S, Hu L, Dong J, et al. Patient education programs for cancer-related fatigue: A systematic review. Patient Educ Couns. 2015;98(11):1308–1319.

[42] Ledesma D, Kumano H. Mindfulness-based stress reduction and cancer: a meta-analysis. Psycho-Oncology. 2009;18:571–579.

[43] Shennan C, Payne S, Fenlon D. What is the evidence for the use of mindfulness-based interventions in cancer care? A review. Psycho-Oncology. 2011;20(7):681–697.

[44] Buffart L, va Uffelen J, Riphagen I, et al. Physical and psychosocial benefits of yoga in cancer patients and survivors, a systematic review and meta-analysis of randomized controlled trials. BMC Cancer. 2012;12:559. doi:10.1186/1471-2407-12-559

[45] Cramer H, Lauche R, Klose P, et al. Yoga for improving health-related quality of life, mental health and cancer-related symptoms in women diagnosed with breast cancer. Cochrane Database Syst Rev. 2017 Jan 3;1:CD010802. doi: 10.1002/14651858.CD010802.pub2.

[46] Kiecolt-Glaser JS, Bennett JM, Andridge R, et al. Yoga's Impact on Inflammation, Mood, and Fatigue in Breast Cancer Survivors: A Randomized Controlled Trial. J Clin Oncol. 2014;32(10):1040–1049.

[47] Zeng Y, Luo T, Finnegan-John J, Cheng ASK. Meta-Analysis of Randomized Controlled Trials of Acupuncture for Cancer-Related Fatigue. Integr Cancer Ther. 2014;13(3):193–200.

[48] Minton O, Stone P, Richardson A, et al. Drug therapy for the management of cancer related fatigue. Cochrane Database Syst Rev 2010, 7:CD006704.

[49] Qu D, Zhang Z, Yu X, et al. Psychotropic drugs for the management of cancer-related fatigue: a systematic review and meta-analysis. Eur J Cancer Care. 2016;25(6):970–979.

[50] Moss EL, Simpson JS, Pelletier G. An open-label study of the effects of bupropion SR on fatigue, depression and quality of life of mixed-site cancer patients and their partners. Psycho-Oncology. 2006;15:259–267.

[51] Fife K, Spathis A, Dutton SJ, et al. A multicenter, randomized, double-blinded, placebo-controlled trial of modafinil for lung cancer-related fatigue: dose response and patient satisfaction data. J Clin Oncol. 2013;31(Suppl):9503.

[52] Prommer E. Methylphenidate: established and expanding roles in symptom management. Am J Hosp Palliat Care. 2012;29(6):483–490.

[53] Moraska AR, Sood A, Dakhil SR, et al. Phase III, randomized, double-blind, placebo-controlled study of long-acting methylphenidate for cancer-related fatigue: North Central Cancer Treatment Group NCCTG-N05C7 trial. J Clin Onc. 2010;28:3673–3679.

[54] Finnegan-John J, Molassiotis A, Richardson A, et al. A systematic review of complementary and alternative medicine interventions for the management of cancer-related fatigue. Integr Cancer Ther. 2013;12:276–290.

[55] Greenlee H, Balneaves LG, Carlson LE, et al. Clinical practice guidelines on the use of integrative therapies as supportive care in patients treated for breast cancer. J. Natl. Cancer Inst. Monographs. 2014;50:346–358.

[56] Barton DL, Liu H, Dakhil SR, et al. Wisconsin Ginseng (Panax quinquefolius) to improve cancer-related fatigue: a randomized, Double-Blind Trial, N07C2. J Natl Cancer Inst. 2013;105:1230–1238.

[57] Shergis JL, Zhang AL, Zhou W, Xue CC. Panax ginseng in Randomised Controlled Trials: A Systematic Review. Phytother Res. 2013;27(7):949–965.

[58] Yennurajalingam S, Tannir NM, Williams JL, et al. A Double-Blind, Randomized, Placebo-Controlled Trial of Panax Ginseng for Cancer-Related Fatigue in Patients With Advanced Cancer. J Natl Compr Canc Netw. 2017;15(9):1111–1120.

2 Gynäkologische Krebserkrankungen: aktuelle operative Optionen – einschließlich organ- und funktionserhaltender Therapien

2.1 Endometriumkarzinom

Marco J. Battista

2.1.1 Philosophisches und Problemstellung

„Sie haben Gebärmutterkrebs". So lautet die zerstörende Zusammenfassung des histologischen Befundes nach einer Abrasio, die wir als Gynäkologen schon vielfach übermitteln mussten. Glauben wir den Philosophen Husserl, Steinbock und Hvidt, so beginnt unsere Patientin eine Krebsreise (*cancer journey*), die sie auf allen Ebenen des Menschseins und somit eben auch auf der Ebene der Sexualität aus ihrer bis dato bekannten, als selbstverständlich genommenen „Heimwelt" (*Home world*) in eine neue „Fremdwelt" (*Alien world*) führen wird [1]. Am Ende dieser Krebsreise – so bleib es zumindest zu hoffen – kann in dieser neuen Welt wieder eine lebenswerte transformierte „Heimwelt" in vollständiger Gesundung (*existential rehabilitation*) erwachsen [1]. Neben dieser Hoffnung wird die Patientin sich in Akzeptanz „sie haben Gebärmutterkrebs" üben und auf unsere kommunikativen (und sonstigen ärztlichen) Kompetenzen verlassen müssen [1]. Bei solch fundamentalen Verwerfungen ist es offensichtlich, dass die Diagnosemitteilung „Sie haben Gebärmutterkrebs" per se die Sexualität und Libido, die Selbstwahrnehmung und das Körperbild verändert. Machen wir Ärzte uns jene Metamorphose bewusst, so soll unser Beitrag zur vollständigen Gesundung der Patientin nicht nur die korrekte medizinische Behandlung, sondern auch eine angemessene, empathische und offene Kommunikation sein. Im Folgenden wird daher auf die Aspekte der Arzt-Patienten-Kommunikation, sowie auf die uns viel geläufigeren Komplikationen von Operation, Bestrahlung und Systemtherapie eingegangen. Abschließend sollen Möglichkeiten zur Linderung dieser vielfältigen Probleme aufgezeigt werden.

2.1.2 Kommunikation und Grenzen evidenzbasierter Medizin

Wie dargelegt verändern sich bereits durch die Diagnosestellung „Endometriumkarzinom" per se, aber natürlich auch durch die Behandlung und deren Folgen das Selbstverständnis, das Körperbild, die Libido, die Sexualität sowie die sexuelle Genussfähigkeit [2]. Operative Eingriffe, Bestrahlung des Beckens und Systemtherapie

https://doi.org/10.1515/9783110541618-002

mit deren Folgen wie Schmerzen, Stuhlinkontinenz, Harninkontinenz, Vaginalatrophie, Hormonentzugssymptomen, Fatigue und Polyneuropathie sowie funktionelle Einschränkungen reduzieren die Libido, das Selbstwertgefühl und verstärken die Unsicherheit, Sexualität wie gewohnt zu erleben.

Obwohl unsere Patientinnen das Thema Sexualität während ihrer Konsultationen selten ansprechen, werden die oben genannten Folgen von ihnen in verschiedenen Untersuchungen als sehr bedeutsam eingestuft. So wünschen sich 59 % von etwa 800 befragten onkologischen Patientinnen mit den behandelnden Ärzten über Sexualität zu sprechen [3]. Die behandelnden Ärzte bestätigen selbst, dass sie nur selten dieses Thema ansprechen und führen Hindernisse wie Zeitdruck, subjektives Unbehagen, mangelndes Wissen um therapeutische Möglichkeiten, nicht bekannte Behandlungsangebote und mangelnde Informationen über Wünsche und Aktivitäten ihrer Patientinnen an [3,4]. Dabei sollten mögliche sexuelle Einschränkungen prinzipiell proaktiv vom behandelten Arzt offen und selbstverständlich angesprochen werden, um mögliche Ängste und die Unsicherheit auf Seiten der Patientinnen abzubauen [5]. Unterschiedliche Phasen der Krankheitsverarbeitung und die unterschiedlichen Phasen der Therapie bedingen darüber hinaus einen unterschiedlichen Bedarf an Informationen und Unterstützung bei dem Thema Sexualität [4]. Zum Zeitpunkt der Diagnose und Primärtherapie spielen Informationen über mögliche Einschränkungen und mögliche Hilfsmittel eine untergeordnete Rolle [4]. Die Wichtigkeit nimmt besonders nach abgeschlossener Primärtherapie zu [4]. In dieser Phase des Nichttuns spielen die eingangs dargelegten philosophischen Gedanken eine zunehmende Rolle [4]. Neben dem zeitlichen Aspekt ist der Bedarf an Kommunikation über Sexualität auch von der Patientin abhängig. Alleinstehende Frauen haben im Vergleich zu verheirateten oder in einer Beziehung lebenden Frauen einen höheren Bedarf [4].

Neben den philosophischen Aspekten und den Kenntnissen über die Arzt-Patienten-Kommunikation kann noch der Weg der evidenzbasierten Medizin beschritten werden, um mehr über die Einschränkungen der Sexualität nach Krebs unserer Patientinnen zu erfahren. Bedauerlicherweise ist die Datenlage spärlich. Eine Cochrane Analyse aus dem Jahre 2016 fasst die Ergebnisse 11 prospektiver interventioneller Studien zur Behandlung sexueller Dysfunktionen nach gynäkologischen Malignomen zusammen, ohne daraus allgemeingültige Empfehlungen ableiten zu können [6]. Dies liegt, so die Autoren, an den kleinen Fallzahlen der Studien, den uneinheitlichen Interventionen wie psychologische Beratung und Behandlung, medikamentöse Therapie und physiotherapeutische Interventionen und den unterschiedlichen Endpunkten [6]. Erst in der jüngeren Vergangenheit werden zunehmend Fragebögen zur Erfassung der Einschränkung von Sexualität in operative, strahlentherapeutische und systemtherapeutische Studien strukturiert eingebunden [7–10]. Auch wenn Sexualität und Lebensqualität nicht zwingend übereinstimmen, wird im Folgenden aufgrund der spärlichen Datenlage auf belastbare Befunde zur Lebensqualität von Endometriumkarzinompatientinnen zurückgegriffen [9,11].

2.1.3 Die typische Patientin

Etwa 10.700 Frauen erkranken in Deutschland an einem Endometriumkarzinom jährlich [12]. Das mittlere Erkrankungsalter für das Endometriumkarzinom beträgt 69 Jahre [12]. Da das Endometriumkarzinom häufig in einem frühen Stadium diagnostiziert wird, liegt die relative Überlebensrate von 75 % nach 10 Jahren im Vergleich zu anderen Malignomen günstig hoch [12]. Etwa 80 % aller Endometriumkarzinome entstehen östrogenabhängig. Als der wesentliche beeinflussbare Risikofaktor gilt die Adipositas. Diese führt zu einer chronischen Östrogenproduktion und bedingt darüber hinaus die hohe Prävalenz kardiovaskulärer Begleiterkrankungen und Stoffwechselerkrankungen wie den Diabetes mellitus Typ II und die Hypertriglyceridämie [13]. Diese sogenannte Fragilität der stereotypen Patientin mit Endometriumkarzinom findet daher in der Planung der stadienadaptierten, chirurgischen und adjuvanten Therapie Berücksichtigung und sollte auch bei der Betrachtung der Sexualität nicht außer Acht gelassen werden [14].

2.1.4 Die leitliniengerechte operative und adjuvante Therapie

Die Hysterektomie mit beidseitiger Adnexektomie stellt die Basis der Behandlung und des chirurgischen Stagings des Endometriumkarzinoms dar [2]. Bei Vorliegen von Risikofaktoren wie die tiefe myometrane Infiltration des Corpus uteri (T1b), der schlechte histologische Differenzierungsgrad (G3) oder der ungünstige histologische Typ (Typ II Karzinom) wird bei sonst gesunder Patientin die pelvine und paraaortale Lymphadenektomie bis zum Nierenstiel durchgeführt [2]. Damit können in relevanter Anzahl Patientinnen mit Lymphknotenbeteiligung (pN1 oder pN2, FIGO IIIc1 oder IIIc2) identifiziert werden [15]. Da diese Patientinnen mit einer deutlich limitierten Prognose konfrontiert sind, profitieren Patientinnen von der adjuvanten Chemotherapie in dieser Situation, welche in den letzten Jahren zunehmend häufig durchgeführt werden [16]. Darüber hinaus wird bei serös-papillären Endometriumkarzinomen die Resektion des Omentum majus durchgeführt. Da der operative Zugang einen nachweisbaren Einfluss auf die Lebensqualität hat, werden Patientinnen mit frühem Endometriumkarzinom zunehmend laparoskopiert [17,18].

Die adjuvante Therapie des Endometriumkarzinoms wird grundsätzlich stadienadaptiert indiziert [2]. Die Herausforderung für den Kliniker besteht darin, das Rückfall- und Metastasierungsrisiko der Patientin einerseits mit den Belastungen und Nebenwirkungen jedweder Systemtherapie und Bestrahlung andererseits auszubalancieren [19]. Neben den teils widersprüchlichen Befunden randomisierter Studien mit teils bedeutsamen Schwächen, fehlen in bestimmten onkologischen Situationen valide Studienergebnisse gänzlich. Erschwert wird die Entscheidungsfindung darüber hinaus dadurch, dass ein bedeutsamer Teil der Patientinnen an weiteren relevanten Erkrankungen leidet [13]. Unter dem Begriff der Fragilität werden hier das Alter, die Anzahl und Art der Komorbiditäten sowie die Adipositas subsummiert [13]. Jene vermag gelegentlich die stadienadaptierte Indikationsstellung modifizieren und verlangt umso mehr eine korrekte, ganzheitlich internistisch-geriatrische Betrachtung der einzelnen Patientin [13]. Prinzipiell erfolgt in den frühen Stadien (FIGO I/II) mit mittlerem Risiko (G3 oder IB) und hohem Risiko (G3 und FIGO I oder FIGO II) eine vaginale Brachytherapie zur Senkung des Lokalrezidivrisikos [20]. Bei Patientinnen mit fortgeschrittenen Endometriumkarzinomen (III/IV) sollte eine adjuvante Systemtherapie mit Carboplatin und Paclitaxel durchgeführt werden [19]. Der Stellenwert einer adjuvanten Chemotherapie beim frühen Endometriumkarzinom und der Nutzen einer Bestrahlung beim fortgeschrittenen Endometriumkarzinom ist nicht abschließend geklärt und Gegenstand wissenschaftlicher Untersuchungen [2]. Erste Ergebnisse kontrollierter Studien müssen aufgrund unreifer Daten derzeit noch vorsichtig interpretiert werden [21].

2.1.5 Auswirkungen der Operation auf Sexualität und Lebensqualität

Patientinnen nach onkologischer Beckenchirurgie setzen sich dem Risiko sexueller Dysfunktionen aus [11]. Ursächlich sind hier postoperative Schmerzen, Narbenbildung und die Verletzung der körperlichen Integrität. Bemerkenswerterweise kann dies bereits bei Patientinnen mit frühem Endometriumkarzinom festgestellt werden, die sich lediglich einer Operation unterzogen haben [11]. Als Risikofaktoren gelten hierfür mentale Gesundheit, stabile Partnerschaft, Diabetes mellitus und der histologische Differenzierungsgrad [11]. In der prospektiv randomisierten GOG LAP-2 Studie sind die Patientin entweder konventionell offen oder laparoskopisch operiert worden [7]. Bei gleichwertiger onkologischer Effektivität unterscheiden sich eine Vielzahl von Lebensqualitätsparametern in den ersten postoperativen Monaten zugunsten des minimal-invasiven Zuganges [7]. Nach einem halben Jahr verschwinden diese Unterschiede weitgehend [7].

Die Rolle der Lymphadenektomie hinsichtlich der therapeutischen Effektivität und diagnostischen Wertigkeit zur Stratifikation der Patientinnen für die adjuvante Therapie ist bei Patientinnen mit hohem Rückfallrisiko unbestritten [2]. Eine retrospektive niederländische Arbeit an mehr als 700 Patientinnen mit frühen Endometriumkarzinom zeigt keinen Zusammenhang zwischen Libido, Sexualität und sexueller Genussfähigkeit und dem Ausmaß der therapeutischen Prozeduren [22]. Der Großteil der Patientinnen erhielt lediglich eine Hysterektomie und Adnexektomie, ein Viertel darüber hinaus eine Lymphadenektomie, ein weiteres Viertel benötigte zusätzlich eine Bestrahlung und ein verschwindend kleiner Teil erhielt sowohl die Hysterektomie, Adnexektomie, Lymphadenektomie und Bestrahlung [22]. Interessanterweise gaben knapp die Hälfte der Krebsüberlebenden an, in den letzten 4 Wochen sexuell aktiv gewesen zu sein im Vergleich zu lediglich knapp 10 % der Patientinnen mit einem rezidivierten Endometriumkarzinom. Ein Vergleich zu prätherapeutischen Werten liegt leider nicht vor [22].

2.1.6 Auswirkungen der Bestrahlung auf Sexualität und Lebensqualität

Postaktinische Veränderungen umfassen ein weniger erfülltes Sexualleben mit Dyspareunie, Vaginalatrophie mit Scheidentrockenheit, Vaginalstenose und Fistelbildung, Stuhlinkontinenz und Diarrhoe sowie die Urethrastriktur und Drang- und Belastungsharninkontinenz mit der Notwendigkeit, sich in der Nähe einer Toilette aufzuhalten [2].

35 % der Patientinnen mit einer vaginaler Brachytherapie beklagen postaktinische Beschwerden im Vaginalbereich im Vergleich zu 17 % der Patientinnen nach externer Bestrahlung [9]. Im Vergleich zur Normalbevölkerung beklagen Patientinnen nach vaginaler Brachytherapie ein weniger erfülltes Sexualleben bei gleichzeitig nicht verschlechterter Lebensqualität [9]. Hinsichtlich der Sexualität kann zwischen den beiden Bestrahlungsarten allerdings kein Unterschied gefunden werden [10]. Die übrigen postaktinischen Beschwerden wie im Besonderen die Harn- und Stuhlinkontinenz, die Diarrhoe und die Einschränkungen im alltäglichen Leben, finden sich dahingegen häufiger nach externer Beckenbestrahlung [9]. Diese Komplikationen lassen sich selbst nach 15 Jahren noch nachweisen und beeinflussen bedeutsam die Lebensqualität der Krebsüberlebenden [8].

Bis heute fehlt der Nachweis, dass die adjuvante Bestrahlung die Überlebenswahrscheinlichkeit verbessert [2]. Sicherlich ist die Reduktion des vaginalen Lokalrezidivrisikos in bestimmten Risikokonstellationen klinisch bedeutend und wird derzeit empfohlen [2]. Aufgrund vergleichbarer onkologischer Effektivität und der zugleich verminderten Rate gastrointestinaler und urogenitaler Nebenwirkungen mit konsekutiv verbesserter Lebensqualität gilt die vaginale Brachytherapie derzeit als Standardverfahren in der mittleren und hohen Risikogruppe früher Endometriumkarzinome [20].

Zur Linderung der Vaginalatrophie und vaginalen Trockenheit sowie der Dyspareunie sollen zunächst nicht-östrogenhaltige Gele auf Wasser-, Glyzerin- oder Silikonbasis oder Befeuchtungscremes verwendet werden [2]. Bei mangelnder Symptomlinderung können lokal östrogenhaltige Salben versucht werden, obwohl sich Östrogene in niedrigen Konzentrationen im Blut nachweisen lassen [23].

Zur Behandlung von Vaginalstenosen nach Hysterektomie und Bestrahlung stehen darüber hinaus noch Vaginaldilatatoren zur Verfügung. Die Datenlage ist spärlich, positive Signale hinsichtlich der Verminderung einer bedeutsamen Vaginalstenose scheinen allerdings zu überwiegen [24]. Vor dem Hintergrund, dass Vaginalmanipulatoren mögliche Mikrotraumata und Mikroläsionen mit konsekutiver Narbenbildung und Verkürzung der Vagina auslösen können, empfehlen die Autoren der deutschen S3-Leitlinie und der amerikanischen Leitlinie der NCCN (*national com-*

prehensive cancer network), mit deren Anwendung zusammen mit Gleitgelen etwa 2–4 Wochen nach abgeschlossener Bestrahlung zu beginnen [2,25,26].

2.1.7 Auswirkungen der Systemtherapie auf Sexualität und Lebensqualität

Die Indikationsstellung der adjuvanten Chemotherapie ist derzeit Gegenstand wissenschaftlicher Untersuchungen. Gesichert ist der Überlebensvorteil durch die Gabe von Doxorubicin / Cisplatin im Vergleich zu einer Ganzabdomenbestrahlung in den fortgeschrittenen Stadien FIGO III und IV [27,28]. In Analogie zum Ovarialkarzinom wird mittlerweile beim fortgeschrittenen Endometriumkarzinom eine Polychemotherapie mit Carboplatin und Paclitaxel durchgeführt [2,16]. Ein erheblicher Teil der Patientinnen beklagen eine bedeutsame Fatigue, Polyneuropathie und ein vorzeitiges Einsetzen der Menopause.

Die Fatigue dämpft sexuelle Reaktions- und Erlebnisfähigkeit. Zunächst sind differentialdiagnostisch andere Ursachen wie eine Anämie, Depression, Leber- und Niereninsuffizienz und andere auszuschließen und kausal zu behandeln [26]. Therapeutisch stellt die Ausschlussdiagnose Fatigue eine große Herausforderung dar. Neben der Akzeptanz an chronischer Müdigkeit zu leiden, können Veränderungen des Lebensstils versucht werden. Positiv wirken sich hierbei regelmäßige Bewegung an der frischen Luft, ein strukturierter Alltag mit fest eingeplanten Ruhepausen und die Beachtung der Schlafhygiene aus [26].

Die Zytostatika-induzierte Polyneuropathie tritt klassischerweise zunächst an den Extremitäten auf, kann bei weiterer Exposition auch die Innervation des Genitals beeinträchtigen. Ohne Erfolg wurden Vitamin B und E, Carnitine, Aminofostine und Calcium sowie Magnesium zur Prophylaxe der Polyneuropathie eingesetzt [29]. Eine kausale Therapie ist ebenfalls nicht bekannt. Versuchsweise ergriffen werden physikalische Maßnahmen wie die transkutane elektrische Nervenstimulation (TENS), *whole body vibration* und sensomotorisches Training [29]. Neuropathische Schmerzen, welche mit der Polyneuropathie vergesellschaftet sein können, sind durch Opioide, Antidepressiva, Anxiolytika und Antikonsultiva positiv zu beeinflussen [29]. Dazu zählen Antidepressiva wie Amitryptilin und Duloxetin [29]. Auch dem Antikonvulsivum Gabapentin und dem Anxiolytikum Pregabilin werden moderaten Effekte zur Linderung neuropathischer Schmerzen zugeschrieben [29].

Zytostatika führen zu einer reduzierten Synthese weiblicher Geschlechtshormone. Patienten kommen daher früher in die Postmenopause. Teilweise sind diese Effekte transient. Trotzdem sind unter einer Chemotherapie allerdings Barrieremethoden zur Verhütung dringend angezeigt. Zur Behandlung postmenopausaler Symptome mit lokalen Gelen und Cremes wird auf das Kap. 2.1.6 verwiesen. Möglichkeiten und Grenzen der systemischen Behandlung postmenopausaler Folgen werden im Kap. 2.1.9 dargestellt.

2.1.8 Verzicht auf Ovarektomie

Die Heilungschancen nach durchgeführter Hysterektomie mit Adnexektomie beträgt bei einem frühen (pT1a), endometrioiden (G1) Endometriumkarzinom 99 % nach fünf Jahren [30]. Laut einer Metaanalyse von 5 Fall- / Kontrollserien scheint das Belassen der Ovarien nicht mit einer Verschlechterung des Gesamtüberlebens einherzugehen [31]. Gemäß einer SEER Analyse beträgt die Rate für ein synchrones Ovarialkarzinom 3 % in einer unselektionierten Kohorte von knapp 57.000 Patientinnen mit Endometriumkarzinom [32]. Bei den jüngeren Patientinnen liegt dieses Risiko allerdings im unteren zweistelligen Prozentbereich und erreicht bis zu 36 % [32]. Bei den jungen Patientinnen mit einem Lynchsyndrom erkrankt etwa jede vierte Patientin an einem synchronen Ovarialkarzinom [33]. Ein valides präoperatives und intraoperatives diagnostisches Konzept zum Ausschluss eines ovariellen Befalls ist bislang nicht etabliert [2]. Somit kann die Betroffene Patientin mit einem frühen (pT1a) endometrioiden (G1 oder G2) Endometriumkarzinom entsprechend der dargestellten Wahrscheinlichkeiten über das Belassen der Ovarien lediglich aufgeklärt und eine individuelle Entscheidung getroffen werden [2].

Für prämenopausale Patientinnen mit einer nachgewiesenen atypischen endometrialen Hyperplasie gibt es keine wissenschaftlich belastbaren Datensätze, um die Frage nach dem Ovarerhalt zu beantworten. Die zuvor dargelegten Befunde der Patientinnen mit frühem Endometriumkarzinom können für die Patientin mit atypischer endometrialer Hyperplasie so interpretiert werden, dass das Belassen der Ovarien bei den jungen Patientinnen ohne Anhalt für ein Lynchsyndrom akzeptabel sicher ist [2]. Bei Frauen mit Lynchsyndrom oder postmenopausalen Patientinnen scheint allerdings das Risiko für eine Metastasierung zu hoch bzw. der Nutzen zu gering [2].

2.1.9 Hormonersatztherapie nach Adnexektomie und adjuvanter Therapie

Grundsätzlich zielt jedwede Hormonersatztherapie darauf ab, klimakterische Beschwerden zu lindern, ohne dabei die physiologische endokrinologische Situation wiederherstellen zu wollen. Patientinnen nach Hysterektomie benötigen keine Gestagene, sondern werden lediglich mit Östrogenen behandelt. Anwendung findet hier das Östradiol als orale, transdermale oder vaginal-topische Formulierung. Auch wenn Signale retrospektiver und prospektiver Beobachtungsstudien kein erhöhtes Rezidivrisiko eines Endometriumkarzinoms zu suggerieren scheinen, werten die Autoren der deutschen S3-Leitlinie und den amerikanischen NCCN Empfehlungen die Datenlage als zu schwach und inkonsistent, um der Hormonersatztherapie die nötige onkologische Sicherheit zu bescheinigen [2,26,34]. Vor dem Hintergrund, dass etwa 80 % aller Endometriumkarzinome hormonabhängig wachsen und dass es für die Linderung bestimmter Symptomenkomplexe erprobte und effektive Alternativen gibt, sollen diese zunächst ausgeschöpft werden [2,26]. Anhand der Dauer der rezidivfreien Zeit und der initialen Tumorformel kann das individuelle onkologische Risikoprofil einer Patientin abgeschätzt und die Indikationsstellung einer Hormonersatztherapie weiter modifiziert werden [2].

Als erprobte Alternativen für eine Hormonersatztherapie stehen für die Behandlung lokaler Beschwerden der Vaginalatrophie und Dyspareunie hormonfreie Cremes und Salben zur Verfügung [26]. Bei mangelndem Erfolg können östrogenhaltige lokale Therapieformen versucht werden [26]. Vasomotorische Symptome wie Hitzewallungen, Schwitzattacken und Schlafstörungen können mit nicht-hormonellen Medikamenten behandelt werden [26]. Hierzu zählen Antidepressiva wie Venlafaxin, Fluoxetin und Paroxetin sowie das Antikonvulsivum Gabapentin [26]. Dabei zu beachten ist einerseits der Off-label use und andererseits die pharmakologische Interaktion bestimmter Antidepressiva wie Paroxetin mit Tamoxifen [26].

2.1.10 Organerhaltende Strategie bei Kinderwunsch

Die Hysterektomie mit beidseitiger Adnexektomie stellt beim frühen Endometriumkarzinom und der atypischen Endometriumhyperplasie das operative Standardverfahren dar [2]. Zur Realisierung des Kinderwunsches kann ein Organerhalt unter Beachtung folgender Aspekte in Erwägung gezogen werden. Die Patientin ist über das Abweichen von der onkologisch effektiven Therapie aufzuklären. Darüber hinaus soll die Compliance und Motivation der Patientin so hoch sein, sich engmaschig an ein spezialisiertes Haus der Maximalversorgung mit integrierter Kinderwunschsprechstunde anbinden zu lassen.

Zur diagnostischen Abklärung gehören die sorgfältige transvaginale Sonographie und ein MRT Becken zum Ausschluss einer myometranen Infiltration und die Laparoskopie zum Ausschluss einer ovariellen Metastasierung [2]. Abschließend wird eine histologische Untersuchung der halbjährlich durchzuführenden Ausschabungen inklusive einer pathologischen Zweitbegutachtung gefordert, um die wichtige differentialdiagnostische Abgrenzung zu einem invasiven Karzinom möglichst sicher vornehmen zu lassen [2]. Therapeutisch erfolgt zunächst die Behandlung mit Medroxyprogesteronacetat (200–250 mg/d), Megestrolacetat (160–200 mg/d) oder der Einlage einer gestagenhaltigen Spirale. Nach einer erfolgreichen Therapie, welche mittels Hysteroskopie und Abrasio zu überprüfen ist, sollte nach einem halben Jahr dem Kinderwunsch nachgegangen werden [2]. Die Patientin ohne aktuellen unerfüllten Kinderwunsch wird weiterhin endokrin behandelt und engmaschig überwacht. Sollte ein invasives Karzinom nach 6 Monaten weiterhin nachzuweisen sein, besteht die Indikation zur definitiven operativen Versorgung des Endometriumkarzinoms. Nach abgeschlossener Familienplanung besteht weiterhin die Indikation zu einer Hysterektomie mit beidseitiger Adnexektomie [2].

Patientinnen mit Endometriumkarzinom sind durch die Diagnosestellung per se gefährdet, Einschränkungen ihrer Libido, Sexualität und Lebensqualität zu erfahren. Jedweder therapeutische Schritt, von der einfachen Hysterektomie bis zum multimodal orchestrierten Therapiekonzept, riskiert zunehmende Einschränkungen im Selbstbild der Patientin sowie im Erfahren und Ausleben von Sexualität. Vor dem Hintergrund der günstigen Prognose des Endometriumkarzinoms sind somit alle Therapieschritte kritisch und stadienadaptiert zu indizieren. Profunde Kenntnisse um die Risikokonstellationen und die therapeutischen Komplikationen sowie eine geübte, empathische und offene Arzt-Patientenkommunikation sind daher unabdingbar in der Vermeidung wissenschaftlich nachgewiesener Langzeitkomplikationen. Zur Linderung therapeutischer Komplikationen stehen heute die psychoonkologische Beratung, östrogenfreie und östrogenhaltige Salben, Gele und Cremes, die Hormonersatztherapie sowie Hilfsmittel wie Vaginaldilatatoren zur Verfügung.

Literatur

[1] Hvidt E. The existential cancer journey: Travelling through the intersubjective structure of homeworld/alienworld. Heal. 2017;21(4):375–391.

[2] Leitlinienprogramm Onkologie (Deutsche Krebsgesell; Deutsche Krebshilfe; AWMF): Diagnostik; Therapie und Nachsorge der Patientinnen mit Endome; Langversion 1.0; 2018; AWMF Registernummer: 032/034-OL; http://www.leitlinienprogramm-onkologie.de/leitlinien/endometriumkarzinom/ (abgerufen am 26.08.2018)

[3] Wiggins D, Wood R, Granai D, Dizon DS. Sex, intimacy, and the gynecologic oncologists: survey results of the New England Association of Gynecologic Oncologists (NEAGO). J Psychosoc Oncol. 2007;25(4):61–70.

[4] Sporn N, Smith K, Pirl W, Lennes I, Hyland K, Park E. Sexual health communication between cancer survivors and providers: how frequently does it occur and which providers are preferred? Psychooncology. 2015;24(9):1167–1173.

[5] Steele R, Fitch M. Supportive care needs of women with gynecologic cancer. Cancer Nurs. 2008;31(4):284–291.

[6] Candy B, Jones L, Vickerstaff V, Tookman A, King M. Interventions for sexual dysfunction following treatments for cancer in women. Cochrane database Syst Rev. 2016;2:CD005540.

[7] Kornblith AB, Huang HQ, Walker JL, et al. Quality of life of patients with endometrial cancer undergoing laparoscopic International Federation of gynecology and obstetrics staging compared with laparotomy: A Gynecologic Oncology Group study. J Clin Oncol. 2009;27(32):5337–5342.

[8] Nout RA, Van De Poll-Franse LV, Lybeert MLM, et al. Long-term outcome and quality of life of patients with endometrial carcinoma treated with or without pelvic radiotherapy in the post operative radiation therapy in endometrial carcinoma 1 (PORTEC-1) trial. J Clin Oncol. 2011;29(13):1692–1700.

[9] Nout RA, Putter H, Juergenliemk-Schulz IM, et al. Five-year quality of life of endometrial cancer patients treated in the randomised Post Operative Radiation Therapy in Endometrial Cancer (PORTEC-2) trial and comparison with norm data. Eur J Cancer. 2012;48(11):1638–1648.

[10] De Boer SM, Nout RA, Jürgenliemk-Schulz IM, et al. Long-Term Impact of Endometrial Cancer Diagnosis and Treatment on Health-Related Quality of Life and Cancer Survivorship: Results From the Randomized PORTEC-2 Trial. Int J Radiat Oncol. 2015;93(4):797–809.

[11] Onujiogu N, Johnson T, Seo S, et al. Survivors of endometrial cancer: Who is at risk for sexual dysfunction? Gynecol Oncol. 2011;123(2):356–359.

[12] Krebs in Deutschland 2013/2014 [Robert-Koch-Institut]. 2017. p. 84–7. Available from: https://www.krebsdaten.de/Krebs/DE/Content/Publikationen/Krebs_in_Deutschland/krebs_in_deutschland_node.html (abgerufen am 19.08.2018).

[13] Driver JA, Viswanathan AN. Frailty measure is more predictive of outcomes after curative therapy for endometrial cancer than traditional risk factors in women 60 and older. Gynecol Oncol; 2017;145(3):526–530.

[14] Feng MA, McMillian DT, Crowell K, et al. Geriatric Assessment in Surgical Oncology: A Systematic Review. J Surg Res. 2016;193(1):265–272.

[15] Todo Y, Takeshita S, Okamoto K, Yamashiro K, Kato H. Implications of para-aortic lymph node metastasis in patients with endometrial cancer without pelvic lymph node metastasis. J Gynecol Oncol. 2017;28(5):1–10.

[16] Battista MJ, Schmidt M, Rieks N, et al. Adjuvant treatment decisions for patients with endometrial cancer in Germany: results of the nationwide AGO pattern of care studies from the years 2013, 2009 and 2006. J Cancer Res Clin Oncol. 2014;141(3).

[17] Kornblith AB, Huang HQ, Walker JL, et al. Quality of life of patients with endometrial cancer undergoing laparoscopic international federation of gynecology and obstetrics staging compared with laparotomy: a Gynecologic Oncology Group study. J Clin Oncol. 2009;27(32):5337–5342.

[18] Battista MJ, Schmidt M, Rieks N, et al. Nationwide analysis on surgical procedures for patients with endometrial cancer in Germany: Results of the AGO pattern of care studies from the years 2013, 2009, and 2006. J Cancer Res Clin Oncol. 2014;140(12):2087–2093.

[19] Johnson N, Bryant A, Miles T, Hogberg T, Cornes P. Adjuvant chemotherapy for endometrial cancer after hysterectomy. Cochrane database Syst Rev. 2011;(10):CD003175.

[20] Nout R, Smit V, Putter H, et al. Vaginal brachytherapy versus pelvic external beam radiotherapy for patients with endometrial cancer of high-intermediate risk (PORTEC-2): an open-label, non-inferiority, randomised trial. Lancet. 2010;375(9717):816–823.

[21] Emons G, Tempfer C, Battista MJ, Mustea A, Vordermark D. Statement of the Uterus Committee of the Gynaecological Oncology Working Group (AGO) on the PORTEC-3 study. Geburtshilfe Frauenheilkd. 2018;78(10):923–926.

[22] Van De Poll-Franse LV, Pijnenborg JMA, Boll D, et al. Health related quality of life and symptoms after pelvic lymphadenectomy or radiotherapy vs. no adjuvant regional treatment in early-stage endometrial carcinoma: A large population-based study. Gynecol Oncol. 2012;127(1):153–160.

[23] Hintz B, Kagan A, Gilbert H, et al. Systemic absorption of conjugated estrogenic cream by the irradiated vagina. Gynecol Oncol. 1981;12(1):75–82.

[24] Miles T, Johnson N. Vaginal dilator therapy for women receiving pelvic radiotherapy. Cochrane database Syst Rev. 2014;8(9):CD007291.

[25] Greer BE, Frederick P. NCCN Clinical Practice Guidelines in Oncology (NCCN Guidelines®) – Uterine neoplasm V I.2019[Internet]. 2018 [cited 2018 Nov 15]. p. 1–48. Available from: https://www.nccn.org/professionals

[26] Connor TO, Smith S, King A. NCCN Clinical Practice Guidelines in Oncology (NCCN Guidelines®) – Survivorship V 2.2018 [Internet]. 2018 [cited 2018 Nov 15]. p. 1–253. Available from: https://www.nccn.org/professionals

[27] Randall ME, Filiaci VL, Muss H, et al. Randomized phase III trial of whole-abdominal irradiation versus doxorubicin and cisplatin chemotherapy in advanced endometrial carcinoma: a Gynecologic Oncology Group Study. J Clin Oncol. 2006;24(1):36–44.

[28] Bruner DW, Barsevick A, Tian C, et al. Randomized trial results of quality of life comparing whole abdominal irradiation and combination chemotherapy in advanced endometrial carcinoma: A gynecologic oncology group study. Qual Life Res An Int J Qual Life Asp Treat Care Rehabil. 2007;16(1):89–100.

[29] Leitlinienprogramm Onkologie (Deutsche Krebsgesell; Deutsche Krebshilfe; AWMF): Supportive Therapie bei onkologischen Patie; 2017; AWMF Registernummer: 032/054OL; http://leitlinien-programm-onkologie.de/Supportive-Therapie.95.0.html (abgerufen am 15.11.2018).
[30] Chan JK, Wu H, Cheung MK, et al. The outcomes of 27,063 women with unstaged endometrioid uterine cancer. Gynecol Oncol. 2007;106(2):282–288.
[31] Sun C, Chen G, Yang Z, et al. Safety of ovarian preservation in young patients with early-stage endometrial cancer: A retrospective study and meta-analysis. Fertil Steril. 2013;100(3):782–797.
[32] Williams MG, Bandera E V. Synchronous Primary Ovarian and. Obstet Gynecol. 2009;113(4):783–789.
[33] Burleigh A, Talhouk A, Gilks CB, McAlpine JN. Clinical and pathological characterization of endometrial cancer in young women: Identification of a cohort without classical risk factors. Gynecol Oncol. 2015;138(1):141–146.
[34] Guidozzi F. Estrogen therapy in gynecological cancer survivors. Climateric. 2013;16(6):611–617.

2.2 Zervixkarzinom

Barbara Schmalfeldt, Donata Grimm

2.2.1 Aktuelle operative Techniken – einschließlich organerhaltender Therapien beim Zervixkarzinom und ihr Einfluss auf die Sexualität

Die Inzidenz des Zervixkarzinoms in Deutschland ist insgesamt rückläufig und sank auf 4.540 Neuerkrankungen im Jahr 2014. Das entspricht einer Inzidenz von 9,2 pro 100.000 Frauen. Das mittlere Erkrankungsalter für das invasive Karzinom liegt jedoch bei einem relativ jungen Alter von 53 Jahren. Der Rückgang in der Neuerkrankungs-rate ist im Wesentlichen auf das erfolgreiche Programm zur Krebsfrüherkennung, dem zytologischen Abstrich vom Gebärmutterhals, zurückzuführen.

Die Therapie des invasiven Zervixkarzinoms erfolgt stadienabhängig mittels Operation und / oder einer Radiochemotherapie.

Die Sexualität nach Therapie eines Zervixkarzinom ist ein komplexes Thema, welches durch mehrere Faktoren beeinflusst wird:
– Das Stadium der Erkrankung und die damit erforderliche Radikalität der Operation und ggf. der adjuvanten Nachbehandlung.
– Die Therapie im Bereich der weiblichen Genitalorgane, die häufig mit einer Störung des Körperbildes verbunden ist.
– Das Wissen, dass das Zervixkarzinom durch das humane Papillomavirus hervorgerufen wird, einer durch Geschlechtsverkehr übertragenen Virusinfektion, die zu Schuldanklagen bzw. Schuldgefühlen in der Partnerschaft führen kann.
– Nach der Therapie vom verständnisvollen partnerschaftlichen Umgang mit der Erkrankung und den potentiellen Einschränkungen.

2.2.2 Stadienadaptierte Therapie des Zervixkarzinoms

Die operative Therapie des Zervixkarzinoms wird stadienadaptiert durchgeführt. Beim mikroinvasiven Zervixkarzinom im Stadium FIGO IA1 (Stromainvasion ≤ 3 mm, horizontale Ausdehnung ≤ 7 mm) und Vorliegen von ≤ einem Risikofaktor kann bei Kinderwunsch die alleinige Konisation, bei abgeschlossener Familienplanung die einfache Hysterektomie erfolgen.

Im Stadium FIGO IA1 mit Vorliegen von zwei oder mehr Risikofaktoren (Lymphangioinvasion, histologischer neuroendokriner Tumortyp) und beim Stadium FIGO IA2 mit bis zu einem Risikofaktor kann ebenfalls bei Kinderwunsch die Konisation oder eine Trachelektomie, die radikale Entfernung der Zervix mit Parametrienteilresektion, durchgeführt werden. Bei abgeschlossener Familienplanung wird ebenfalls die einfache Hysterektomie empfohlen. Ein vorheriges operatives Lymphknotenstaging ist in diesem Stadium obligat.

Ab dem Stadium FIGO IA2 mit mehr als zwei Risikofaktoren ist ein operatives Lymphknotenstaging obligat und bei tumorfreien Lymphknoten wird die radikale Hysterektomie, d. h. die Entfernung der Gebärmutter samt Parametrien, empfohlen.

Ab dem Stadium FIGO IB1 (Tumorgröße < 4 cm) orientiert sich die Radikalität der Hysterektomie nach der Tumorausdehnung. Die Parametrienresektion erfolgt umso radikaler, je größer der Primärtumor ist, um eine Resektion im Gesunden zu gewährleisten. Im Stadium FIGO IIA wird zusätzlich die Resektion einer Scheidenmanschette bzw. des oberen Scheidenanteils durchgeführt.

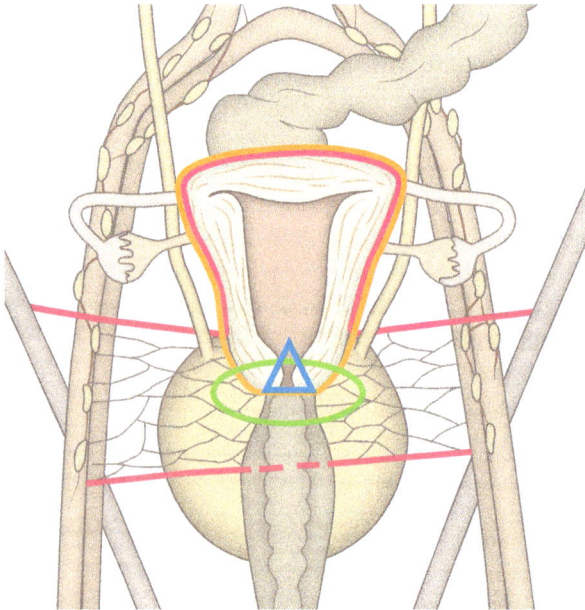

Abb. 2.1: Stadienadaptierte operative Therapie bei Zervixkarzinom. Blau: Konisation; Grün: radikale Trachelektomie; Orange: einfache Hysterektomie; Lila: radikale Hysterektomie mit Resektion der Parametrien und einer Scheidenmanschette.

Ab dem Stadium FIGO IB2 und IIA2 und Stadium FIGO II kann die radikale Hysterektomie bei negativem Lymphknotenstatus erfolgen, wenn eine Resektion im Gesunden möglich erscheint. Alternativ wird die primäre Radiochemotherapie angeboten [1].

Die operativen Verfahren der stadiengerechten Operation sind schematisch in Abb. 2.1 dargestellt.

2.2.3 Operative Therapie und Sexualfunktion

In den frühen Stadien, in denen die Erkrankung durch eine Konisation oder eine einfache Hysterektomie behandelt werden kann, kommt es zu einer geringen Beeinträchtigung der Sexualität. So konnte in einer Studie mit 105 Frauen und Zervixkarzinomfrühstadien gezeigt werden, dass diejenigen Frauen, die mit einer Konisation behandelt worden waren, postoperativ keine sexuelle Dysfunktion aufwiesen, während die Scores einer sexuellen Dysfunktion nach einer Radikaloperation schlechter waren [2]. Bei der radikalen Hysterektomie, bei der je nach Ausmaß der Parametrienresektion sympathische und parasympathische Nerven durchtrennt werden, wurde eine ungünstigere sexuelle Funktion nach Operation berichtet. Kommt es zusätzlich zu Inkontinenz und Blasenentleerungsstörungen infolge von Beeinträchtigung der pelvinen Nervenfasern im Rahmen der Operation, ist dies mit Auswirkungen auf das Selbstwertgefühl und die körperliche und sexuelle Intimität verbunden.

In der Studie von Serati konnte gezeigt werden, dass die sexuelle Gesamtfunktion sowie die Einzelfaktoren Verlangen, Erregung, Orgasmus, Befriedigung und Schmerzen nach Operation im Vergleich zu einer Kontrollgruppe ohne radikale Hysterektomie verringert waren. Dabei gab es keinen Unterschied zwischen laparoskopischer und offener Hysterektomie [3]. In Untersuchungen, die zwischen konventioneller und nervenschonender Operation unterschieden hatten, konnte ein Vorteil für das nervenschonende Vorgehen gezeigt werden dank einer besseren Blutversorgung der Vagina bei sexueller Erregung [4–7].

In einer weiteren Studie von Jensen et al., in der Frauen nach abgeschlossener Therapie eines Zervixkarzinoms befragt wurden, wurden als langfristige Nebenwirkungen der operativen Therapie ein vermindertes sexuelles Interesse und ein vaginales Trockenheitsgefühl identifiziert. In einem Beobachtungszeitraum von bis zu 2 Jahren nach Behandlung verbesserten sich die Probleme bezüglich der Orgasmusfähigkeit und der Schmerzen während des Geschlechtsverkehrs mit zunehmender Zeit nach der Behandlung deutlich [8]. Bergmark et al. untersuchten vaginale Veränderungen der Patientinnen: Im Vergleich zur Kontrollgruppe berichteten die Patientinnen über eine verkürzte Vagina, über ungenügende Dehnbarkeit der Scheide und über verringerte Lubrikation, die zu einer höheren Quote an Dyspareunie beitrugen [4]. 36 % der Patientinnen hatten eine alleinige chirurgische Therapie des Zervixkarzinoms, 9 % eine alleinige Strahlentherapie und 52 % eine kombinierte Therapie.

2.2.4 Radiatio und Sexualfunktion

In fortgeschrittenen Stadien und bei Befall der Lymphknoten ist ein primäre Radiochemotherapie Standard. Die Bestrahlung erfolgt dabei kombiniert perkutan und als intrakavitäre Brachytherapie [1]. Postoperativ kommt eine adjuvante Radiochemotherapie bei Patientinnen mit drei oder mehr Risikofaktoren zum Einsatz.

Die beschriebenen Auswirkungen einer Bestrahlung auf die sexuelle Funktion sind noch ausgeprägter als die nach einer operativen Therapie. Im Vergleich von Patientinnen mit einem Plattenepithelkarzinom der Zervix, die rein chirurgisch behandelt oder primär bestrahlt wurden, wiesen Patientinnen nach Bestrahlung langfristig eine schlechtere sexuelle Funktion in Bezug auf die Erregbarkeit, Lubrifikation, das Erreichen eines Orgasmus und die sexuelle Befriedigung auf [5,9,10]. Eine Radiatio des Beckens kann Schäden der Genitalien und umgebenden Organe induzieren. Insbesondere vaginale Veränderungen, wie Verengung, Verklebung und Trockenheit, erschwerten den Geschlechtsverkehr oder machten ihn sogar unmöglich [11]. Eine vaginale Stenose wurde in einer retrospektiven Studie bei 38 % der Zervixkarzinompatientinnen mit Radiochemotherapie beschrieben [12]. Diese Veränderungen führten, laut einer weiteren Studie von Jensen et al. aus dem Jahr 2003, bei 55 % der Patientinnen, die aufgrund eines Zervixkarzinoms behandelt wurden, zwei Jahre nach Bestrahlung zu einer milden bis starken Dyspareunie und bei 35 % zu einer mäßigen bis starken Lubrikationsstörung. Eine Verbesserung der Einschränkungen innerhalb der beobachteten zwei Jahre war nur minimal. Unter den befragten Frauen waren 30 % unzufrieden mit ihrem Sexualleben [13]. Ditto et al. zeigten, dass die Kombination aus radikaler Hysterektomie und adjuvanter Radiotherapie, unabhängig von der Art der durchgeführten radikalen Hysterektomie, einen zusätzlichen negativen Effekt auf die Sexualfunktion hatte [14,15]. Auch in der 2015 publizierten Studie von Grimm et al. bestätigte sich eine schlechtere sexuelle Funktion bei Patientinnen mit Zervixkarzinom, die eine adjuvante Radiochemotherapie erhielten, im Vergleich zu Patientinnen, die rein operativ behandelt wurden [16].

Zusätzlich verursachte die Radiochemotherapie vielfältige Nebenwirkungen, die die Lebensqualität nachhaltig beeinflussten, wie Fatigue, Lymphödem, chronisch veränderte Stuhlgangsgewohnheiten und bei nicht erfolgter Ovariopexie eine ovarielle Insuffizienz.

2.2.5 Präventive und therapeutische Maßnahmen bei strahlenbedingten Symptomen

Urogenitale und vaginale Veränderungen durch die Strahlentherapie konnten durch die prophylaktische topische Anwendung von Tocopherol (Vitamin E) [17] als auch durch die orale Einnahme von hydrolytischen Enzymen (Wobe Mugos®) während der Radiatio vermindert werden [18]. Hier liegen Daten aus Studien mit kleinen Fallzahlen vor [19]. Weiterhin konnte gezeigt werden, dass durch die Applikation von Vaginaldilatatoren mindestens zwei bis drei Mal pro Woche nach Abklingen der akuten Strahlenreaktion die Ausbildung einer vaginalen Stenosierung reduziert werden kann [19,20]. Lokal appliziertes Östrogen unmittelbar nach Abschluss der Strahlentherapie verhindert ebenfalls die Ausbildung von atrophen Schleimhautveränderungen und kann das Ausmaß einer späteren Vaginalverengung reduzieren [21].

Auch die Durchführung einer individuellen intravaginalen Therapie mit Hydrocortison Ovula bereits während der Radiotherapie ist eine Möglichkeit, um eine Vaginalstenose zu verhindern. Allerdings ist die Datenlage hierzu noch spärlich.

2.2.6 Therapie der vaginalen Spätfolgen

Auch bei langjährig bestehender Vaginalstenose bzw. Okklusion des kranialen Anteils der Vagina kann mit täglicher, topischer Applikation von östriolhaltigen Cremes und gleichzeitiger Dilatation eine deutliche Besserung der vaginalen Dehnbarkeit erreicht werden und damit die Möglichkeit eröffnet werden, den Geschlechtsverkehr wieder aufzunehmen. Zur Dilatation können kommerziell erhältliche Sets mit Vaginaldilatatoren unterschiedlicher Größe rezeptiert werden, die über die Apotheken oder Sanitätshäuser erhältlich sind.

Bei ausgeprägten Stenosen mit Dyspareunie bzw. Unmöglichkeit der Kohabitation sind operative Maßnahmen indiziert mit Erweiterung der Vagina, Schwenklappenplastiken oder Spalthauttransplantation zur Erweiterung der Vagina.

2.2.7 Verändertes Körperbild und seelische Beeinträchtigung nach Therapie des Zervixkarzinoms

Neben den durch Strahlen- und Chemotherapie bedingten Veränderungen im Bereich der Vagina und zur Trockenheit der Scheide kommt es zusätzlich durch den Verlust der Gebärmutter bzw. der Funktion der Gebärmutter zu einem veränderten Körperbild mit seelischen Auswirkungen. Deshalb ist bei Dyspareunie und verminderter Libido nach Therapie des Zervixkarzinoms ein multimodaler Ansatz erforderlich. Neben der oben angeführten Applikation von lokalen Östrogenen und Vaginaldilatatoren kann die regelmäßige Anwendung von hormonfreien Gleitmitteln vor Kohabitation unterstützend wirken. Zusätzlich sollten den Patientinnen supportive Maßnahmen mit Hydrotherapie, *Mind-Body*-Medizin, Entspannungstechniken sowie eine sexualtherapeutische Beratung angeboten werden.

Postoperative Sexualstörungen können insbesondere durch eine sorgfältige präoperative Aufklärung über Art und Umfang der Operation und mögliche Folgen unter Einbeziehung des Partners reduziert bzw. verhindert werden. Ebenso kann in der

Nachsorge die Angst vor sexueller Aktivität durch ein gezieltes Gespräch über Ausmaß der Veränderungen und Anwendung von supportiven Maßnahmen reduziert werden.

Literatur

[1] S3 Leitlinie Diagnostik, Therapie und Nachsorge der Patienten mit Zervixkarzinom Version 1.0, AWMF-Register Nr. 032/033OL., September 2014: https://www.awmf.org/uploads/tx_szleit-linien/032-033OLl_S3_Zervixkarzinom_2014-10.pdf

[2] Song T, Choich, Lee YY, et al. Sexual Function after Surgery for early stage cervical cancer: is there a difference in it according to the existent of surgical radicality? J Sex Med. 2012;9:1697–1704.

[3] Serati M, Salvatore S, Uccella S, et al. Sexual function after radical hysterectomy for early-stage cervical cancer: is there a difference between laparoscopy and laparotomy? J Sex Med. 2009;6(9):2516–2522.

[4] Bergmark K, Avall-Lundqvist E, Dickman PW, Henningsohn L, Steineck G. Vaginal changes and sexuality in women with a history of cervical cancer. N Engl J Med. 1999;340:383–389.

[5] Frumovitz M, Son CC, Schuwa LR, et al. Quality of life and sexual functioning in cervical cancer survivors. J Clin Oncol. 2005;23:7428–7436.

[6] Pieterse QD, Teer Kulle MM, Deruiter MC, et al. Vaginal blood flow after radical hysterectomy with and without nerve spearing. A preliminary report. Int J Gynecol Cancer. 2008;18:576–583.

[7] Ceccaroni M, Roviglione G, Spagnolo E, et al. Pelvic dysfunctions and quality of life after nerve spearing radical hysterectomy: A multicenter comparative study. Anti Cancer Res. 2012;32:581–588.

[8] Jensen PT, Groenvold M, Klee MC, et al. Early stage cervical carcinoma, radical hysterectomy and sexual function. A longitudinal study. Cancer. 2004;100:97–106.

[9] Greimel ER, Winter R, Kapp KS, Haas J. Qualitiy of life and sexual functioning after cervical cancer treatment: a long-term follow-up study. Psychooncol. 2009;18(5):476–482.

[10] Fraunholz IB, Schopohl B, Bottcher HD. Management of radiation injuries of vulva and vagina. Strahlentherapie und Onkologie. 1998;174(3):90–92.

[11] Stead ML, Fallowfield L, Selby P, Brown JM. Psychosexual function and impact of gynaecological cancer. Best practice & research Clinical obstetrics & gynaecology. 2007;21(2):309–320.

[12] Rodrigues AC, Teixeira R, Teixeira T, et al. Impact of pelvic radiotherapy on female sexuality. Arch Gynecol Obstet. 2012;285:505–514.

[13] Jensen PT, Groenvold M, Klee MC, et al. Longitudinal study of sexual function and vaginal changes after radiotherapy for cervical cancer. Int J Rad Oncol Biol Phys. 2003;56(4):937–949

[14] Farthmann JH-B, Hasenburg A. Sexualität nach einer gynäkologischen Krebserkrankung. Wie können wir unsere Patientinnen unterstützen – welche Therapieoptionen gibt es? Frauenarzt. 2010;51.

[15] Ditto A, Martinelli F, Borreani C, et al. Quality of life and sexual, bladder, and intestinal dysfunctions after class III nerve-sparing and class II radical hysterectomies: a questionnaire-based study. Int J Gynecol Cancer. 2009;19(5):953–957

[16] Grimm D, Hasenburg A, Eulenburg C, et al. Sexual Activity and Function in Patients With Gynecological Malignancies After Completed Treatment. Int J Gynecol Cancer. 2015;25(6):1134–1141.

[17] Galuppi A, Perrone AM, La Macchia M, et al. Local alpha-tocopherol for acute and short-term vaginal toxicity prevention in patients treated with radiotherapy for gynecologic tumors. Int J Gynecol Cancer. 2011;21(9):1708–1711.

[18] Dale PS, Tamhankar CP, George D, Daftary GV. Co-medication with hydrolytic enzymes in radiation therapy of uterine cervix: evidence of the reduction of acute side effects. Cancer chemotherapy and pharmacology. 2001;47:29–34.

[19] S2e Leitlinie O52/O14 Supportive Maßnahmen in der Radioonkologie der Deutschen Krebs-gesellschaft, der Deutschen Krebshilfe und der AWMF 2015: https://www.awmf.org/uploads/tx_szleitlinien/O52_O14l_S2e_radioonkologie_supportivemaßnahmen_2015-11/pdf.

[20] Bahng AY, Dagan A, Bruner DW, Lin LL. Determination of prognostic factors for vaginal mucosal toxicity associated with intravaginal high-dose rate brachytherapy in patients with endometrial cancer. Int J Radiation Oncology Biology Physics. 2012;82(2):667–673

[21] Miles T, Johnson N. Vaginal dilator therapy for women receiving pelvic radiotherapy. The Cochrane database of systematic reviews. 2010 (9): CD007291

2.3 Vulvakarzinom

Jana Barinoff

Die Vulva und die weibliche Brust nehmen als sichtbare Genitalorgane eine wichtige Funktion bei der Ausprägung der Weiblichkeit und des eigenen Körperbildes ein. Die Rolle der Vulva ist entscheidend beim Ausleben der weiblichen Sexualität, auch wenn sie in Rahmen des psychoanalytischen Diskurses eher eine untergeordnete Rolle spielt.

Sie wird mit Lust, Intimität und Sexualität in Verbindung gebracht, zugleich aber auch mit Verführung, Verwegenheit und Pornographie. Sie ist schamhaft besetzt und zugleich Gegenstand nüchterner medizinischer Betrachtung [1]. Es liegt daher nahe, dass die Sexualität und das weibliche Selbstverständnis leiden, wenn ein Malignom an der Vulva festgestellt wird.

In den letzten Jahrzenten wird das Vulvakarzinom bei insgesamt steigender Inzidenz immer häufiger bei jungen bzw. jüngeren Frauen diagnostiziert [2]. Besonders in diesem Kollektiv tritt das Vulvakarzinom häufig in der Medianlinie, im Bereich der vorderen Kommissur und damit Klitoris-nah auf [3]. Die Ursachen hierfür blieben bis dato ungeklärt.

Wird ein Vulvakarzinom früh diagnostiziert (pT1a), besteht die Therapie aus einer lokalen Exzision des Befundes ohne die Notwendigkeit einer Lymphonodektomie oder einer adjuvanten Strahlentherapie [4]. Wichtige Strukturen, wie z. B. die Klitoris, sollten wenn onkologisch möglich und sinnvoll v. a. bei jüngeren Frauen oder bei Patientinnen mit Wunsch nach Erhalt der sexuellen Funktion geschont werden, denn es geht um nichts Geringeres als um den Erhalt der weiblichen Sexualität. Auch ein weniger ausgedehnter Eingriff an der Vulva kann jedoch zu verheerenden Folgen bezüglich der weiblichen Sexualität führen [5,6].

Bei fortgeschrittenen Vulvakarzinomen wird eine ausgedehnte Resektion der Vulva notwendig, die die oben genannte Problematik unter Umständen verstärkt. Eine adjuvante Bestrahlung kann zu zusätzlichen Einschränkungen führen. Frauen mit Vulvakarzinom klagen infolge der notwendigen Therapiemaßnahmen über Veränderung der Vulvaanatomie, über eine Introitus-, Vaginal- oder Urethralstenose oder über Vernarbungen im Bereich der Vulva. Die Lymphonodektomie oder die Strahlentherapie können zu Lymphödemen der Beine oder der Vulva führen. Dadurch empfindet die Betroffene Schmerzen beim Geschlechtsverkehr (Dyspareunie) oder klagt über Empfindungsstörungen der Genitalregion. Die Lubrikation ist häufig zusätzlich gestört und verstärkt die Problematik.

Weitere Therapienebenwirkungen, die zu einer Abnahme der sexuellen Lust führen können, sind Erschöpfung oder das Fatigue-Syndrom. Viele Frauen fühlen sich in ihrer weiblichen Identität und Integrität verletzt und entwickeln ein negatives Körpergefühl, das den Teufelskreis verstärkt [4–8]. Die Betroffenen entwickeln Versagensängste, ziehen sich zurück und entwickeln Schamgefühle vor dem aktuellen Partner. Frauen, die nicht in einer Partnerschaft leben, haben Angst, aufgrund der Erkrankung für einen potentiellen Partner nicht mehr attraktiv zu sein. Dies kann zu akuten oder chronischen Belastungssituationen oder zur Entwicklung einer depressiven Symptomatik beitragen.

Sexuelle Störungen und ihr Stellenwert ändern sich im Verlauf der Erkrankung. Der subjektive Leidensdruck hängt nicht immer von der Schwere der Erkrankung und der durchgeführten Therapie ab. Auch Patientinnen, die an einer prämalignen Läsion an der Vulva erkranken, können aufgrund der Angst vor einem Rezidiv so traumatisiert werden, dass professionelle Hilfe notwendig wird. In diesem Fall kann die psychische Belastung zu zusätzlicher körperlicher Dysfunktion führen. Wurde eine Präkanzerose exzidiert, ergeben sich die physischen Auswirkungen auf die Sexualität aus dem Umfang des chirurgischen Eingriffs, die auch den postoperativen Folgen einer Vulvakarzinomoperation entsprechen können [4,9,10].

Auf der anderen Seite vermögen Patientinnen, bei denen ein Geschlechtsverkehr posttherapeutisch wegen einer Introitusstenose oder einer Schleimhautatrophie schwierig wird, mit ihren Partnern andere, befriedigende Formen der Sexualität entdecken [4].

Es ist Aufgabe des verantwortlichen Arztes zu ermitteln, in welchem Umfang bei der jeweiligen Patientin Informations- bzw. Unterstützungsbedarf besteht, um eine Therapieentscheidung treffen oder die Erkrankungssituation bewältigen zu können. Je offener der Arzt die Sexualität als selbstverständlichen Anteil der Lebensqualität anspricht, desto mehr Raum gibt er der Patientin, sich auf ein komplexes, tabubehaftetes Thema einzulassen. Es ist immer wieder überraschend, wie wenig die moderne Frau (und somit die moderne Patientin) sich mit ihrer eigenen Anatomie auskennt. Umso wichtiger ist die Rolle des nachsorgenden Arztes in Bezug auf die Thematisierung des Tabus und der Aufklärung [11].

Die bewusst gestaltete Gesprächssituation mit einem klar strukturierten Setting hilft die bestehenden Hemmungen und Bedenken zu überwinden. Eine Arbeit mit dem Spiegel (Betrachtung der Vulva mit dem Spiegel aus der Perspektive der Patientin auf dem gynäkologischen Stuhl) mit der Erklärung über die „neue" Anatomie kann als Eröffnung des Themas dienen. Die Frage nach der Sexualität im Allgemeinen, der Sexualität vor der Erkrankung und der aktuellen Sexualität wird dem Untersucher das Spektrum der Problematik schildern. Das Ansprechen sexueller Probleme lenkt den

Blick auf die Lebensqualität, deren Erhalt oder Wiederherstellung ein Ziel der Nachsorge darstellen sollte [4,12]. Dabei stellt sich dies als ein dynamischer Prozess dar. Direkt nach abgeschlossener onkologischer Therapie steht eher die Wundheilung im Vordergrund. Die Trauerarbeit mit Akzeptanz des neuen Körperbildes und Abbau von Ängsten sind die Ziele der Beratung. Mit der Zeit gewinnen zunehmend die sexuellen Wünsche an Bedeutung. Die Patientin muss sich mit ihrer optischen und / oder funktionellen Beeinträchtigung auseinandersetzen und Bewältigungsstrategien entwickeln. Zu diesem Zeitpunkt ist eine offene Kommunikation im geschützten Rahmen von großer Bedeutung. Der Partner soll willkommen geheißen sein. Sexualität beginnt bekannter Weise im Kopf, in der Vorstellung, in der Phantasie. Gerade wenn neue Formen der sexuellen Befriedigung notwendig werden, soll diese Vorstellung der Patientin und ihrem Partner / ihrer Partnerin bewusst gemacht werden. Es ist wünschenswert, dass die Chronifizierung sexueller Störung durch Vermeidungsverhalten seitens der Patientin erst überhaupt nicht entsteht. Die bereits vor der Erkrankung vorhanden latenten und manifesten Partnerkonflikte sind zu berücksichtigen.

Man sollte sich als betreuender Arzt bewusst machen, dass die Arbeit an sexuellen Problemen Zeit benötigt. Ein schulmedizinisch orientiertes Gespräch verführt dazu, schnell nach einer Lösung zu suchen und sie der Patientin anzubieten. Dabei kann die hierfür notwendige Auseinandersetzung mit ihren Gefühlen verhindert werden [4,13]. Somit sind beide Parteien (Arzt und Patientin) gut beraten, sich mit dem Thema länger auseinanderzusetzen und ggf. eine Hilfe von anderen Kompetenzen (Sexualmedizin) einzufordern. Gleichzeitig ist aber nicht aus den Augen zu verlieren, dass die Patientin den Takt bei diesem Thema vorgibt. Offen und empathisch zu sein – ohne zu drängen ist das Kunststück, welches der nachsorgende Therapeut vollbringen muss [14].

Neben dem Beratungsangebot kann die Empfehlung zur Anwendung von Hilfsmitteln unterstützen, Veränderungen des Körpers als Folge der Erkrankung für sich anzunehmen. Das aktive „sich-um-sich-kümmern" kann das Annähern an den Körperteil, der einerseits gerade „versagt" hat, aber anderseits viel Pflege braucht, beschleunigen und zur Krankheitsbewältigung positiv beitragen. Folgende Ideen können je nach führender Symptomatik zum Einsatz kommen [4,13]:
- Narbenpflege / -massage durch Salben und Cremen
- Anwendung von Gleitgels bei Störung der Lubrikation
- Anwendung von Vaginaldilatatoren (während der Radiatio beginnen)
- Hautpflege im Vulvabereich
- Östrogenisierung der Vaginalhaut
- Aufbau der normalen Vaginalflora (mit Milchsäurebakterien)

Aus funktioneller, emotionaler und partnerschaftlicher Sicht sollte die Patientin ermutigt werden, frühzeitig nach Abschluss der Therapie wieder mit sexuellen Aktivitäten zu beginnen. Als Intervalle nach Operation und Abschluss der Radio(chemo)therapie, die ohne Bedenken empfohlen werden können, haben sich etwa 3–6 Wochen etabliert. Bei einer ausgedehnten plastischen Rekonstruktion kann dieser Zeitraum 6–10 Wochen betragen [4].

Aufgrund der Ganzheitlichkeit des Symptomkomplexes empfiehlt sich die multiprofessionelle und interdisziplinäre Betreuung der Patientinnen unter Einbeziehung psycho(onko)logischer und sexualtherapeutischer Expertise, falls die Patientin dieses wünscht [4,14–16].

Literatur

[1] Fegert JM, Streeck-Fischer A, Freyberger HJ. Adoleszenzpsychiatrie: Psychiatrie und Psychotherapie der Adoleszenz und des jungen Erwachsenenalters. Klett-Cotta, 2009.

[2] Holleczek B, Sehouli J, Barinoff J. Vulvar cancer in Germany: increase in incidence and change in tumour biological characteristics from 1974 to 2013. Acta Oncologica. doi: 10.1080/0284186X.2017.1360513.

[3] Hampl M, Deckers-Figiel S, Hampl JA, Rein D, Bender. New aspects of vulvar cancer: changes in localization and age of onset. Gynecol Oncol. 2008;109(3):340–345.

[4] Diagnosis, Therapy, and Follow Up Care of Vulvar Cancer and its Precursors. National Guideline of the German Society of Gynecology and Obstetrics (S2k-Level, AWMF Registry No. 015/059, August 2015) http://www.awmf.org/leitlinien/detail/ll/015-059.html

[5] Aerts L, Enzlin P, Vergote I, et al. Sexual, Psychological, and Relational Functioning in Women after Surgical Treatment for Vulvar Malignancy: A Literature Review. J Sex Med. 2012,9:361–371.

[6] Forner DM, Dakhil R, Lampe B. Quality of life and sexual function after surgery in early stage vulvar cancer. Eur J Surg Oncol. 2015;41(1):40–45.

[7] Bakker RM, ter Kuile MM, Vermeer WM, et al. Sexual rehabilitation after pelvic radiotherapy and vaginal dilator use: consensus using the Delphi method. Int J Gynecol Cancer. 2014;24(8):1499–1506.

[8] Forner DM, Dakhil R, Lampe B. Can clitoris-conserving surgery for early vulvar cancer im-prove the outcome in terms of quality of life and sexual sensation? Eur J Obstet Gynecol Reprod Biol. 2013;171(1):150–153.

[9] Lavoué V, Lemarrec A, Bertheuil N, et al. Quality of life and female sexual function after skin-ning vulvectomy with split-thickness skin graft in women with vulvar intraepithelial neoplasia or vulvar Paget disease. Eur J Surg Oncol. 2013;39(12):1444–14450.

[10] Likes WM, Stegbauer C, Tillmanns T, Pruett J. Correlates of sexual function following vulvar excision. Gynecol Oncol. 2007;105(3):600–603.

[11] Flynn KE, Carter J, Lin L, et al. Assessment of vulvar discomfort with sexual activity among women in the United States. Am J Obstet Gynecol. 2017;216(391):e1-e8.

[12] Amsterdam A, Krychman ML. Sexual dysfunction in patients with gynecologic neoplasms: a retrospektive pilot study. J sex Med. 2006;3(4):646–649.

[13] Carter J, Stabile C, Seidel B, et al. Vaginal and sexual health treatment strategies within a female sexual medicine program for cancer patients and survivors. J Cancer Surviv. 2017;11(2):274–283.

[14] Zettl S. Sexualberatung in der Onkologie. In: Im Focus Onkologie. 2010;10:62–67.

[15] Senn B, Eicher M, Mueller MD, et al. A patient-reported outcome measure to identify occur-rence and distress of post-surgery symptoms of WOMen with vulvAr Neo-plasia (WOMAN-PRO) – a cross sectional study. Gynecol Oncol. 2013;129(1):234–240.

[16] Grimm D, Hasenburg A, Eulenburg C, et al. Sexual Activity and Function in Patients With Gyne-cological Malignancies After Completed Treatment. Int J Gynecol Cancer. 2015;25(6):1134–1141.

2.4 Sexualität nach Ovarialkarzinom: Chance und Lebensqualität

Annette Hasenburg

2.4.1 Diagnose Ovarialkarzinom – existentielle Bedrohung

Die Diagnose eines Ovarialkarzinoms bedeutet für die meisten Frauen etwas, mit dem sie nie gerechnet haben. Die Erkrankung bricht in ihr Leben ein und „stellt das bisherige Leben auf den Kopf". Gewohnte Perspektiven werden hinterfragt und Lebensschwerpunkte, die bisher wichtig waren, verlieren an Bedeutung.

Aber nicht nur das Leben der Patientin erfährt eine einschneidende Veränderung, sondern auch das der Angehörigen. Eine Krebserkrankung ist immer zugleich eine Erkrankung der ganzen Familie und bedeutet eine große Herausforderung für die Paarbeziehung.

Das Ovarialkarzinom ist eine existentiell bedrohliche Erkrankung und angesichts einer solchen konzentrieren sich Patientinnen verständlicherweise zunächst auf die notwendige Therapie. Fragen nach der anstehenden Diagnostik, Behandlung und den Überlebenschancen stehen im Vordergrund.

Sexualität ist weder für die betroffenen Frauen noch für die behandelnden Ärzte zum Zeitpunkt der Diagnosestellung ein Thema.

2.4.2 Therapie, Nebenwirkungen und ihr Einfluss auf die Sexualität

Eine leitliniengerechte Operation des Ovarialkarzinoms beinhaltet die Hysterektomie, Adnektomie beidseits, die infragastrische Omentektomie, ggf. die pelvine und paraaortale Lymphonodektomie sowie alle zusätzlichen Eingriffe, um eine komplette Resektion des Tumors zu erreichen. Nur im Frühstadium und bei bestehendem Kinderwunsch kann mit der Patientin die Möglichkeit einer fertilitätserhaltenden Operation besprochen werden [1].

Bedingt durch die stetigen Fortschritte in der gynäkologischen Onkologie werden Patientinnen heute meistens multimodal (Operation, Chemo- und / oder Immunonkologische Therapie) behandelt, so dass zwischen den Nebenwirkungen der einzelnen Behandlungen unterschieden werden muss. Die äußerlichen, für jeden sichtbaren Folgen der Behandlung, wie die Alopezie unter der Chemotherapie, Narben, ein Anus praeter oder eine Neoblase (Abb. 2.2a und 2.2b) sind Stigmata, die die Patientin in ihrem Körperbild und ihrem Selbstwert stark beeinträchtigen können.

Die Betroffenen fühlen sich häufig weniger attraktiv und nach Entfernung der „inneren weiblichen Organe" und dem Verlust der Haare durch eine Chemotherapie als Frau möglicherweise sogar verstümmelt. Sie empfinden sich als Partnerin vielleicht weniger attraktiv, Freizeitaktivitäten werden nicht mehr ausgeübt, weil es der Patientin peinlich ist, sich zu zeigen.

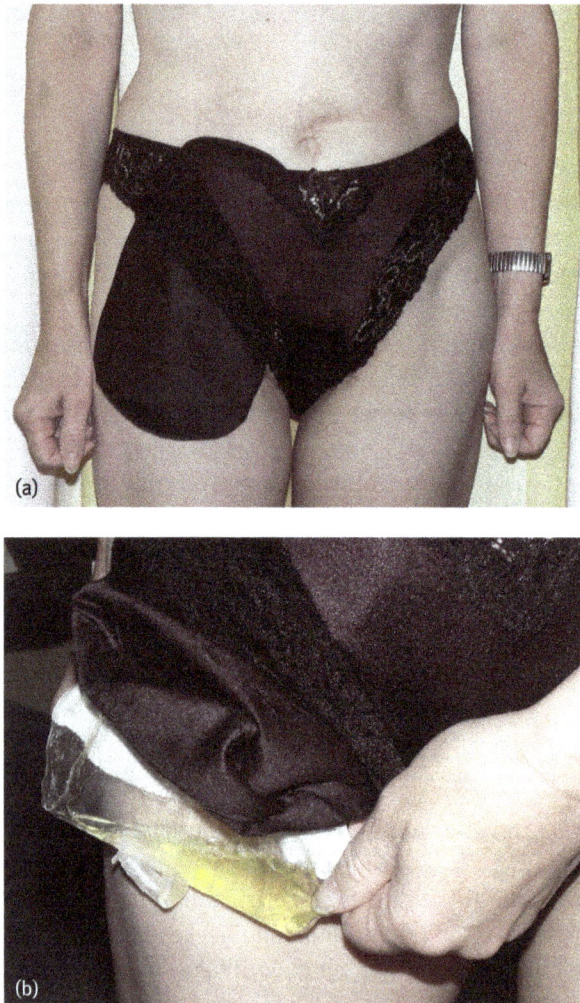

Abb. 2.2: (**a**) Patientin nach Harnblasenexstirpation und externer Ableitung mit selbstgenähtem Überzug des Uristoma Beutels (**b**) Uristoma, Vorbereitung zur Entleerung (Foto: Eigentum Prof. Hasenburg).

Darüber hinaus können Nebenwirkungen wie eine belastende Müdigkeit bis hin zum Fatigue-Syndrom oder eine depressive Verstimmung die Lebensqualität und damit das Sexualleben beeinflussen. Eine aktuelle Studie zeigt, dass etwa jeder 2. Krebspatient unter hohem Distress leidet, vor allem unter den Symptomen Fatigue, Schlafproblemen und der Alltagsbewältigung [2].

Eine große Metaanalyse bestätigte insbesondere für Patientinnen mit Ovarialkarzinom, die sich in Behandlung befanden, eine Depressionsprävalenz von 22,99 % (CI 19,85 %–26,46 %) und eine Angstprävalenz von 26,23 % (CI 22,30 %–30,56 %) [3].

Bei prämenopausalen Frauen führt der Verlust der Ovarien mit dem radikalen Abfall der Östrogene und Androgene zu den typischen postmenopausalen Symptomen wie verminderter Libido und Lubrikation der Vagina, körperlicher Erschöpfung, Hitzewallungen, Nachtschweiß, Schlafstörungen bis hin zu Veränderungen der Gefühlslage. Daher ist es wichtig, die Patientinnen bereits vor Behandlungsbeginn über diese unerwünschten Nebenwirkungen aufzuklären, damit ihnen nicht erst im Laufe der Behandlung bewusst wird, welche Auswirkungen die Therapie auf ihr Sexualleben haben kann.

Sehr junge Patientinnen müssen sich mit dem plötzlichen Verlust der Reproduktionsfähigkeit auseinandersetzen und sich von dem Wunsch nach einem eigenen Kind verabschieden.

Für jüngere Frauen spielt der Verlust der gesamten ovariellen Funktion eine wichtige Rolle, aber auch ältere Patientinnen müssen sich mit einer Veränderung ihres Körperbildes auseinandersetzen und leiden unter Umständen an einem Libidoverlust. Auch nach der Menopause werden Androgene (Testosteron, Androstendion) durch das Stroma und die Hiluszellregion der Ovarien synthetisiert. Diese sind unter anderem für den Erhalt der Libido verantwortlich, die nach einer beidseitigen Adnektomie durch den dadurch bedingten Androgenmangel stark abnehmen kann. Für Patientinnen in fortgeschrittenem Alter kann ein erfülltes Sexualleben wichtig sein, so dass auch für sie die Folgen der Therapie besprochen werden müssen.

Die Einschränkung der Sexualität hat eine besondere Bedeutung bei gynäkologischen Krebserkrankungen, da diese die Organe mit Sexualfunktion direkt betreffen. Für Ärzte, die Patientinnen mit Ovarialkarzinom behandeln, muss die Erhebung sexueller Probleme deshalb genauso wichtig sein wie die anderer krankheitsspezifischer Beeinträchtigungen. Eine diesbezügliche Aufklärung und Beratung sollte Frauen aller Altersgruppen sowie homo- und heterosexuellen Paaren angeboten werden.

2.4.3 Sexualität nach Ovarialkarzinom: Chance und Herausforderung

Sexualität ist ein Bestandteil des Lebens und der Lebensqualität, der sowohl psychische, physische als auch zwischenmenschliche Aspekte umfasst. Ein Zitat von Kris Charr aus dem Buch „Kämpfen Leben Lieben" unterstreicht, welche Bedeutung Sexualität für an Krebs Erkrankte haben kann: *„Sex ist immer unglaublich lebensbejahend. Besonders wenn man von Gedanken über die eigene Sterblichkeit geplagt wird, kann Sex die Angst verbannen und bewirken, dass man sich wieder lebendig fühlt."* [4].

Sexuelle Dysfunktionen dagegen haben viele Facetten, die eine Beziehung beeinträchtigen können [5]. Gemälde und Gedicht der Künstlerin Waltraud Brügel unterstreichen dies sehr anschaulich (Abb. 2.3 und 2.4).

Ärzte haben eine Vorbildfunktion. Mit dem Ansprechen der Patientinnen auf sexuelle Probleme wird deutlich, dass die Sexualität als ein selbstverständlicher Teil der Lebensqualität betrachtet wird [6].

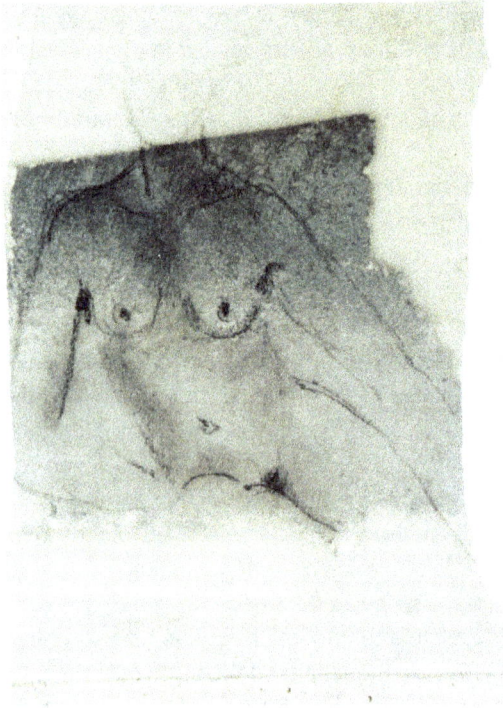

Abb. 2.3: Fragen an den erkrankten Körper (Geschenk von Waltraud Brügel).

KÖRPER -

DER BISHER
GEWOHNTE !

IST ER HÜLLE ?
SCHUTZMANTEL ?
PANZER ?
GEBEND - NEHMEND
VOLLER POREN
VOLLER SIGNALE
UND JETZT ?
WAS WIRD ?

WAS DRINGT DA PLÖTZLICH
UNTER DIE HAUT ? IN
TIEFE SCHICHTEN HINEIN !

Das Vertrauen in Ihn Ist
mir abhanden gekommen.

Abb. 2.4: Gedicht zu Abb 2.3 (Geschenk von Waltraud Brügel).

Mit Fragen „Wie haben Sie in der letzten Zeit eigene sexuelle Wünsche wahrgenommen – wie war das von der Seite ihres Partners?" ist eine feinfühlige Exploration
möglich [7].

Nicht nur das Überleben der Patientinnen ist wichtig, sondern auch die Qualität
des weiteren Lebens. In klinischen Studien wurden für Patientinnen mit Ovarialkarzinom Prävalenzen für Libidostörungen zwischen 47 % und 67 % gefunden [8,9].

Selbst bei Frauen mit einer Hysterektomie und Adnektomie wegen einer benignen
Erkrankung zeigte sich in 42 % eine Abnahme der Libido und in 30 % eine Abnahme
der Häufigkeit des Geschlechtsverkehrs [10].

Nach der Therapie eines Ovarialkarzinoms klagten 62 % der Patientinnen über
eine Dyspareunie, 75 % der Frauen über Schwierigkeiten, einen Orgasmus zu bekommen [9]. Von den sexuell aktiven Frauen mit Ovarialkarzinom berichteten fast
80 % über eine Trockenheit der Scheide, 40 % empfanden diese als sehr stark. 62 %
der Patientinnen hatten Schmerzen oder unangenehme Gefühle während des Geschlechtsverkehrs, 20 % empfanden diese als sehr stark. 75 % der Frauen berichteten
Schwierigkeiten einen Orgasmus zu bekommen, für ein Drittel dieser Patientinnen
trat das Problem fast immer auf [9].

Es ist bisher nicht geklärt, ob dies durch die Schwere der Erkrankung, die Chemotherapie oder durch die pelvine und paraaortale Lymphonodektomie bedingt ist.
Eine mögliche Beeinträchtigung autonomer Nerven bei der radikalen retroperitonea-
len Lymphonodektomie könnte analog zur radikalen Prostatektomie bei Männern als
Ursache vermutet werden [11].

In der LION-Studie (*Lymph nodes In Ovarian Neoplasm*) wurde prospektiv ran-
domisiert untersucht, ob Frauen mit einem fortgeschrittenen Ovarialkarzinom, bei
denen eine komplette intraabdominelle Resektion erreicht werden konnte, von einer
systematischen pelvinen und paraaortalen Lymphonodektomie (LNE) profitierten.
Eine Substudie, die LION-PAW (*Lymph nodes In Ovarian Neoplasm – Pleasure Ability
of Women*) beschäftigte sich mit der Frage, welche Bedeutung eine radikale Lymphonodektomie auf die sexuelle Erlebnisfähigkeit dieser Patientinnen hatte. Mit Hilfe
des *Sexual Activity Questionnaires* (SAQ) wurde erfragt, wie sich die Orgasmusqualität
von Frauen mit bzw. ohne LNE unterschied.

Bei den Frauen mit LNE nahm die Orgasmusqualität in den ersten 12 Monaten
nach OP signifikant ab, während sie sich bei denjenigen ohne LNE sogar leicht verbesserte [12].

Da die Compliance, Fragen zur Sexualität zu beantworten in dieser Studie gering
war, muss das Ergebnis in einer größeren Kohorte überprüft werden.

2.4.4 Optionen der Unterstützung nach Therapie eines Ovarialkarzinoms

Frauen mit einem Ovarialkarzinom leiden neben der Angst um eine vital bedrohliche Prognose unter den physischen und psychischen Folgen der operativen und medikamentösen Therapie. Eine Hormonsubstitution erscheint deshalb sinnvoll.

Es konnte gezeigt werden, dass weder eine prä- noch eine postoperative Hormonsubstitution das 5 Jahres-Überleben der Patientinnen mit Ovarialkarzinom verschlechterte. Auch die Dauer und unterschiedliche Zusammensetzung der Hormonsubstitution beeinflussten das Überleben nicht [13].

Aufgrund dieser Daten erscheint es möglich, Frauen, die unter postmenopausalen Beschwerden leiden, eine Östrogensubstitution anzubieten [1].

Als minimale Therapievarianten können eine lokale vaginale Östrogenapplikation oder die Verwendung von Vaginalgel bei Lubrikationsstörungen diskutiert werden.

Außerdem sollte das Vorliegen einer Depression geprüft werden. Verlust sexueller Wünsche und Aktivitäten sind häufige Symptome einer Depression und diese ist bei Karzinompatienten häufiger als in der Allgemeinbevölkerung. Etwa ein Viertel aller Karzinomerkrankten leidet unter irgendeiner Form der Depression und mindestens die Hälfte von Ihnen ist bereit, professionelle Hilfe anzunehmen [14].

Gelingt es, das Gesamtlebensgefühl durch eine antidepressive Therapie zu mobilisieren, wird sich dies auch positiv auf das allgemeine Lebensgefühl und die Partnerschaft auswirken [7].

Bei prämenopausalen Patientinnen mit einem frühen und gut differenzierten (FIGO Ia G1) Ovarialkarzinom kann eine fertilitätserhaltende Operation durchgeführt werden, durch die den Frauen der plötzliche Hormonverlust erspart und das Auftreten postmenopausaler Symptome verhindert wird [1].

Auch Patientinnen mit einem Keimzelltumor der Ovarien können je nach Stadium fertilitätserhaltend operiert und chemotherapiert werden [15].

2.4.5 Sprechen über Sexualität

Nach Abschluss der Behandlung und der Rückkehr in den Lebensalltag werden sexuelle Wünsche sowie krankheits- und therapiebedingte Beeinträchtigungen wichtig. Die Paarbeziehung erfährt neue Herausforderungen und es muss austariert werden, welche Formen von Nähe, Zärtlichkeit und Sexualität von beiden Partnern gewünscht und möglich sind.

Sexualität scheint in unserer Gesellschaft ein offenes Thema zu sein. Aber trauen sich Patientinnen sexuelle Schwierigkeiten wirklich bei ihrem Partner, ihrer Ärztin oder ihrem Arzt anzusprechen oder fragen die behandelnden Ärzte ihre Patientinnen nach Veränderungen ihrer Sexualität durch die Therapie?

Wie können wir unseren Patientinnen helfen, diese Barriere zu überwinden?

Ein Gespräch wird erleichtert, wenn Rahmenbedingungen, die die Privatsphäre respektieren, beachtet werden und eine ungestörte Atmosphäre gewährleistet wird. Es sollte eine Sprache gefunden werden, die für die Patientin angemessen und mit der ein offener Austausch möglich ist. Es ist hilfreich, sich der Sprache der Patientin anzunähern und medizinische Fachausdrücke zu vermeiden.

Ein Einstieg wird durch offene Fragen wie z. B. „Hat sich durch ihre Erkrankung etwas in ihrer Partnerschaft oder Sexualität geändert" erleichtert. Unterschiede in der Lebensgeschichte, persönlichen Erfahrungen und dem kulturellen Kontext sollten bei dem Gespräch individuell berücksichtigt werden. Sowohl zum Zeitpunkt der Primärdiagnose, als auch während der Therapie und in der Zeit der Nachsorge ist es wichtig, die Lebensqualität und damit auch die sexuellen Bedürfnisse der Patientinnen zu erkennen und angemessen zu berücksichtigen [16].

Dabei kann es helfen, den Partner / die Partnerin zum Gespräch mit einzuladen

Frauen und Männer messen der Sexualität unterschiedliche Bedeutung zu. Bei Frauen steht oft das Bedürfnis nach Vertrautheit und Zärtlichkeit im Vordergrund. Die partnerschaftliche Zufriedenheit spielt aber bei beiden Geschlechtern eine große Rolle. Je höher die sexuelle Zufriedenheit der Patientin vor der Erkrankung war, desto wahrscheinlicher ist es auch, dass diese nach der Erkrankung wieder aufgenommen wird [17].

Für das Paar kann es deshalb hilfreich sein, sich dem sexuellen Kontakt in kleinen Schritten zu nähern, um langsam mehr Sicherheit zu gewinnen. Vielleicht lässt sich die persönliche Krise auch als Chance betrachten, um gemeinsam zu wachsen.

2.4.6 Sexuelle Wünsche in unterschiedlichen Lebensabschnitten von Patientinnen mit Ovarialkarzinom

Sexuelle Wünsche können sich je nach Partner und Lebensabschnitt verändern.

Die Mehrzahl onkologischer Patientinnen sind ältere Frauen.

Für sie ist es oft besonders schwierig zuzugeben, dass durch die Erkrankung oder Therapie Probleme im Sexualleben auftreten, weil es nach ihrer Meinung peinlich ist, sich in diesem Alter damit noch zu beschäftigen. Aber auch für ältere Menschen ist die eigene Körperlichkeit und sexuelle Aktivität wichtiger Bestandteil der eigenen Person. Das Bedürfnis nach Sexualität ist bis ins hohe Alter normal. Eine Umfrage an 450 Frauen und Männern zeigt, dass ca. zwei Drittel der 61- bis 70-jährigen und ein Drittel der über 70-jährigen eine sexuelle Aktivität bejahen, wenn ein Partner vorhanden ist [18].

Es ist deshalb in jedem Einzelfall zu prüfen, welche Bedeutung Liebe, Zärtlichkeit und Sexualität für die Betroffene in der aktuellen Lebenssituation hat.

Auch ganz junge Frauen werden mit der Diagnose Ovarialkarzinom konfrontiert. Sie müssen sich unter Umständen mit dem plötzlichen Verlust der Reproduktionsfähigkeit auseinandersetzen und sich von dem Wunsch nach einem eigenen Kind verabschieden. Dazu kommt die Herausforderung für junge Frauen, die sich auf Partnersuche befinden, jedem neuen Partner von der potentiell lebensbedrohlichen Erkrankung zu berichten oder die Erkrankung mit den bereits vorhandenen Kindern und dem Partner zu verarbeiten. Darüber hinaus müssen durch die Erkrankung bedingte berufliche und finanzielle Einbußen verkraftet werden.

Hilfestellungen bietet unter anderem das Informationszentrum für Sexualität und Gesundheit in Freiburg (ISG). Sowohl Patientinnen als auch Ärzte können sich dort über die Homepage, Hotline oder Informationsmaterial beraten lassen (www. isg-info.de).

Die Behandlung einer Patientin mit Ovarialkarzinom ist mit der Operation und medikamentösen Behandlung nicht abgeschlossen. Ein aktives Ansprechen möglicher sexueller Probleme durch die behandelnden Ärzte bietet Raum für eine Öffnung des vermeintlichen Tabus. Die Patientin steht dabei mit ihren persönlichen Bedürfnissen im Mittelpunkt und benötigt einen multimodalen und interdisziplinären Therapieansatz, der zu einer Steigerung der Lebensqualität, des Körpergefühls, der Paarbeziehung und der sexuellen Zufriedenheit führen kann. Ihr Partner / ihre Partnerin sollte dabei einbezogen werden.

Literatur

[1] S3-Leitlinie Diagnostik, Therapie und Nachsorge maligner Ovarialtumoren, Kurzversion – November 2017; AWMF-Registernummer: 032/035OL
[2] Mehnert A, Hartung TJ, Friedrich M, et al. One in two cancer patients is significantly distressed: Prevalence and indicators of distress. Psychooncology. 2018. Jan;27(1):75–82. doi: 10.1002/pon.4464. Epub 2017 Jun 16.
[3] Watts S, Prescott P, Mason J, et al. Depression and anxiety in ovarian cancer: a systematic review and meta-analysis of prevalence rates. BMJ Open. 2015;5:e007618. doi:10.1136/bmjopen-2015-007618
[4] Kris Carr. Kämpfen Leben Lieben: Wie ich mich gegen den Krebs wehre. Schwarzkopf & Schwarzkopf, 2009.
[5] Yurek D, Farrar W, Andersen BL. Breast cancer surgery: comparing surgical groups and determining individual differences in postoperative sexuality and body change stress. Journal of consulting and clinical psyxhology. 2000;68:697–709.
[6] Zettl S. Fit for Sex? Sexualberatung in der Onkologie. DKG. 2002;03:44–47.
[7] Hasenburg A, Gabriel B, Einig E-M. Sexualität nach Therapie eines Ovarialkarzinoms. Geburtsh. Frauenheilk. 2008;68:994–997.
[8] Stead ML, Brown JM, Fallowfield L, Selby P. Lack of communication between healthcare professionals and women with ovarian cancer about sexual issues. British journal of cancer. 2003;88:666–671.
[9] Taylor C. Predictors of Sexual Functioning in Ovarian-Cancer Patients. J of Clin Oncol. 2004;22(5):881–889.
[10] Raboch J, Boudnik V, Raboch J Jr. [Sex life following hysterectomy]. Geburtshilfe Frauenheilkd. 1985;45:48–50.
[11] Madeb R, Golijanin D, Knopf J, et al. Patient-reported validated funktional outcome after extraperitoneal robotic-assisted nerve-sparing radical prostatectomy. JSLS 2007;11(4):443–448. Review.

[12] Hasenburg A, Sehouli J, Lampe B, et al. LION-PAW – Lymphadenectomy in Ovarian Neoplasm – Pleasure Ability of Women Prospective substudy of the randomized multicenter LION study. J Clin Oncol. 2018;36(suppl):abstr 5575.

[13] Mascarenhas C, Lambe M, Bellocco R, et al. Use of hormone replacement therapy before and after ovarian cancer diagnosis and ovarian cancer survival. Int J Cancer. 2006;119; 2907–2915.

[14] Mitchell AJ, Chan M, Bhatti H, et al. Prevalence of depression, anxiety, and adjustment disorder in concological, haematological and palliative-care settings: a meta-analysis of 94 interview-based studies. Lancet oncol. 2011;12(2):160–174.

[15] Gershenson DM. Management of ovarian germ cell tumors. J Clin Oncol. 2007;25:2938–2943.

[16] Hasenburg A, Schröck R, Schmalfeldt B, Ortmann O. Nachsorge und Rehabilitation (nach Therapie eines Ovarialkarzinoms). Geburtsh Frauenheilk. 2007;68:382.

[17] Mercadante S, Vitrano V, Catania V. Sexual issues in early and late stage cancer: a review. Support Care Cancer. 2010;18(6):659–665.

[18] Brähler E, Unger U. Sexuelle Aktivität im höheren Lebensalter im Kontext von Geschlecht, Familienstand und Persönlichkeitsaspekten – Ergebnisse einer repräsentativen Befragung. Zeitschrift für Gerontologie. 1994;27:110–115.

2.5 Mammakarzinom

Maren Goeckenjan, Pauline Wimberger

2.5.1 Einführung

Jede 9.–10. Frau wird in ihrem Leben an *Brustkrebs* erkranken. Diese maligne Erkrankung hat heute eine hohe 5-Jahres-Überlebensrate von fast 90 %. Es überrascht daher nicht, dass eine Vielzahl von Frauen, in Deutschland geschätzt weit mehr als 500.000 Frauen, *langzeitig* mit den Folgen ihrer Erkrankung und Therapie leben [1].

2.5.2 Auswirkungen der Diagnose „Brustkrebs"

Die Diagnose Brustkrebs bringt das bisherige Leben ins Wanken. Alles, was für eine Frau Bedeutung hat und die Art wie sie bisher ihr Leben gestaltet, wird angesichts der malignen Erkrankung mit Bedrohung der Gesundheit und der Zukunft in Frage gestellt. So kommt es unweigerlich zu einer dramatischen Störung des privaten und familiären Alltags mit Auswirkungen auf die *Partnerschaft* und Versorgung der Kinder oder auf einen aktuell bestehenden Kinderwunsch. Aber auch der berufliche Alltag und die Karriereplanung werden durch die langfristigen Folgen, vor allem der über Monate dauernden Therapie beeinflusst. Das bisherige Leben tritt in den Hintergrund und es geht für einige Zeit nur um die genaue Beurteilung der Erkrankung und dann um die konkrete, individuelle Therapieplanung, die bei der Erkrankung Brustkrebs besonders komplex ist. Diagnose und Therapie einer lebensbedrohlichen Erkrankung wie des Mammakarzinoms gelten als „*kritisches Lebensereignis*" und führen als *traumatisierende Belastung* zu einem in Studien messbar erhöhten Level an *Stress*, Ängsten und oft auch *Depressivität* bei den betroffenen Frauen [2].

Bei Frauen in festen Beziehungen wird nicht nur die Frau selbst sondern auch der Partner angesichts der Erkrankung mit der konkreten Bedrohung der körperlichen Integrität durch die operative Behandlung und Strahlentherapie und ggf. Chemotherapie, Immuntherapie sowie antihormonelle Medikation mit belastet. Auch bei den Partnern treten im Verlauf der Erkrankung bei Brustkrebs erhöhte Werte für Depressivität und Ängste auf: Brustkrebs wird zur Erkrankung des Paares [3].

2.5.3 Auswirkung der Krebserkrankung der Brust auf die Sexualität

Aufgrund der besonderen Funktionen des äußeren und gut sichtbaren Geschlechtsorgans Brust bei der Frau ist die Bedeutung enorm. Als wichtigstes Symbol für die Weiblichkeit und Fruchtbarkeit, Erotik und Quelle der sexuellen Erregung für Frau und Mann ist die Brust eng mit der Sexualität verknüpft. Die verschiedenen Funktionen des Organes zeigen wie bedrohlich die Diagnose Brustkrebs für die Sexualität ist (Abb. 2.5).

Sexualität betrifft viele Dimensionen des Lebens wie Attraktivität, Körperlichkeit, Libido, Partnerschaft und Liebe sowie Reproduktion – in allen Bereichen spielt das Organ Brust eine besondere Rolle.

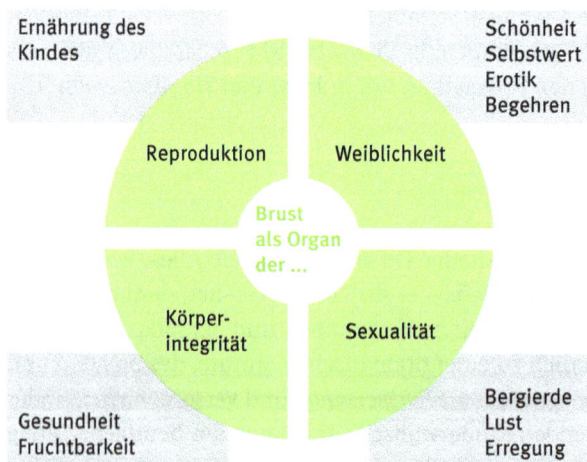

Abb. 2.5: Funktionen der Brust als Organ.

2.5.4 Auswirkungen auf die Sexualität im Allgemeinen

Die Diagnose einer Brustkrebserkrankung ändert die Einstellung zu dem eigenen Körper. Das vermeintlich Gesunde und Stabile im Leben wackelt. Wenn die Brust betroffen
ist, verändert sich die Einstellung zum Körper, ein Organ das bislang für *Attraktivität*,
Sexualität, *Fortpflanzung* stand wird zur konkreten Bedrohung des Lebens. Während
der akuten Phase der Erkrankung und der Auseinandersetzung mit der Diagnose tritt
die sexuelle Lust häufig in den Hintergrund. Frauen schildern ein vermindertes sexuelles Interesse und geringere Initiative und sexuelle Erregung, Gefühllosigkeit in
den Brüsten, fehlende sexuelle Befriedigung, verminderte Lust, selteneres Erleben
eines Orgasmus [4]. Aber auch die gegenteilige Reaktion kann möglich sein, mit der
Entwicklung einer intimeren, vertieften *Beziehung zum Partner*, der Sehnsucht nach
körperlicher Nähe und sexueller Befriedigung kann Sexualität auch ein Ventil sein,
die Krebsdiagnose zu verarbeiten.

Die wichtigste Auswirkung der Diagnose „Brustkrebs" ist wahrscheinlich, dass
Frauen vorübergehend oder langfristig vermeiden, sich nackt zu zeigen und geringeres sexuelles Interesse erleben. Durch die Negativspirale Rückzug – Vermeidung – geringere *Libido* entwickelt sich in einem Großteil der Patientinnen langfristig eine Luststörung mit Auswirkung auf die Paarbeziehung [5].

2.5.5 Auswirkungen der Therapieformen der Primärtherapie

Die Diagnose „Brustkrebs", aber noch vielmehr die Behandlung der Erkrankung
verändern die reproduktive Funktion und Sexualität grundsätzlich. Selbst bei aus-
schließlicher operativer Behandlung ist mitunter eine Auswirkung auf das *Körperbild*
und die *Selbstwahrnehmung* der sexuellen Attraktivität durch *Narbenbildung* und Veränderung des Körpers zumindest vorübergehend anzunehmen. Bei Kombination der
verschiedenen Therapieformen mit Chemotherapie, Strahlentherapie und Hormontherapie zeigt eine vergleichende Studie zu gesunden Frauen ein stark erhöhtes Risiko für Störungen der sexuellen Funktion wie der Lubrikation und Erregung während
der Therapie [6].

Im Folgenden werden die Auswirkungen auf die weibliche Sexualität für die
einzelnen möglichen Komponenten der komplexen Therapie bei Brustkrebs diskutiert [7].

Die operative Therapie nach der Diagnose „Brustkrebs" mit dem Ziel einer *brust-
erhaltenden Operation* und einem kosmetisch ansprechenden Ergebnis durch entsprechende rekonstruktive Maßnahmen führt trotzdem mitunter zu sichtbaren und
traumatisierenden körperlichen Folgen mit Auswirkung auf die Sexualität. Narbenbildung, stigmatisierende Veränderungen der Körperform, *Sensibilitätsstörungen* im
Bereich der Brust und Änderung der *Erregungsbildung* durch Berühren der Brüste
können konkret die Sexualität beeinträchtigen. Trotz *kosmetisch rekonstruktiver Ope-*

rationen empfinden Patientinnen die operierten Brüste oft nicht mehr als den *Schönheitsidealen* oder ihrem Wunschbild entsprechend. Wenn die Symmetrie und die Form der Brust nicht mehr erhalten sind oder selbst bei objektiv gutem operativem Ergebnis, wird die Brust von der Frau häufig nicht mehr so wie vorher wahrgenommen. Nach einer Brustoperation zeigen sich in Studien häufiger ein negativ verändertes Körpergefühl, Attraktivitätsverlust und der Verlust von Weiblichkeit. Besonders nach *Mastektomie* sind die Auswirkungen der Operation auf die Selbstwahrnehmung und das Körperbild tiefgreifend [6]. Diese Probleme können sich mit Veränderung der Kleidung und Meiden von engen Oberteilen, dem Vermeiden, sich selbst nackt zu zeigen und dem Gefühl verstümmelt zu sein, äußern.

Die kosmetischen rekonstruktiven Maßnahmen mit Brustaufbau und angleichenden Operationen, wie sie allen Frauen angeboten werden sollten, haben einen ausgleichenden Effekt, jedoch zeigen sich in Studien auch nach kosmetischen Operationen, dass sexuelle Funktionsstörungen und Partnerschaftskonflikte auftreten können. Diese Aspekte sollten durch die betreuenden Ärztinnen und Ärzte angesprochen werden [8].

Bei einer *Axilladissektion* und der möglichen Langzeitkomplikation eines Lymphödems kommen weitere Komponenten der körperlichen Entstellung und der möglichen Funktionsstörung des Armes sowie Schmerzen hinzu, welche die Sexualität negativ beeinflussen können. Selbst nach *Sentinel Node Biopsien* ist das Risiko für ein Lymphödem erhöht.

Die *Strahlentherapie* der Restbrust, der Brustwand oder der Lymphabflusswege selbst hat vermutlich grundsätzlich geringe Auswirkungen auf sexuelle Funktionen. Während der Behandlung leiden die Frauen jedoch häufig an Hautrötungen oder -reizungen und Berührungsempfindlichkeit. Es lässt sich vermuten, dass das Gefühl der medizinisch-technischen Behandlung ausgeliefert zu sein, sich vorübergehend negativ auf das Selbst- und Körperbild auswirken.

Wahrscheinlich die stärksten Folgen für das Wohlbefinden und die sexuelle Gesundheit während der Behandlung bei Brustkrebs hat die *Chemotherapie*. Durch die akute Toxizität während der Behandlung mit Schleimhautläsionen, Infektionen der Schleimhäute von Mund und ggfs. Scheide sowie der Trockenheit der Vagina sind ganz konkrete Beeinträchtigungen der sexuellen körperlichen Funktion für die Frau erkennbar. Die intensive Beschäftigung mit Gesundheit und Krankheit während der Chemotherapie führt bei vielen Frauen zum Verlust des sexuellen Interesses. Verstärkend wirken die während der Chemotherapie auftretende verminderte Belastbarkeit und das Erschöpfungssyndrom während und nach der Behandlung. Die Kombinationschemotherapie mit *Taxanen* führt bei vielen Frauen zu peripheren Sensibilitätsstörungen mit verminderter Sensorik oder einem Schmerzsyndrom. Auch hier sollte die Frau – neben den gängigen Maßnahmen zum Ausgleich der Beschwerden – gezielt auf mögliche Unterstützung bei sexuellen Beschwerden hingewiesen werden.

Neben den kurzfristigen Effekten während der bei Mammakarzinom bis zu 6 Monate dauernden Chemotherapie kommen die langfristigen Folgen durch die Chemo-

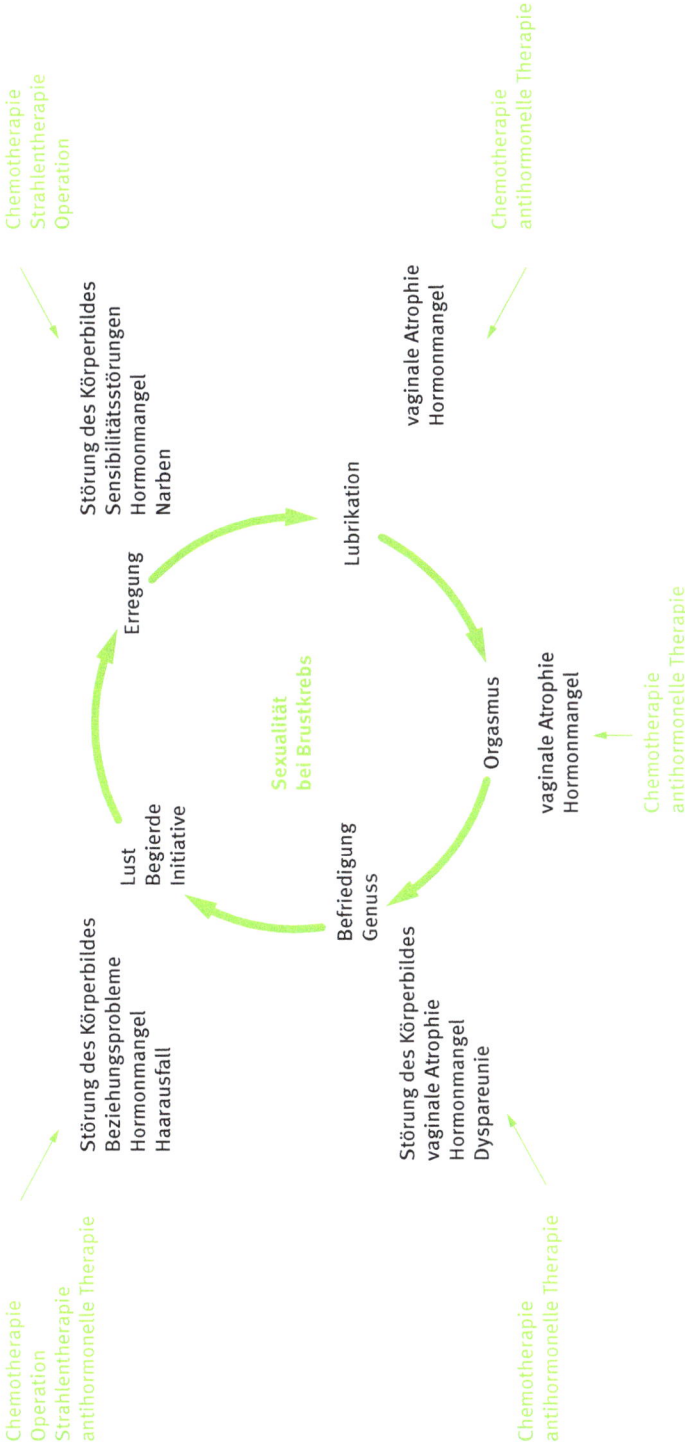

Abb. 2.6: Komplexe Therapie bei Brustkrebs und ihre Auswirkungen auf sexuelle Funktionen.

therapie-induzierte Ovarialinsuffizienz bei jungen Frauen hinzu. Diese zeigt sich mit hormonell bedingter verminderter Libido, Trockenheit und *Atrophie der Scheide*, Erregungsstörung, Verlust der Befriedigung und verminderter Frequenz und Intensität des Orgasmus.

Auch der Verlust der Haare, eines neben den Brüsten weiteren wichtigen Symbols für Attraktivität und Weiblichkeit, führt bei vielen Frauen zur Selbstwahrnehmung als nicht mehr attraktiv. Während der Therapie und im ersten Jahr nach Chemotherapie-Ende sind diese Veränderungen der Sexualität besonders intensiv und für die Frauen belastend.

Die *antihormonelle Therapie* bei Frauen mit Hormonrezeptor-positivem Mammakarzinom wird heute über einen Zeitraum von bis zu 10 Jahren empfohlen. Bei jungen Frauen bewirkt die antihormonelle Therapie die passagere funktionelle Ovarialinsuffizienz, die zu den gleichen Beschwerden wie die Chemotherapie-induzierte Ovarialinsuffizienz führt. Tamoxifen als selektiver Östrogenrezeptorantagonist hat alleine keine eindeutigen negativen Auswirkungen auf die Lust, möglicherweise können aber Dyspareunie, vaginale Trockenheit und Brennen verstärkt auftreten. Die Studienlage ist jedoch nicht eindeutig. Bei Frauen mit langzeitiger Einnahme von Aromatase-Inhibitoren können zudem andere nicht-hormonelle Nebenwirkungen wie Gelenkschmerzen die Sexualität einschränken. In vergleichenden Studien bei Frauen mit Hormonrezeptor-positivem Mammakarzinom und endokriner Therapie sind die negativen Effekte durch Aromatase-Inhibitoren stärker als bei Tamoxifen-Einnahme (Baumgart et al. 2013) [9].

2.5.6 Langzeitige Auswirkungen auf die Sexualität: „Brustkrebs" als chronische Erkrankung

Eine besonders hohe Belastung durch die Diagnose „Brustkrebs" haben Frauen im fertilen Alter. Aufgrund der möglichen Chemotherapie-induzierten ovariellen Insuffizienz und / oder der antihormonellen Therapie ist die reproduktive Lebensphase bedroht.

Eine besondere Situation bei jungen Frauen ist die familiäre Belastung und die risikominimierende beidseitige *Salpingoophorektomie*, wie sie bei einer BRCA-1 oder -2 Mutation nach Abschluss der Familienplanung nach dem 40. Lebensjahr empfohlen wird (S3-Leitlinie Mammakarzinom) [20]. Ein Großteil der Frauen hatte in einer prospektiven Studie mit 118 Frauen nach Operation eine *hypoaktive sexuelle Störung der Lust* [10]. Bei gleichzeitiger bilateraler Mastektomie zeigten sich besonders hohe Raten an Störung der Lust und sexuellem Interesse.

Frauen mit homosexueller oder bisexueller Orientierung benötigen ein besonders sensibles Umgehen mit dem Thema Sexualität nach Brustkrebs. In verschiedenen Studien wird deutlich, dass diese Frauen seltener über ihre Sexualität reden können, aber gleichzeitig eine höhere Stressbelastung aufweisen [11].

Obwohl die generelle Gesundheit nach überstandener Brustkrebserkrankung von der Hälfte der Frauen als gut angesehen wird, gaben in einer Studie durchschnittlich 7 Jahre nach Diagnose 50 % der Frauen sexuelle Funktionsstörungen an. Daher ist es wichtig auch bei guter allgemeiner Gesundheit der Patientin nach der Sexualität zu fragen. Nicht die grundsätzliche Änderung des bisherigen Sexualverhaltens, sondern die Wahrnehmung der sexuellen Funktion als Belastung sind problematische Langzeitfolgen der Diagnose und Therapie [12]. *Übergewicht*, geringe Bewegung und *Depressivität* schon vor der Erkrankung sind Risikofaktoren für die langzeitige Entwicklung von sexuellen Funktionsstörungen. In einer österreichischen Studie mit 105 Frauen, die durchschnittlich 3 Jahre nach Diagnose befragt wurden, zeigte sich als weiterer wichtiger Faktor für die Sexualität, der in Gesprächen berücksichtigt werden sollte, die Qualität der Paarbeziehung [13]. Bei Frauen mit Depressivität und schlechter Kommunikation in der Paarbeziehung kommen sexuelle Probleme besonders häufig vor [3].

Bei *metastasiertem Mammakarzinom* ist die Belastung für die sexuelle Gesundheit besonders ausgeprägt – einerseits durch die konkrete Bedrohung des Lebens und andererseits durch die Nebenwirkungen der Therapie.

2.5.7 Beratungssituation

Besonders junge Frauen wünschen sich das gezielte Ansprechen des Themas Sexualität; dies zeigte eine Studie aus Frankreich, in der mehr als 600 Frauen nach Diagnose „Brustkrebs" zur Zufriedenheit der medizinischen Versorgung bzgl. Sexualität befragt wurden [14]. Risikofaktoren für problematisch erlebte Veränderung der Sexualität nach Brustkrebs sind die Chemotherapie-induzierte ovarielle Insuffizienz, vorbestehende Depressionen und die Entwicklung einer Depression im Verlauf der Erkrankung, Schilddrüsenunterfunktionen, Gewichtsprobleme mit Unter- und Übergewicht und die Unzufriedenheit mit der Paarbeziehung [6,15]. Das erste Gespräch über Sexualität und körperliche Folgen der Therapie noch vor Therapiestart sollte bei jungen Frauen mit der Aufklärung zur *Fertilitätsprotektion* verbunden werden. Es ist darüber hinaus wichtig, bei diesem Gespräch und wiederholt im Verlauf auch Belastungsfaktoren wie z. B. Qualität der Partnerschaft, vorbestehende Depressionen und Gewichtsveränderungen gezielt anzusprechen.

Doch nicht nur junge Frauen profitieren von der Frage nach der aktuellen Lebenssituation und der Sexualität als einem wichtigen Bereich der Lebensqualität. Eine Skala zur Stressbelastung durch und nach Krebs kann helfen, alle Aspekte des Lebens abzufragen und für die einzelne Frau den Betreuungsbedarf individuell abzuschätzen (Abb. 2.7).

Es wird deutlich, wie wichtig es ist, dass Frauen mit Brustkrebs über Sexualität mit kompetenten Ärzten reden können – aber ebenso wichtig ist es, dass die Kommunikation mit dem Partner, mit der Familie und insbesondere mit den Kindern möglich

extreme Stressbelastung

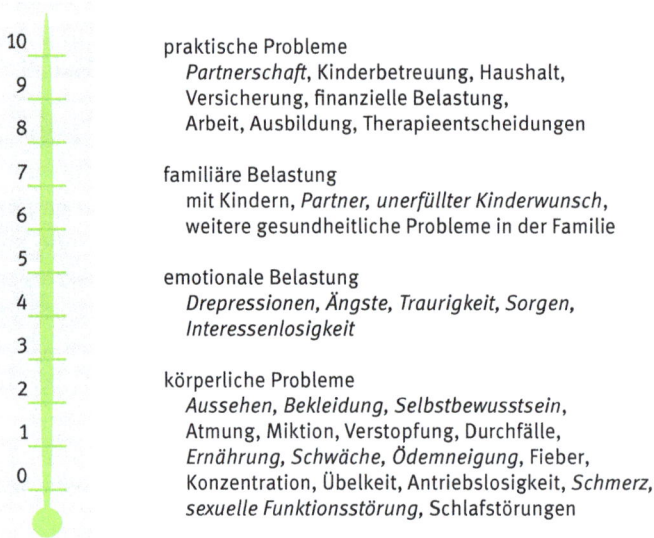

10 praktische Probleme
  Partnerschaft, Kinderbetreuung, Haushalt,
9   Versicherung, finanzielle Belastung,
8   Arbeit, Ausbildung, Therapieentscheidungen

7 familiäre Belastung
  mit Kindern, *Partner, unerfüllter Kinderwunsch*,
6   weitere gesundheitliche Probleme in der Familie

5 emotionale Belastung
4   *Drepressionen, Ängste, Traurigkeit, Sorgen,*
  Interessenlosigkeit
3

2 körperliche Probleme
  Aussehen, Bekleidung, Selbstbewusstsein,
1   Atmung, Miktion, Verstopfung, Durchfälle,
  Ernährung, Schwäche, Ödemneigung, Fieber,
0   Konzentration, Übelkeit, Antriebslosigkeit, *Schmerz,*
  sexuelle Funktionsstörung, Schlafstörungen

keine Stressbelastung

Abb. 2.7: Skala für Stressbelastung der NCCN 2012 [16], kursiv markiert: Stressbelastung mit besonderen Auswirkungen auf die Sexualität. Anwendung: Zunächst Selbsteinschätzung mit Skala, dann genaues Abfragen der einzelnen Aspekte.

wird, um Langzeitfolgen wie Ängste und Depression, Familienprobleme und Trennung vom Partner zu vermeiden. Hierfür gibt es leicht verfügbare Hilfsmittel wie Flyer und Unterstützungsangebote der Selbsthilfegruppen oder eine psychoonkologische Begleitung. Ein Ratgeber des Krebsinformationsdienstes kann im Internet heruntergeladen werden: Ratgeber für Patientinnen und ihre Partner – Weibliche Sexualität und Krebs, 2. Auflage 2014: https://www.krebsinformationsdienst.de/wegweiser/iblatt/krebspatientin-sexualitaet.pdf?m=1415210660&, letzter Zugriff 2.4.2018.

Der Ratgeber vermittelt Hilfsadressen, wie Selbsthilfegruppen und Beratungsstellen z. B. von pro familia oder Kontakte, um Therapeuten der Psychoonkologie oder Sexualmedizin zu finden.

2.5.8 Therapieangebote

Viele Frauen mit Brustkrebs fühlen sich bezüglich der sexuellen Gesundheit nicht ausreichend unterstützt. Zwischen den Bedürfnissen der Patientin und der tatsächlichen Betreuung klafft eine große Lücke. Aber wer fühlt sich verantwortlich für den

Bereich der sexuellen Gesundheit? Der Onkologe oder die Onkologin sind zumeist während der intensiven Behandlungsphase auf die Krebserkrankung fokussiert, so dass „nebensächliche" Themen von der Patientin und den Ärzten nicht aktiv angesprochen werden und auch keine gezielten Therapiekonzepte entwickelt werden können [17]. Speziell ausgebildetes Pflegepersonal kann helfen, diese Lücke der Betreuung zu überbrücken [18].

Vaginale Trockenheit, Unzufriedenheit mit dem Körperbild und der Partnerbeziehung sind besondere Prädiktoren für die allgemeine sexuelle Funktion und sollten gezielt angesprochen werden [19]. Dann kann eine auf die Beschwerdeproblematik ausgerichtete Therapieplanung erfolgen, so wie sie in der Leitlinie der DGGG 2017 [20] empfohlen wird.

Aspekte zur Sexualität, die während der Nachsorge bei Frauen mit Mammakarzinom angesprochen werden sollten und zur Therapieeinleitung genutzt werden können (Leitlinie Mammakarzinom, Version 2017):
– Besprechen von Zeichen und Symptomen von sexueller Dysfunktion oder Probleme mit sexueller Intimität
– Risikofaktoren für sexuelle Dysfunktion beurteilen und behandeln
– Nicht-hormonelle, wasser-basierte Gleitmittel und Feuchtigkeitscremes für Scheidentrockenheit anbieten
– Angebot von psychoedukativer Unterstützung, Gruppentherapie,
– Sexualberatung, Eheberatung und / oder intensiver Psychotherapie

Sexualität kann nicht nur auf die rein biologischen Funktionen reduziert werden. Eine sexuelle Neuorientierung nach Erkrankung ist ein langer Prozess. Neben der Beratung zum Umgang mit Scheidentrockenheit und möglichen Wechseljahresbeschwerden können auch weitere Information zur Sexualität hilfreich sein. Dazu gehört die Verwendung von Lubrikanzien oder anderen sexuellen Hilfsmitteln wie Vibrator oder pornographischen Videos zur Stimulation, die Erweiterung des sexuellen Repertoires, Veränderung von Positionen oder Änderung von bisherigen Vorlieben. Die Vermeidung von sexuellen körperlichen Kontakten führt zu einem sich weiter verstärkenden Rückzug – je geringer die sexuelle Aktivität ist, desto geringer sind die sexuelle Lust, Initiative und Phantasie. Es resultiert der Rückzug mit weiterer Vermeidung von Berührung und sexuellen Kontakten. Diese Aspekte offen anzusprechen, kann den Weg in eine sexualmedizinische Therapie als Einzelbehandlung oder Paartherapie bereiten [21]. Sexualität sollte auch bei Frauen ohne Partner angesprochen werden. Sie zu motivieren, sich wieder aktiv auf die Suche nach einem Partner zu begeben, kann neue Lebenskräfte freisetzen.

Hormontherapie bei Frauen vor allem nach Hormon-Rezeptor positivem Brustkrebs verbietet sich bis heute [20]. Die Komplementärmedizin kann den Frauen Unterstützung bieten. Phytotherapie verringert besonders in Kombination mit Bewegung und Verhaltensänderungen die typischen menopausalen Beschwerden wie

Hitzewallungen, Schwitzen und dadurch bedingte Schlafstörungen, ist aber nicht so effektiv wie die Substitution von Östrogen [22]. Präparate ohne direkte östrogenartige Wirkung, die empfohlen werden könnten, sind Traubensilberkerze (Cimicifuga racemosa), Johanniskraut oder Rhabarber. Die Verringerung der menopausalen Beschwerden kann die Lebensqualität und damit indirekt die sexuelle Lust und das Interesse verbessern. Gerade die ganzheitlich den Menschen berücksichtigende traditionell chinesische Medizin kann umfassend verschiedene Aspekte der Lebensqualität verbessern und bietet einen weiteren Ansatz zur Behandlung von sexuellen Funktionsstörungen [23].

Die lokale niedrig-dosierte Östriolbehandlung bei Frauen mit Hormonrezeptor positivem Mammakarzinom kann in Einzelfällen erfolgen und wird nicht mehr grundsätzlich als kontraindiziert angesehen. Möglich sind zur lokalen Behandlung der vaginalen Atrophie außerdem vaginale Pflegecremes mit z. B. Hyaluronsäure, Vaseline oder Olivenöl.

Literatur

[1]   Robert-Koch-Institut, Krebsdaten 2013–2014: https://www.krebsdaten.de/Krebs/ DE/Content/Publikationen/Krebs_in_Deutschland/kid_2017/kid_2017_c50_brust. pdf?__blob=publicationFile

[2]   Cook SA, Salmon P, Hayes G, Byrne A, Fisher PL. Predictors of emotional distress a year or more after diagnosis of cancer: a systematic review of the literature. Psychooncology. 2018;27:791– 801. doi: 10.1002/pon.4601.

[3]   Milbury K, Badr H. Sexual problems, communication patterns, and depressive symptoms in couples coping with metastatic breast cancer. Psychooncology. 2013;22:814–822. doi: 10.1002/pon.3079.

[4]   Male DH, Fergus KD, Cullen K. Sexual identity after breast cancer: sexuality, body image, and relationship repercussions. Curr Opin Support Palliat Care. 2016;10:66–74. doi: 10.1097/ SPC.0000000000000184.

[5]   Takahashi M. Psychosocial distress among young breast cancer survivors: implications for healthcare providers. Breast Cancer. 2014;21:664–669. doi: 10.1007/s12282-013-0508-9.

[6]   Lee MC, Bhati RS, von Rottenthaler EE, et al. Therapy choices and quality of life in young breast cancer survivors: a short-term follow-up. Am J Surg. 2013;206:625–631. doi: 10.1016/j. amjsurg.2013.08.003.

[7]   Gilbert E, Ussher JM, Perz J. Sexuality after breast cancer: a review. Maturitas. 2010;66:397– 407. doi: 10.1016/j.maturitas.2010.03.027.

[8]   Loaring JM, Larkin M, Shaw R, Flowers P. Renegotiation sexual intimacy in the context of altered embodiment: the experience of women with breast cancer and their male partners following mastectomy and reconstruction. Health Psychol. 2013;34:426–436. doi: 10.1037/hea0000195.

[9]   Baumgart J, Nilsson K, Evers AS, Kallak TK, Poromaa IS. Sexual dysfunction in women on adjuvant endocrine therapy after breast cancer. Menopause. 2013;20(2):162–168. Doi:10.1097/ gme.0b013e31826560da.

[10] Tucker PE, Saunders C, Bulsara MK, et al. Sexuality and quality of life in women with a prior diagnosis of breast cancer after risk-reducing salpingo-oophorectomy. Breast. 2016;30:26–31. doi: 10.1016/j.breast.2016.08.005.

[11] Boehmer U, Glickman M, Winter M, Clarf MA. Long-term breast cancer survivors` symptoms and morbidity: differences by sexual orientation? J Cancer Surviv. 2013;7:203–210. doi: 10.1007/s11764-012-0260-8.

[12] Raggio GA, Butryn ML, Arigo D, Mikorski R, Palmer SC. Prevalence and correlates of sexual morbiditiy in long-term breast cancer survivors. Psychol Health. 2014;29:632–650. doi: 10.1080/08870446.2013.879136.

[13] Oberguggenberger A, Martini C, Huber N, et al. Self-reported sexual health: Breast cancer survivors compared to women from the general population – an observational study. BMC Cancer. 2017;18:599. doi: 10.1186/s12885-017-3580-2.

[14] Ben Charif A, Bouhnik AD, Prey D, et al. Satisfaction with fertility- and sexuality-related information in young women with breast cancer-ELIPSSE40 cohort. BMC Cancer. 2015;15:572. doi: 10.1186/s12885-015-1542-0.

[15] Kedde H, van de Wiel HB, Weijmar Schultz WC, Wijsen C. Subjective sexual well-being and sexual behavior in young women with breast cancer. Support Care Cancer. 2013;21:1993–2005. doi: 10.1007/s00520-013-1750-6.

[16] Hoffman B, Zevon M, D'Arrigo M, Cecchini T. Screening for distress in cancer patients: The NCCN rapid-screening measure. Psycho-Oncology. 2004;13:792–799.

[17] Halley MC, May SG, Rendle KA, Froch DL, Kurian AW. Beyond barriers: fundamental "disconnects" underlying the treatment of breast cancer patients' sexual health. Cult Health Sex. 2014;16:1169–1180. doi: 10.1080/13691058.2014.939227.

[18] Smith A. A workshop for educating nurses to address sexual health in patients with breast cancer. Clin J Oncol Nurs. 2015;19:248–250. doi: 10.1188/15.CJON.248-250.

[19] Boquiren VM, Esplen MJ, Wong J, et al. Sexual functioning in breast cancer survivors experiencing body image disturbance. Psychooncology. 2016;25:66–76. doi: 10.1002/pon.3819.

[20] Leitlinie der DGGG, Mammakarzinom Version 2017 http://www.leitlinienprogramm-onkologie.de/fileadmin/user_upload/LL_Mammakarzinom_Langversion_4.0.pdf (letzter Zugriff 03.04.2018).

[21] Carroll AJ, Baron SR, Carroll RA. Couple-based treatment for sexual problems following breast cancer: a review and synthesis of the literature. Support Care Cancer. 2016;24:3651–3659. doi: 10.1007/s00520-016-3218-y.

[22] Villaseca P. Non estrogen convertional and phytochemical treatments for vasomotor symptoms: what needs to be known for practice. Climacteric. 2012;15:115–124. doi: 10.3109/13697137.2011.624214.

[23] Goeckenjan M, Germeyer A. Traditionelle chinesische Medizin in der Peri- und Postmenopause. Der Gynäkologe. 2015;1. doi: 10.1007/s00129-014-3430-0

3 Medikamentöse Therapie

3.1 Optionen der Hormonersatztherapie (HRT) bei Frauen mit Mammakarzinom oder gynäkologischen Tumoren

Tanja Fehm

3.1.1 Notwendigkeit einer HRT bei gynäkologischen Krebserkrankungen

Die meisten gynäkologischen Krebserkrankungen führen bei Frauen im fertilen Alter entweder durch die operative Therapie bzw. Radio- und / oder Systemtherapie zu einem Verlust der Ovarien oder der noch vorhandenen Ovarialfunktion und somit zum Auftreten von postmenopausalen Beschwerden. Meist treten die Beschwerden innerhalb kurzer Zeit nach erfolgter Therapie auf, so dass die Patientinnen die vorzeitige Postmenopause mit den klassischen Symptomen wie Hitzewallungen, vaginale Trockenheit, Dyspareunie, Stimmungsschwankungen, Konzentrationsschwäche oder Schlafstörungen als besonders belastend erleben. Da der Einfluss einer Hormonersatztherapie bei gynäkologischen Erkrankungen mit zusätzlichen Risiken für den Verlauf der Erkrankung verbunden sein kann, ist eine individuelle Risiko-Nutzen-Bewertung – je nach Art der HRT und Krebserkrankung – für die Patientin von besonderer Bedeutung. Häufig sind Onkologen sehr zurückhaltend bei der Verordnung einer HRT, wenngleich die Datenlage bei hohem Leidensdruck für die meisten Konstellationen für eine HRT spricht. Im Nachfolgenden werden die Risiken und Interaktionen einer HRT für die jeweilige gynäkologische Krebserkrankung diskutiert.

3.1.2 HRT bei Patientinnen mit Endometriumkarzinom

Das Endometriumkarzinom ist das häufigste Genitalmalignom der Frau mit 25 Neuerkrankungen pro 100.000 Frauen im Jahr. Der wichtigste Risikofaktor für die Entstehung eines Endometriumkarzinoms stellt u. a. der Östrogenüberschuss (bedingt z. B. durch Adipositas oder einer Östrogenmonotherapie bei vorhandenem Uterus) dar. Der Altersgipfel liegt bei 67 Jahren. Dennoch sind 20–25 % aller Frauen prämenopausal bzw. 5 % unter 40 Jahren. Bei jüngeren Frauen muss auch an eine hereditäre Erkrankung gedacht werden (Lynch-Syndrom oder HNPCC). Man unterscheidet beim Endometriumkarzinom zwei Subtypen, die sich durch eine unterschiedliche Tumorbiologie und Prognose unterscheiden. Ca. 10 % aller Patientinnen weisen ein hormonunabhängiges Endometriumkarzinom auf. Dieses ist meist schlecht differenziert und zeichnet sich durch einen sehr ungünstigen klinischen Verlauf aus (Typ II-Karzinome). Die Mehrheit der Patientinnen hat jedoch ein östrogenabhängiges Endometriumkarzinom. Dies ist in der Regel Hormonrezeptor-positiv, gut differenziert und

https://doi.org/10.1515/9783110541618-003

mit einer exzellenten Prognose assoziiert. Die 5-Jahres-Überlebensrate liegt in den frühen Stadien bei über 90 %. Auf Grund der Tumorbiologie und dem Vorhandensein von Hormonrezeptoren wird häufig befürchtet, dass bei diesem Subtyp eine HRT ggfs. eine beginnende Metastasierung unterstützen und somit die Prognose verschlechtern kann.

Mittlerweile liegen mehrere Studien zu einer HRT beim Endometriumkarzinom vor (Tab. 3.1) [1–3]. In der Regel wurden die Studien nur beim frühen Endometriumkarzinom Stadium I oder II durchgeführt. Eine Unterscheidung in Subtypen wurde nicht durchgeführt. Interessanterweise konnte keine der Studien einen negativen Effekt auf das klinische Outcome durch eine HRT zeigen, unabhängig davon, ob diese als Östrogenmonotherapie oder Kombinationstherapie durchgeführt wurde. In einigen Studien konnte sogar ein positiver Effekt auf das Gesamtüberleben und das rezidivfreie Überleben beobachtet werden. Aus diesem Grund kann bei hohem Leidensdruck auch nach der Therapie eines Endometriumkarzinoms eine HRT eingesetzt

Tab. 3.1: Einfluss einer HRT beim Endometriumkarzinom modifiziert nach del Carmen M. et al. 2017 [1] und Singh P. et al. 2010 [3].

Autor	Jahr	Pat mit HRT/ Kontrollen (Stadium)	Studienart	HRT	Rezidivrisiko/Prognose
Chapman	1996	61/61 (I, II)	retrospektiv Case control	E oral oder vaginal ± MPA 2,5 mg	kein Einfluss auf Todesfälle und DFS
Suriano	2001	75/75 (I-III)	retrospektiv Case control	E oral ± MPA 2,5 mg	HRT günstig: Rezidivrate ↓ DFS ↑
Craesman	1986	47/174 (I)	retrospektiv Case control	E oral, E vaginal, beides	HRT günstig: OS und DFS ↑
Lee	1990	44/99 (I)	retrospektiv Case control	E ± P	keine Todesfälle in HRT-Gruppe 8 % in der Kontrollgruppe
Ahyan	2006	50/52 (I, II)	prospektiv Case control	E + 2,5 mg MPA	keine Rückfälle in HRT-Gruppe; 1 Rückfall in der Kontrollgruppe
Barakat	2006	618/618 (I-II)	prospektiv Case control	E oral	Studienabbruch, geringe Rezidivrate unter HRT versus Controls (2,1 % versus 1,6 %)
Shim	2014	1975 (gesamt)	Metaanalyse	verschiedene	Monotherapie: keinen Effekt Kombi-Therapie: protektiv

E: Östrogen; MPA: Medroxyprogesteronacetat; DFS: Disease-free Survival; OS: Overall Survival.

werden. Ob ein rezidivfreies Intervall von z. B. 1–2 Jahren vor dem Beginn einer HRT vorliegen sollte, wird kontrovers diskutiert. Valide Daten finden sich hierfür nicht. Ebenso ist noch nicht abschließend geklärt, ob auf Grund der Hormonabhängigkeit eine kombinierte HRT erfolgen muss. 2014 wurde eine Metaanalyse von Shim SH et al publiziert [2]. Während eine Östrogenmonotherapie keinen Einfluss auf das Rezidivrisiko hatte, war das Rückfallrisiko bei Patientinnen mit einer Kombinationstherapie signifikant reduziert. Allerdings ist die Aussagekraft dieser Studie reduziert, da nur 50 % der Patientinnen tatsächlich eine Kombinationstherapie erhalten hatten. In den aktuellen Leitlinien wie z. B. den NCCN-Guidelines wird als HRT nur die Östrogenmonotherapie empfohlen [4].

Die Datenlage zusammenfassend betrachtet, kann eine HRT in den frühen Stadien des Endometriumkarzinoms nach entsprechender Risikoaufklärung und individueller Risikoabwägung angeboten werden, da es keine Evidenz gibt, dass das klinische Outcome durch eine HRT negativ beeinflusst wird.

3.1.3 HRT bei Patientinnen mit Uterussarkomen

Uterussarkome kommen insgesamt sehr selten vor. Mit Ausnahme der low grade – endometrialen Stromasarkome gelten Uterussarkome als hormonunabhängig. Aus diesem Grund wird nur bei der Subgruppe der endometrialen Stromasarkome von einer HRT abgeraten [5].

3.1.4 HRT bei Patientinnen mit Ovarialkarzinom

Das Ovarialkarzinom ist das zweithäufigste Genitalmalignom mit einer Inzidenz von 16 Neuerkrankungen pro 100.000 Einwohner. Der Altersgipfel liegt bei ca. 63 Jahren. Man unterscheidet muzinöse, klarzellige, endometrioide und serös-papilläre Ovarialkarzinome. Neben der radikalen Operation erhalten alle Patientinnen in der Regel eine Chemotherapie mit Paclitaxel / Carboplatin und ggfs. Bevacizumab. Da das Ovarialkarzinom meist im Spätstadium diagnostiziert wird, ist die Prognose schlecht. Die 5-JÜR liegt bei durchschnittlich 30–50 %. Der Anteil an prämenopausalen Patientinnen ist mit 3–17 % sehr gering. Da die Krebserkrankung in der Regel einen ungünstigen Verlauf hat, spielt der Einfluss einer postoperativen HRT eher eine untergeordnete Rolle.

Dennoch gibt es mehrere klinische Studien, die den Einfluss einer HRT auf die Prognose einer Ovarialkarzinomerkrankung evaluierten (Tab. 3.2). Diese konnten alle keinen negativen Effekt auf den klinischen Verlauf zeigen. Eine kürzlich publizierte Metaanalyse mit über 1400 Patientinnen zeigte ebenfalls keinen negativen Einfluss auf das rezidivfreie Überleben und Gesamtüberleben unabhängig von einzelnen Subgruppen. Insbesondere auch beim endometrioiden Ovarialkarzinom, welches als be-

Tab. 3.2: Einfluss der HRT auf die Prognose beim Ovarialkarzinom modifiziert nach del Carmen M. et al. 2017 [1] und Singh P. et al. 2010 [3].

Autor	Jahr	HRT vs. Control (N)	Stadium	Studienart	HRT	Rezidivrisiko / Prognose
Guidozzi	1999	59 66	I–IV	randomi- sierte Studie	E	kein Unterschied bezgl. DFS/OS
Eles	1991	78 195	I–IV	retrospektiv Case control	E, E + P, E + T	kein Unterschied bezgl. DFS/OS
Ursic-Vrscaj	2001	24 48	I–III	retrospektiv Case control	E, E + P, E + T	kein Unterschied bezgl. DFS/OS
Mascarenhas	2006	150 499	I–IV	retrospektiv Case control	E E + P	mit HRT bessere OS OR 0,57 (0,42–0,78)
Li	2012	31 44	I–IV	randomisier- te Studie	E + P	kein Unterschied bezgl. OS
Eles	2015	75 75	I–IV	randomisier- te Studie	E	kein Unterschied bezgl. DFS/OS

E: Östrogen, T. Testosteron, DFS: Dsease-free Suvrival. OS: Overall Survival, OR: Odd's ratio.
Studie Eales: OS deutlich verbessert, Mortalität von 91 % auf 71 % reduziert

sonders Östrogen-sensitiv gilt, konnte keine Verschlechterung des klinischen Verlaufs festgestellt werden [6]. Die Daten wurden durch eine weitere aktuelle Metaanalyse mit über 1500 Frauen bestätigt [7]. Eine aktuelle prospektiv randomisierte Studie konnte sogar eine signifikante Verbesserung des Gesamtüberlebens bei Ovarialkarzinompatientinnen demonstrieren [8]. Deshalb kann auch nach der aktuellen S3 Leitlinie maligner Ovarialtumoren eine Hormontherapie nach entsprechender Aufklärung durchgeführt werden (S3-Leitlinie Diagnostik, Therapie und Nachsorge maligner Ovarialtumoren, Version 2.0 – September 2016, AWMF-Registernummer: 032/035OL) [9].

3.1.5 HRT bei Patientinnen mit Keimzell- und Keimstrangstromatumoren

Bei den seltenen Keimzelltumoren (e. g. Dysgerminom) gibt es keine belastbaren Gründe, keine HRT durchzuführen, insbesondere da es sich hier meist um junge Frauen handelt. Bei den Keimstrangstromatumoren (e. g. Granulosazelltumor) gibt es auf Grund der Seltenheit wenig Daten. Da es sich hierbei allerdings um einen hormonaktiven Tumor handelt, ist die HRT eher zurückhaltend einzusetzen. Evidenzbasierte Empfehlungen sind hierzu nicht vorhanden.

3.1.6 HRT bei Patientinnen mit Zervixkarzinom

Die Inzidenz des Zervixkarzinoms hat in den letzten Jahren auf Grund der Krebsfrüherkennung signifikant abgenommen und liegt derzeit bei 11 Neuerkrankungen pro 100.000 Frauen. Das Zervixkarzinom hat zwei Altersgipfel mit 35–39 sowie 60–69 Jahren. 85–90 % der Zervixkarzinome sind Plattenepithelkarzinome. Bei 15 % der Patientinnen liegt ein Adenokarzinom vor. Die Frühstadien werden in der Regel operativ therapiert. Liegt ein Plattenepithelkarzinom vor, kann ovarerhaltend vorgegangen werden. Beim Adenokarzinom muss das Risiko einer potentiellen ovariellen Metastasierung mit bis zu 4 % in den Frühstadien diskutiert werden. Ab FIGO IIb oder bei Nodalbefall bzw. Vorliegen mehrerer Risikofaktoren sollte eine Radiochemotherapie durchgeführt werden. Hier kann die prophylaktische Ovariopexie zum Erhalt der Funktion der Ovarien diskutiert werden. Falls die endokrine Ovarfunktion nicht erhalten werden kann, ist auf Grund des meist jungen Alters der Patientinnen die Hormonersatztherapie ein zentrales Thema in der Nachsorge.

Der Einsatz der HRT muss differenziert betrachtet werden. Beim Plattenepithelkarzinom der Zervix wird das Risiko durch eine HRT als gering eingestuft, da dieses als hormonunabhängig gilt. Beim Adenokarzinom wird ein negativer Effekt diskutiert, da Östrogenmetabolite möglicherweise zusammen mit dem humanen Papillomvirus die Zellproliferation von Karzinomzellen stimulieren können. Aus diesem Grund wird tendenziell eine kombinierte HRT empfohlen. Dies gilt auch für Patientinnen mit Uteruserhalt und Radiochemotherapie. In seltenen Fällen können trotz Radiotherapie nicht „abladierte" Endometriuminseln aktiv bleiben und zu Blutungen oder einer Hämatometra führen.

Generell ist jedoch die Datenlage zur HRT beim Zervixkarzinom schlecht. Es gibt nur eine randomisierte Studie von Ploch et al. [10]. Insgesamt wurden 120 Patientinnen eingeschlossen, die entweder eine Östrogenmonotherapie, Kombinationstherapie oder ein Placebo erhielten. Die Rezidivraten unterschieden sich nicht, tendenziell war das Gesamtüberleben in der HRT-Gruppe besser.

Auf Grund der vorliegenden Daten erscheint die HRT beim Zervixkarzinom aus onkologischer Sicht sicher. Beim Adenokarzinom muss die kombinierte HRT diskutiert werden. In der aktuellen S3-Leitlinie zum Zervixkarzinom werden allerdings keine Empfehlungen gegeben [11].

3.1.7 HRT beim Vulvakarzinom

Das Vulvakarzinom galt lange Zeit als das Karzinom der ältern Frau. In den letzten Jahren hat die Inzidenz stetig zugenommen – vorallem auch bei den jüngeren Frauen. Da in der Regel ein Plattenepithelkarzinom vorliegt, kann eine HRT bei entsprechender Beschwerdesymptomatik indiziert werden.

3.1.8 HRT beim Mammakarzinom

Das Mammakarzinom ist mit 70.000 Neuerkrankungen pro Jahr die häufigste Krebserkrankung der Frau. 70–80 % der Mammakarzinome sind hormonrezeptor(HR)-positiv und gelten als hormonabhängig.

30–40 % der Mammakarzinom-Patientinnen erhalten auf Grund der Risikokonstellation in der Prämenopause eine Chemotherapie, die das Auftreten einer vorzeitigen Ovarialinsuffizienz begünstigt. Zusätzlich werden alle Patientinnen mit einem HR-positiven Mammakarzinom im Anschluss mit einer anti-endokrinen Therapie, z. B. mit Tamoxifen oder einem Aromataseinhibitor behandelt, die die postmenopausalen Beschwerden, insbesondere die Hitzewallungen, verstärken können. Daher ist die Frage nach einer HRT – vor allem bei längerem rezidivfreien Intervall – durchaus gegeben. Bei HR-negativen Patientinnen könnte eine HRT im Einzelfall erwogen werden, da eine Interaktion mit der Tumorerkrankung unwahrscheinlich ist [12]. Hingegen wird beim HR-positiven Mammakarzinom auf Grund der möglichen Prognoseverschlechterung definitiv abgeraten, wenn gleich die Datenlage dies nicht eindeutig bestätigt. Insgesamt liegen zwei randomisierte Studien und ein systemischer Review zu dieser Fragestellung vor. Tab. 3.3 fasst die Ergebnisse zusammen. Auf Grund der erhöhten Anzahl an Rezidiven unter einer HRT wurde die HABITS [12] und schließlich die Stockholm-Studie [13] gestoppt. Die Ergebnisse des Stockholm-Trials konnten die erhöhte Rezidivwahrscheinlichkeit der HABITS-Studie – auch im 10-Jahres Follow-up – nicht bestätigen [14]. Dies zeigte sich auch in mehreren Beobachtungsstudien [15]. Dennoch wird von der HRT beim Mammakarzinom definitiv abgeraten und ggfs. auf eine lokale vaginale Östrogengabe und nicht hormonhaltigen Medikamente (z. B. selektive Serotonin-*Reuptake*-Inhibitoren) zur Reduktion der postmenopausalen Beschwerden verwiesen (siehe Kap. 3.2.). Dies entspricht auch der aktuellen Empfehlung der S3-Leitlinie „Mammakarzinom" [16].

Tab. 3.3: Rezidivrisiko bei Patientinnen mit Mammakarzinom mit und ohne HRT.

Studien	HABITS	Stockholm	Systematic review
n	434	378	669
HR (95 %-KI) Rezidivrisiko	3,3 (1,5–7,4)	0,82 (0,35–1,9)	0,82 (0,58–1,15)
Follow-up	2,1 Jahre	4 Jahre	30 Monate
HRT-Dauer	2 Jahre	5 Jahre	Ca. 2,5 Jahre

3.1.9 Vaginale Östrogenapplikation

Häufig steht die vaginale Trockenheit oder Atrophie im Vordergrund, so dass weniger eine systemische Gabe, sondern eher eine lokale niedrig-dosierte Östrogengabe sinnvoll ist. Bei vaginaler Gabe kommt in der Regel Estriol (E3) in der Dosierung zwischen 0,03 und 0,5 mg statt Estradiol (E2) zum Einsatz. Die systemische Wirkung ist bei diesen niedrig dosierten Präparaten sehr gering. So gilt beim Mammakarzinom die vaginale Applikation von 0,03 mg E3 ggfs. in Kombination mit Lactobazillen (e. g. Oekolp 0,03, Gynoflor) aus onkologischer Sicht als vertretbar. Der E2-Spiegel wird im Blut nahezu nicht erhöht [17]. Bei einer lokalen Gabe muss bei noch vorhandenem Uterus keine zusätzliche Gestagentherapie erfolgen. Die vaginale Behandlung mit Östrogenen spielt vor allem auch bei den Zervixkarzinomen eine große Rolle. Radiotherapie bedingte Vaginalstenosen und -atrophien können durch die regelmäßige Anwendung von Östrogenen in Kombination mit der Verwendung von Vaginaldilatatoren schon während der Strahlentherapie deutlich in ihrem Ausprägungsgrad reduziert werden.

Literatur

[1]   Del Carmen MG, Rice LW. Management of menopausal symptoms in women with gynecologic cancers. Gynecol Oncol. 2017;146(2):427–435.

[2]   Shim SH, Lee SJ, Kim SN. Effects of hormone replacement therapy on the rate of recurrence in endometrial cancer survivors: a meta-analysis. Eur J Cancer. 2014;50(9):1628–1637.

[3]   Singh P, Oehler MK. Hormone replacement after gynecological cancer. Maturitas. 2010;65:190–197.

[4]   Koh WJ, Greer BE, Abu-Rustum NR, et al. Uterine neoplasms, version 1.2014. J Natl Compr Canc Netw. 2014;12(2):248–280.

[5]   Guidozzi F. Estrogen therapy in gynecological cancer survivors. Climacteric. 2013;16(6):611–617.

[6]   Li D, Ding CY, Qiu LH. Postoperative hormone replacement therapy for epithelial ovarian cancer patients: a systematic review and meta-analysis. Gynecol Oncol. 2015;139(2):355–362.

[7]   Pergialiotis V, Pitsouni E, Prodromidou A, et al. Hormone therapy for ovarian cancer survivors: systematic review and meta-analysis. Menopause. 2016;23(3):335–342.

[8]   Eeles RA, Morden JP, Gore M, et al. Adjuvant hormone therapy may improve survival in epithelial ovarian cancer: Results of the AHT randomized trial. J Clin Oncol. 2015;33(35):4138–4144.

[9]   Leitlinienprogramm Onkologie (Deutsche Krebsgesellschaft, Deutsche Krebshilfe, AWMF): S3-Leitlinie Diagnostik, Therapie und Nachsorge maligner Ovarialtumoren, Langversion 2.0 2016, AWMF-Registernummer: 032/035OL, http://leitlinienprogramm-onkologie.de/Ovarialkarzinom.61.0.html (Stand 25.01.2018).

[10] Ploch E. Hormonal replacement therapy in patients after cervical cancer treatment. Gynecol Oncol. 1987;26(2):169–177.

[11] S3-Leitlinie Diagnostik, Therapie und Nachsorge der Patientin mit Zervixkarzinom, Langversion, 1.0, 2014, AWMF-Registernummer: 032/033OL, http://leitlinienprogramm-onkologie.de/Leitlinien.7.0.html (Stand: 26.01.2018).

[12] Holmberg L, Anderson H. HABITS steering and data monitoring committees. HABITS (hormonal replacement therapy after breast cancer--is it safe?), a randomised comparison: trial stopped. Lancet. 2004;363(9407):453–455.

[13] von Schoultz E, Rutqvist LE. Stockholm Breast Cancer Study Group. Menopausal hormone therapy after breast cancer: the Stockholm randomized trial. J Natl Cancer Inst. 2005;97(7):533–535.

[14] Fahlén M, Fornander T, Johansson H, et al. Hormone replacement therapy after breast cancer: 10 year follow up of the Stockholm randomised trial. Eur J Cancer. 2013;49(1):52–59.

[15] Col NF, Hirota LK, Orr RK, et al. Hormone replacement therapy after breast cancer: a systematic review and quantitative assessment of risk. J Clin Oncol. 2001;19(8):2357–2363.

[16] Leitlinienprogramm Onkologie (Deutsche Krebsgesellschaft, Deutsche Krebshilfe, AWMF): S3-Leitlinie Früherkennung, Diagnose, Therapie und Nachsorge des Mammakarzinoms, Version 4.0, 2017 AWMF Registernummer: 032-045OL, http://www.leitlinienprogramm-onkologie.de/leitlinien/mammakarzinom/ (abgerufen am: 25.01.2018).

[17] Donders G, Neven P, Moegele M, et al. Ultra-low-dose estriol and Lactobacillus acidophilus vaginal tablets (Gynoflor®) for vaginal atrophy in postmenopausal breast cancer patients on aromatase inhibitors: pharmacokinetic, safety, and efficacy phase I clinical study. Breast Cancer Res Treat. 2014;145(2):371–379.

3.2 Nichthormonelle Behandlung menopausaler Symptome – Komplementärtherapie sexueller Probleme

Evelyn Klein

Mit zunehmender Evidenz komplementärmedizinischer Maßnahmen und Therapien steigt die Akzeptanz und damit deren Einsatz auch im gynäkologisch-onkologischen Bereich [1].

Aktuell ist der Bereich der Komplementärtherapien von verschiedensten Begriffen und Definitionen geprägt. Erfreulicherweise wird heutzutage immer mehr von der „Integrativen Medizin" oder „Integrativen Onkologie" gesprochen. Hiermit ist ein ganzheitliches Therapiekonzept, welches ein Zusammenspiel von wissenschaftlicher, evidenzbasierter und komplementärer, erfahrungsbegründeter Medizin ist, gemeint. Die komplementären Ansätze, die mittlerweile in vielen Bereichen ein hohes Evidenzniveau aufweisen, werden in das schulmedizinische Behandlungskonzept integriert und ergänzend im Sinne einer ganzheitlichen Behandlung angewandt [2–5]. Auf Grund der stetigen Relevanz wurde auch vor einigen Jahren unter dem Dach der Arbeitsgemeinschaft Gynäkologische Onkologie (AGO) eine Kommission Integrative Medizin (AG Imed) gegründet. Die Kommission befasst sich mit wissenschaftlichen, klinischen und strukturellen Themen aus den Bereichen der Komplementärmedizin und analysiert diese auf Evidenz und im Blick auf eine mögliche Einbindung in bestehende onkologische Behandlungskonzepte [6,7].

Abzugrenzen hiervon ist die Alternativmedizin, die Maßnahmen bezeichnet, die nicht nur außerhalb der klassischen Schulmedizin stehen, sondern auch anstelle der wissenschaftlichen begründeten Medizin eingesetzt werden.

Es ist daher Aufgabe von uns Ärzten, gerade auch in der onkologischen Behandlung, unseren Patienten die Möglichkeiten der komplementären Methoden und auch die Grenzen der eingesetzten Präparate, Therapien und Empfehlungen zu vermitteln. Hierbei sind detaillierte Informationen über Nutzen, Effektivität, Evidenz und Sicherheit essentiell. Zunehmend spielen Interaktionen bei unseren komplexen onkologischen Konzepten eine Rolle und müssen auch im Hinblick auf komplementäre Therapien bedacht werden.

Trotz der Tatsache, dass prospektive, evidenzbasierte Daten zur integrativen Medizin häufig noch unzureichend sind, gibt es im weiten Feld der integrativen Onkologie bereits gute evidenz- und erfahrungsbasierte Konzepte, die sinnvoll in der gynäkologischen Onkologie eingesetzt werden können. Diese sollen im Folgenden nun speziell im Hinblick auf mögliche sexuelle Probleme bei gynäkologisch-onkologischen Erkrankungen erläutert werden.

3.2.1 Scheidentrockenheit und Vulvovaginitis

Die Chemotherapie, Strahlentherapie aber auch die unterschiedlichen Antihormontherapien führen häufig zu trockenen Vaginalschleimhäuten und hierdurch zu Schmerzen beim Geschlechtsverkehr. Grundsätzlich gilt hier, für eine zusätzliche Befeuchtung der Vagina zu sorgen. Dies kann zum Beispiel mit Befeuchtungsovula, z. B. Delima Granatapfel Scheidenzäpfchen®, Kadefungin Befeuchtungsovula®, Vagiflor Vaginalzäpfchen Lactobacillus acidophilus®, Gynomunal Vaginalgel®, Gynofit®, Replens sanol®, Deumavan® u. a. erfolgen.

Zur Behandlung einer Kolpitis oder Vulvovaginitis können sich Majorana / Melissa Vaginaltabletten® und / oder Majorana Vaginalgel® eignen. Hierzu dienen die Monographien als wissenschaftliche Grundlage und Recherche [8].

3.2.2 Fatigue, Depression, Ängste und Stress

Ein weiterer Aspekt, der sich deutlich auf die Libido unserer Patientinnen auswirken kann, ist das Fatigue-Syndrom. Bis zu 80 Prozent unserer onkologischen Patienten leiden während oder kurz nach einer Therapie unter dem tumor-assoziierten Erschöpfungssyndrom. Chronisch betroffen sind etwa 20–50 % [9,10]. Trotz der noch nicht ganz geklärten Ätiologie gibt es eine Reihe von Behandlungsansätzen mit guter Evidenz im komplementärmedizinischen Bereich.

Zu nennen ist hier die achtsamkeitsbasierte Stressbewältigung (engl. *Mindfulness-Based Stress Reduction*, MBSR), die ein besseres Bewusstsein für den eigenen Körper schaffen soll. Die unterschiedlichen Themenfelder der MBSR Therapien befassen sich unter anderem mit kognitiver Umstrukturierung, Spannungsregulation, sozialer Unterstützung, Ernährung, Bewegung, Yoga, Meditation, Achtsamkeit und Entspannung. Selbstwahrnehmung und Akzeptanz sind hierbei Basis der *Mind-Body* Medizin. MBSR und Yoga sind bezüglich Verbesserung der Fatigue bei onkologischen

Patientinnen gut untersucht [11–18] und sollten zur Behandlung der Fatigue frühzeitig eingesetzt werden. In den AGO Leitlinien wird der Einsatz dieser Therapieverfahren bei hohem Evidenzniveau (LoE 1a) empfohlen.

Auch die Akupunktur ist zur Behandlung der Fatigue onkologischer Patientinnen gut untersucht [19–22] und kann zur Therapie eingesetzt werden (loE 1a). Dies spiegelt sich ebenfalls in den AGO Leitlinien wider.

Ein weiterer wichtiger evidenzbasierter Therapieansatz bei Fatigue Patienten ist Aktivität bzw. Sport [23–26]. Hier sollte ein mind. 150-minütiges moderates Ausdauertraining pro Woche in Kombination mit einem kräftigenden Gerätetraining zweimal wöchentlich erfolgen. Ob dies während oder nach der onkologischen Behandlung überhaupt durchführbar ist, muss selbstverständlich vom individuellen Fitnesszustand der Patientin abhängig gemacht werden.

Nicht nur das Fatigue Syndrom, sondern auch allgemeine Ängste, depressive Verstimmungen und Stress können bei sexuellen Problemen eine Rolle spielen. Hier sind die oben genannten Verfahren (MBSR, Yoga und Akupunktur) aus dem Bereich der integrativen Medizin auf wissenschaftlich höchstem Evidenzniveau untersucht und kommen mit Erfolg zum Einsatz [27–29].

3.2.3 Libidoverlust

Hinsichtlich des Antriebverlustes im Allgemeinen finden sich Therapieansätze im Bereich der Pflanzenheilkunde. Die Phytotherapeutika sind jedoch hinsichtlich Libidoverbesserung bei Krebspatienten kaum untersucht. Studien beziehen sich meist auf altersbedingte sexuelle Antriebslosigkeit (auch häufig bei männlichen Probanden) oder Studien zu Patienten unter antidepressiver Medikation mit nebenwirkungsbedingter Abnahme der Libido.

Eine der aktuell beliebtesten Pflanzen, die unter dem Aspekt der Steigerung der Sexualität und Libido untersucht wurde, ist die MACA-Pflanze bzw. Lepidium meyenii, ein peruanisches Knollengewächs [30–34]. Die Daten sind äußerst heterogen bezüglich des Einflusses auf die unterschiedlichen Sexualhormonspiegel, da unterschiedliche MACA-Extrakte (schwarz, gelb und rot) existieren und die Angabe welches Extrakt in den unterschiedlichen Studien verwendet wurde meist fehlt. Somit ist die Indikation im gynäkologisch-onkologischen Bereich derzeit noch fraglich.

Ein weiteres pflanzliches Heilmittel, welches zunehmend im Bereich der Libidosteigerung beforscht wird, ist Ginseng. Panax ginseng (Panax ginseng C. A. Meyer oder koreanischer Ginseng) ist die Stammpflanze, die im asiatischen Raum heimisch ist. Außerdem existieren noch andere Arten wie beispielsweise der amerikanische Ginseng (Panax quinquefolius). Verwendet wird die Wurzel, wobei insbesondere die Triterpensaponine, oft auch als Ginsenoside bezeichnet, für die Wirkung der Arzneidroge verantwortlich sind.

Die Datenlage bezüglich der Wirkung von Ginseng auf die sexuelle Aktivität, erektile Dysfunktion und Antriebsschwäche bei Männern ist in multiplen Studien über die letzten Jahrzehnte untersucht und mit guter Evidenz bestätigt worden [35]. Vor allem bei postmenopausalen Frauen konnten positive Effekte auf die Libido durch Ginseng gezeigt werden [36,37]. Eine Evidenz bei Libidoverlust von onkologischen Patienten und im Speziellen bei gynäkologisch-onkologischen Patientinnen liegt derzeit leider noch nicht vor.

Auch die Studienlage zum Einsatz von Ginseng bei Fatigue ist in den letzten Jahren stetig gestiegen. Die Ergebnisse der nicht-randomisierten und randomisierten Placebo-kontrollierten Studien beziehen sich jedoch nicht nur auf die Krebs-assoziierte Fatigue, sondern auch auf Fatigue im Allgemeinen oder bei anderen Grunderkrankungen [38–40]. Zumeist wird in den Studien eine Dosis von 1–2 g täglich eingesetzt. Insgesamt finden sich sehr gute Hinweise auf die Reduktion der Krebs-assoziierten Fatigue durch Ginseng, aber eine solide Evidenz ist derzeit noch nicht gegeben. Zusätzlich gibt es Untersuchungen, dass Ginseng Cytochrom P Enzyme, z. B. CYP3A4 inhibiert und somit ggf. Wechselwirkungen mit anderen onkologischen Therapien auftreten können. Derzeit wird der Einsatz von Ginseng von der AGO unter laufenden Therapien noch nicht empfohlen.

Auch Ginkgo biloba Extrakte werden neben den bekannteren Indikationen durch die WHO, Kommission E (eine Sachverständigenkommission für pflanzliche Arzneimittel) und ESCOP (European Scientific Cooperative on Phytotherapy) wie Gedächtnis- und Konzentrationsstörungen, arterielle Durchblutungsstörungen, Tinnitus und Schwindel zunehmend im Bereich der sexuellen Aktivität eingesetzt. Die Hauptwirkstoffe Ginkgolide und Terpenlactone aus den Blättern der Pflanze sollen positive Wirkungstendenzen bei Libidoverlust aufweisen [41]. Auch hier ist die Studienlage derzeit noch heterogen und die beiden doppelblind randomisierten placebo-kontrollierten Studien [42,43] zeigten keinen signifikanten Effekt von Ginkgo auf die sexuelle Funktion (Lust, Erregung und Orgasmus).

Abschließend lässt sich zu den aktuell z. T. zahlreich untersuchten Phytotherapeutika bei Libidostörungen und Antriebsschwäche für den gynäkologisch-onkologischen Bereich keine eindeutige Empfehlung abgeben. In Einzelfällen können einige der hier aufgelisteten Heilpflanzen bei Libidoverlust unserer PatientInnen versucht werden. Haupteinsatzgebiete der Phytotherapeutika in der Onkologie sind jedoch vor allem die Linderung von therapiebedingten Nebenwirkungen (z. B. bei Übelkeit, Erbrechen, Hitzewallungen, etc.) und von tumorbedingten Beschwerden [44]. Hilfreiche Informationen zur Phytotherapie allgemein sowie zu den einzelnen Phytotherapeutika findet man z. B. auf folgenden Internetseiten:

–   www.mskcc.org/cancer-care/treatments/symptom-management/integrative-medicine/herbs www.cam-cancer.org/CAM-Summaries/Herbal-products
–   www.escop.com

3.2.4 Fazit

Es gibt bereits gute, evidenz- und erfahrungsbasierte Konzepte, die zur Behandlung von sexuellen Problemen im gynäkologisch-onkologischen Bereich eingesetzt werden können. Wichtig ist für uns als Behandler das Thema Sexualität zu thematisieren und Therapieoptionen im schul- wie auch komplementärmedizinischen Bereich aufzuzeigen und anzubieten.

Literatur

[1] Klein E, et al. Gynaecologic Oncologists' attitudes and practices relating to integrative medicine: results of a nationwide AGO survey. Archives of Gynecology and Obstetrics. 2017;296(2):295–301.

[2] Witt CM, et al. A Comprehensive Definition for Integrative Oncology. J Natl Cancer Inst Monogr. 2017(52):lgx012.

[3] Consortium of Academic Health Centers for Integrative Medicine. Definition of integrative medicine, 2007. http://www.imconsortium.org/about/ (accessed October 17, 2016).

[4] Cramer H, et al. Integrative oncology: Best of both worlds — theoretical, practical, and research issues. Evid Based Complement Alternat Med. 2013:383142.

[5] Greenlee H, et al. Clinical practice guidelines on the use of integrative therapies as supportive care in patients treated for breast cancer. J Natl Cancer Inst Monogr. 2014;50:346–358.

[6] Kalder M, et al. Arbeitsgruppe Integrative Medizin (AG IMed) der AGO e. V. Evidenz Integrativer Medizin in der gynäkologischen Onkologie – Review. Geburtsh Frauenheilk. 2016;76(2):150–155.

[7] Kalder M, et al. Arbeitsgruppe Integrative Medizin (AG IMed) der AGO e. V. Begriffsdefinition, Gründung, Ziele und Perspektiven der AG Integrative Medizin. Geburtshilfe Frauenheilkd. 2015;75(06):532–536.

[8] www.ESCOP.com (zuletzt aufgerufen: Oktober 2019).

[9] Schultz SL, et al. Factors correlated with fatigue in breast cancer survivors undergoing a rehabilitation course, Denmark, 2002–2005. Psychooncology. 2010;20:352–360.

[10] Cella D, et al. Cancer-related fatigue: prevalence of proposed diagnostic criteria in a United States sample of cancer survivors. J Clin Oncol. 2001;19:3385–3391.

[11] Mitchell S, et al. Putting evidence into practice: an update of evidence-based interventions for cancer-related fatigue during and following treatment. Clin J Oncol Nurs. 2014;18(Suppl):38–58.

[12] Bower JE, et al. Screening, assessment, and management of fatigue in adult survivors of cancer: an American Society of Clinical oncology clinical practice guideline adaptation, J Clin Oncol. 2014;32(17):1840–1850.

[13] Bower JE, et al. Mind-body therapies and control of inflammatory biology: A descriptive review. Brain Behav Immun. 2016;51:1–11.

[14] Sadja, et al. Effects of yoga interventions on fatigue in cancer patients and survivors: a systematic review of randomized controlled trials. Explore (NY). 2013;9(4):232–243.

[15] Larkey LK, et al. Randomized controlled trial of Qigong/Tai Chi Easy on cancer-related fatigue in breast cancer survivors. Ann Behav Med. 2015;49(2):165–176.

[16] Kiecolt-Glaser, et al. Yoga's impact on inflammation, mood, and fatigue in breast cancer survivors: a randomized controlled trial. J Clin Oncol. 2014;32(10):1040–1049.

[17] Cramer H, et al. Can yoga improve fatigue in breast cancer patients? A systematic review. Acta Oncol. 2012;51(4):559–560.

[18] Cramer H, et al. Yoga and meditation for menopausal symptoms in breast cancer survivors – a randomized controlled trial. Cancer. 2015;121(13):2175–2184.

[19] Vickers AJ, et al. Acupuncture for postchemotherapy fatigue: a phase II study. J Clin Oncol. 2004;22(9):1731–1735.

[20] Molassiotis A, et al. Acupuncture for cancer-related fatigue in patients with breast cancer: a pragmatic randomized controlled trial. J Clin Oncol. 2012;30(36):4470–4476.

[21] Mao JJ, et al. Electroacupuncture for fatigue, sleep, and psychological distress in breast cancer patients with aromatase inhibitor-related arthralgia: a randomized trial. Cancer. 2014;120(23):3744–3751.

[22] Wu X, et al. Effectiveness of acupuncture and related therapies for palliative care of cancer: overview of systematic reviews. Sci Rep. 2015;5:16776.

[23] Cramp F, et al. Exercise for the management of cancer-related fatigue in adults. Cochrane Database Syst Rev. 2012;11:CD006145.

[24] Tomlinson D, et al. Effect of exercise on cancer-related fatigue: a meta-analysis.Am J Phys Med Rehabil. 2014;93(8):675–686.

[25] Meneses-Echávez JF, et al. Effects of supervised exercise on cancer-related fatigue in breast cancer survivors: a systematic review and meta-analysis. BMC Cancer. 2015;15:77. doi: 10.1186/s12885-015-1069-4.

[26] Schmidt, et al. Effects of resistance exercise on fatigue and quality of life in breast cancer patients undergoing adjuvant chemotherapy: A randomized controlled trial. Int J Cancer. 2015;137(2):471–480.

[27] Cramer, et al. Yoga for breast cancer patients and survivors: a systematic review and meta-analysis. BMC Cancer. 2012;18;12:412.

[28] Lin KJ, et al. Effects of yoga on psychological health, quality of life, and physical health of patients with cancer: a meta-analysis. Evid Based Complement Alternat Med. 2011;2011:659876.

[29] Haddad NE, et al. Acupuncture in the treatment of cancer-related psychological symptoms. Integr Cancer Ther. 2014;13(5):371–385.

[30] Gonzales GF, et al. Ethnobiology and Ethnopharmacology of Lepidium meyenii (Maca), a Plant from the Peruvian Highlands. Evid Based Complement Alternat Med. 2012:193496.

[31] Dording CM, et al. A double-blind, randomized, pilot dose-finding study of maca root (L. meyenii) for the management of SSRI-induced sexual dysfunction. CNS Neurosci Ther. 2008;14(3):182–191.

[32] Meissner HO, et al. Use of Gelatinized Maca (Lepidium Peruvianum) in Early Postmenopausal Women. Int J Biomed Sci. 2005;1(1):33–45.

[33] Gonzales GF, et al. Effect of Lepidium meyenii (Maca), a root with aphrodisiac and fertility-enhancing properties, on serum reproductive hormone levels in adult healthy men. J Endocrinol. 2003;176(1):163–168.

[34] Gonzales GF, et al. Effect of Lepidium meyenii (MACA) on sexual desire and its absent relationship with serum testosterone levels in adult healthy men. Andrologia. 2002;34(6):367–372.

[35] Moyad MA, et al. What do most erectile dysfunction guidelines have in common? No evidence-based discussion or recommendation of heart-healthy lifestyle changes and / or Panax ginseng. Asian J Androl. 2012;14(6):830–841.

[36] Oh KJ, et al. Effects of Korean red ginseng on sexual arousal in menopausal women: placebo-controlled, double-blind crossover clinical study. J Sex Med. 2010;7(4 Pt 1):1469–1477.

[37] Lee HW, et al. Ginseng for managing menopausal woman's health: A systematic review of double-blind, placebo-controlled trials. Medicine (Baltimore). 2016;95(38):e4914.

[38] Barton DL, et al. Wisconsin Ginseng (Panax quinquefolius) to improve cancer-related fatigue: a randomized, double-blind trial, N07C2. J Natl Cancer Inst. 2013;105:1230–1238.

[39] Park HJ, et al. Ginseng Purified Dry Extract, BST204, Improved Cancer Chemotherapy-Related Fatigue and Toxicity in Mice. Evid Based Complement Alternat Med. 2015:197459.

[40] Bach HV, et al. Efficacy of Ginseng Supplements on Fatigue and Physical Performance: a Meta-analysis. J Korean Med Sci. 2016;31(12):1879–1886.

[41] Waynberg et al. Effects of Herbal vX on libido and sexual activity in premenopausal and post-menopausal women. Adv Ther. 2000;17(5):255–262.

[42] Meston CM, et al. Short- and Long-term Effects of Ginkgo Biloba Extract on Sexual Dysfunction in Women. Arch Sex Behav. 2008;37(4):530–547.

[43] Kang BJ, et al. A placebo-controlled, double-blind trial of Ginkgo biloba for antidepressant-induced sexual dysfunction. Human Psychopharmacology. 2002;17:279–284.

[44] Klein E. Phytotherapie – Studienlage und Einsatzgebiete. Gynäkologe. doi: 10.1007/s00129-016-4001-3.

3.3 Erwünschte und unerwünschte Wirkungen von Psychopharmaka

Michael Berner

3.3.1 Psychopharmaka und Krebs

Krebs ist eine lebensbedrohliche und gefürchtete Diagnose. Eine mögliche Krebsdiagnose führt zu höheren psychischen Belastungen als nicht-neoplastische Erkrankungen mit schlechterer Prognose. Dieser emotionale „Stress" kann auf psychiatrischem Fachgebiet zum Auftreten von Angst, Depression oder einer Kombination beider Störungen führen. Diese Mischform von Angst und Depression ist sehr häufig und betrifft bis zu zwei Drittel der Krebspatienten mit klinisch signifikanter Depression. Die unbehandelte Depression wiederum führt zu einer signifikant schlechteren Lebensqualität und letztlich zu höherer Mortalität der Krebserkrankung. Während Metaanalysen zufolge eine klinisch manifeste Depression zu 39 % höheren Mortalitätsraten führt, zeigten selbst subsyndromale Stadien von Depressivität ein um 25 % höheres Mortalitätsrisiko [11]. Im Tiermodell konnte sogar gezeigt werden, dass für manche Krebsarten die Progression der Krebserkrankung bei chronischem Stress schneller voranschreitet. Krebspatienten weisen gegenüber der Normalbevölkerung eine rund dreimal so hohe Häufigkeit klinisch manifester Depression auf (in Studien zwischen 2,5 und 43 % Prävalenzen [10]). Auf Palliativstationen beträgt die Häufigkeit von Depressionen nahezu 50 % [3]. Die Auftretenswahrscheinlichkeit von Depressionen ist zum Zeitpunkt der Diagnosestellung am höchsten. Die Gegenwart von Schmerzen erhöht das Risiko für Depressionen (33 vs. 13 %). Ist die Krebserkrankung überstanden, kehrt die Prävalenz nach 5 Jahren wieder zur Häufigkeit der Normalbevölkerung zurück (rund 4 %) [14].

Sowohl bei Angst als auch bei Depressionen sind insbesondere bei Krebspatienten psychotherapeutische Vorgehensweisen denkbar. Anders als bei reiner Angst

ist bei Depressionen oft – v. a. aufgrund der prognostischen Relevanz – die pharmakotherapeutische Begleitbehandlung mit Antidepressiva unbedingt sinnvoll. Sie ist
oft auch aufgrund ihres rascheren Wirkeintritts und der einfacheren Verfügbarkeit die
klinisch praktikablere Alternative zu psychotherapeutischem Vorgehen. Aus diesem
Grund möchten wir in diesem Kapitel in der ersten Hälfte eine rationale Pharmakotherapie der Depression und das Profil wirksamer Substanzen einschließlich Interaktionen nach den Empfehlungen der Nationalen Versorgungsleitlinie Depression
und der Arzneimittelkommission der deutschen Ärzteschaft [5] vorstellen, da sie die
wichtigste Fragestellung bei Behandlung gynäkologischer und v. a. onkologischer Patientinnen mit depressiven Syndromen darstellen. In der zweiten Hälfte möchten wir
dann den Fokus auf Auswirkungen von Psychopharmaka auf die Sexualität werfen,
da diese ein wesentliches Hindernis zur Compliance von Patientinnen darstellen, oft
die erfolgreiche Anwendung verhindern und wiederum am häufigsten bei der Verordnung von Antidepressiva klinisch relevant werden [2].

3.3.2 Geeignete Substanzen zur Pharmakotherapie der Depression

Zur Behandlung einer depressiven Störung steht eine große Zahl von im deutschen
Sprachraum zugelassenen Medikamenten zur Verfügung [1], die je nach ihrer Struk-
turformel oder ihrem spezifischen Wirkmechanismus in verschiedene Klassen unter-
teilt werden. Für die Notwendigkeit pharmakotherapeutischer Interventionen ist der
Schweregrad der Depression ausschlaggebend.

Die ICD-10 teilt diagnostisch depressive Episoden in *leichte* (F32.0), *mittelgradige* (F32.1) und *schwere* (F32.2) *depressive* Episoden ein. Für den Schweregrad der
depressiven Störung ist die Anzahl erfüllter sog. Haupt- und Zusatzsymptome ausschlaggebend. Die *Hauptsymptome* depressiver Episoden betreffen die Kernsymp-
tomatik der Depression und sind

- depressive, gedrückte Stimmung;
- Interessenverlust und Freudlosigkeit;
- Verminderung des Antriebs mit erhöhter Ermüdbarkeit (oft selbst nach kleinen
  Anstrengungen) und Aktivitätseinschränkung.

Die sieben *Zusatzsymptome* sind:
1. verminderte Konzentration und Aufmerksamkeit;
2. vermindertes Selbstwertgefühl und Selbstvertrauen;
3. Schuldgefühle und Gefühle von Wertlosigkeit;
4. negative und pessimistische Zukunftsperspektiven;
5. Suizidgedanken, erfolgte Selbstverletzung oder Suizidhandlungen;
6. Schlafstörungen;
7. verminderter Appetit.

Von den Hauptsymptomen müssen für eine leichte oder mittelgradige depressive Episode mindestens zwei, für eine schwere mindestens drei über mindestens zwei Wochen anhalten. Zusätzlich müssen bei leichten Episoden mindestens zwei, bei mittelgradigen drei bis vier, bei schweren mindestens vier Zusatzsymptome vorliegen.

Ausgewählte, in der Regel häufig verwendete und zur Verwendung bei Krebspatienten geeignete pharmakotherapeutische Substanzklassen sind:
– Selektive Serotonin-Rückaufnahme-Inhibitoren (SSRI)
– Selektive Serotonin- / Noradrenalin-Wiederaufnahme-Inhibitoren (SSNRI)
– Alpha2-Rezeptor-Antagonisten (Mirtazapin)
– Selektive Noradrenalin-Dopamin-Wiederaufnahme-Inhibitoren (Bupropion)
– Melatonin-Rezeptor-Agonisten (MT1/MT) und Serotonin 5-HT2C-Rezeptor-Antagonisten (Agomelatin)
– Phytopharmaka (Johanniskraut)

Bei leichten Depressionen ist eine Gabe von Antidepressiva zumindest theoretisch nicht unbedingt zu empfehlen, da in den klinischen Studien an Patienten mit leichtgradigen Depressionen die Antidepressivagabe keinen statistisch signifikanten Unterschied zur Plazebogabe aufwies. Bei mittelschweren bis schweren Depressionen ist hingegen der Wirkunterschied zwischen Antidepressiva und Plazebo ausgeprägter, da bei den schwersten Formen bis zu 30 % der behandelten Patienten über die Plazeborate hinaus von Antidepressiva profitieren. Erhebliche Unterschiede zwischen den Substanzklassen bestehen jedoch bezüglich *Toxizität* und bezüglich der *Nebenwirkungen*. Letzteres ist von erheblicher klinischer Relevanz, da mehr als die Hälfte der mit Antidepressiva behandelten Patienten über unerwünschte Nebenwirkungen klagt. Die Nationale Versorgungsleitlinie Depression [5] erlaubt bei leichten Depressionen ein klinisches Zuwarten bis zu vier Wochen. Erst danach sollten weitere therapeutische Schritte eingeleitet werden. Bei mittelgradigen Depressionen werden Pharmako- und Psychotherapie als gleichwertig angesehen. Erst bei schweren Depressionen stellen Antidepressiva die alleinige Therapie der ersten Wahl dar.

3.3.2.1 Wirkmechanismen

Letztendlich sind die Mechanismen, durch welche die Wirkung der Antidepressiva zustande kommt, noch nicht vollständig aufgeklärt. Daher ist es bis heute nicht möglich, verlässlich vorauszusagen, ob und wann ein bestimmter Patient auf ein bestimmtes Antidepressivum anspricht. Es ist also nicht möglich, die Antidepressivabehandlung auf solche Patienten zu beschränken, die auch „tatsächlich" von der Behandlung profitieren. So scheinen Antidepressiva in einer Untergruppe von Patienten einen Heilungsprozess anzustoßen, der ohne die Medikamentengabe so nicht zustande kommen würde. Rund 70 % der mit Antidepressiva behandelten Patienten respondieren, d. h. bessern sich deutlich. Allerdings ist die Zahl derer, die eine Vollremission auf Monotherapie zeigen, deutlich geringer.

Umfangreiche Untersuchungen wiesen nach, dass die Unterschiede zwischen den verschiedenen Substanzklassen hinsichtlich des zeitlichen Verlaufs der Besserung marginal sind, also Antidepressiva nicht zu einer schnelleren Besserung als Plazebo führen. Antidepressiva stoßen jedoch den Heilungsprozess bei wesentlich mehr Patienten als Plazebo an (zusätzliche 10–30 % bei mittelschweren bis schweren Depressionen). Bei den Untersuchungen zum zeitlichen Verlauf wurde auch deutlich, dass bei ausreichender Dosierung die *Wirkung* der Antidepressiva – im Gegensatz zu früheren Vorstellungen – vergleichsweise rasch einsetzt, d. h. bei 70 % aller gebesserten Patienten *innerhalb der ersten beiden Wochen* der Behandlung. Wenn also in den ersten beiden Wochen der Behandlung keinerlei Zeichen einer Besserung gesehen werden, so sinkt die Wahrscheinlichkeit eines therapeutischen Ansprechens auf unter 15 %. Spätestens nach vier Wochen sollte die Behandlung modifiziert werden. Nur so kann eine unnötig lange und letztlich nicht zielführende Behandlung mit u. U. vielen unerwünschten Nebenwirkungen vermieden werden. Auch in vergleichsweise aktuellen Übersichten zur Pharmakotherapie bei Krebspatienten wird immer noch die Gabe der vergleichsweise nebenwirkungsbehafteten älteren Substanzen (z. B. trizyklische Antidepressiva) empfohlen. Dies entspricht nicht dem aktuell relevanten Stand der Wissenschaft. Wir sehen es deshalb im Unterschied hierzu – im Einklang mit der Nationalen Versorgungsleitlinie Depression – für sinnvoller an, modernere und nebenwirkungs- wie interaktionsärmere Substanzen anzuwenden.

Im Folgenden sollen die wichtigsten Substanzen kurz beschrieben werden. Tab. 3.4 gibt einen Überblick über die aus unserer Sicht geeigneten Substanzen. Angegeben sind jeweils die Anfangsdosis und die entsprechende Zieldosisbreite. In der Praxis hat sich gezeigt, dass sich ein „Start low, go slow" mit niedriger Einstiegsdosis und langsamer Steigerung (beispielsweise alle vier Tage) günstig auf das Auftreten von Nebenwirkungen auswirkt. Bei Auftreten von Nebenwirkungen sollte mit der nächsten Dosissteigerung abgewartet werden.

In der Akuttherapie sollen Antidepressiva nach Eintreten der Wirksamkeit über mindestens ein Jahr in unveränderter Dosis gegeben werden. Das langsame Absetzen (über viele Wochen) hat sich ebenfalls zur Vermeidung von typischen Absetzreaktionen bewährt.

Tab. 3.4: Häufig verwendete und für Krebspatienten geeignete Antidepressiva mit jeweiliger Dosierung. Aus Gesichtspunkten der Nebenwirkungsminimierung empfohlene Anfangsdosis, Steigerungsdosis und Dosierungsrahmen (modifiziert nach Arzneimittelkommission der deutschen Ärzteschaft [1]).

Wirkstoff (Wirkstoffgruppe)	Anfangsdosis (Steigerungsdosis) [mg/Tag]	Standard-Tagesdosis Zieldosis [mg/Tag]
Selektive Serotonin-Rückaufnahme-Inhibitoren (SSRI)		
Citalopram	10 (10)	20–40
Escitalopram	5 (5)	10–20 (bei Pat > 65 Jahre 10)
Fluoxetin	10 (10)	20–40
Paroxetin	10 (10)	20–40
Sertralin	25 (25)	50–100
Alpha2-Rezeptor-Antagonisten		
Mirtazapin	15 (15)	30–45
Selektiver Noradrenalin- und Dopamin-Rückaufnahme-Hemmer		
Bupropion	150 (150)	150–300
Melatonin-Rezeptor-Agonist und Serotonin-5-HT2C-Rezeptor-Antagonist		
Agomelatin	25 (25)	25–50
Selektive Serotonin- / Noradrenalin- Rückaufnahme-Inhibitoren (SSNRI)		
Venlafaxin	37,5 (37,5)	37,5–375
Duloxetin	30–60 (30)	30–120
Phytopharmaka		
Standardisierte Johanniskraut-extrakte	300–900	900–1200

3.3.2.2 Selektive Serotonin-Rückaufnahme-Inhibitoren (SSRI)

Die Gruppe der selektiven Serotonin-Rückaufnahme-Inhibitoren (bzw. Hemmer) (SSRI) erhöht die zentrale serotonerge Neurotransmission durch *selektive Hemmung der Rückaufnahme von Serotonin* aus dem synaptischen Spalt. Hieraus lassen sich die antidepressiven Wirkungen, aber auch die Nebenwirkungen erklären. Unerwünschte Wirkungen: Häufig treten u. a. Übelkeit, anfänglich auch Agitiertheit oder im späteren Behandlungsverlauf eine sexuelle Dysfunktion (siehe unten) auf. Da SSRI auf andere Rezeptoren keine wesentliche blockierende Wirkung ausüben, weisen sie ein anderes, i. d. R. günstigeres Nebenwirkungsprofil auf als die älteren Substanzen. Selten können SSRI und vermutlich andere stark serotonerge Antidepressiva durch

Hemmung der Serotoninaufnahme in die Thrombozyten das Auftreten von Blutungen begünstigen. Bei Kombination mit *nichtsteroidalen Antirheumatika* (inkl. niedrigdosierter Acetylsalicylsäure), älteren Patienten oder einer Anamnese gastrointestinaler Blutungen, erhöht sich das Risiko weiter und muss im Blick gehalten werden. Insbesondere bei Kombination mehrerer serotoninagonistischer Substanzen besteht die Gefahr der Entwicklung eines sog. *serotonergen Syndroms* (Fieber, Schwitzen, gastrointestinale Beschwerden, Tremor, Rigidität, Myoklonien, Gefahr von epileptischen Anfällen, Hyperreflexie, Agitiertheit und in schweren Fällen Verhaltens- und Bewusstseinsänderungen). Dosisabhängig besteht weiterhin bei Citalopram, Escitalopram und Fluoxetin das Risiko für eine Verlängerung der QTc-Zeit, so dass bei Behandlungen mit Dosierungen oberhalb der Standarddosis potentiell das Risiko tödlicher Torsade de Pointes-Arrhythmien besteht und EKG-Kontrollen generell durchgeführt werden müssen. Die SSRI Fluoxetin und Paroxetin sind Inhibitoren des Cytochrom P450 (CYP)-Isoenzyms CYP2D6, Fluvoxamin ist Inhibitor von CYP1A2 und CYP2C19. Daher ist bei Kombination dieser SSRI mit Medikamenten, die Substrate der genannten CYPs sind, mit pharmakokinetischen *Wechselwirkungen* zu rechnen. Bei Tamoxifen ist diese Wechselwirkung besonders zu beachten. Als sogenannte „Pro Drug" wird Tamoxifen erst durch das Cytochrom P450-2D6 (CYP2D6) in seine wirksame Form umgewandelt, so dass Tamoxifen bei gleichzeitiger Gabe eines CYP2D6-hemmenden SSRIs seine Wirksamkeit einbüßt mit resultierender erhöhter Gefahr eines Brustkrebsrezidivs. Citalopram, Escitalopram und Sertralin haben hier ein vergleichsweise geringes pharmakokinetisches Interaktionspotential, sind also deshalb für Patientinnen mit gleichzeitiger Tamoxifen Einnahme wesentlich besser geeignet. Fluoxetin unterscheidet sich von den anderen SSRI durch eine (längere) Halbwertszeit von mehreren Tagen bzw. Wochen (Norfluoxetin, aktiver Metabolit), die bei Schwierigkeiten in der Therapieakzeptanz gelegentlich von Vorteil sein kann, aber andererseits die flexible Steuerung der Therapie erschweren dürfte. Gerade bei älteren Menschen ist außerdem auf Elektrolytstörungen, v. a. *Hyponatriämien* zu achten, deren Auftreten durch entsprechende Komedikation, wie z. B. *Diuretika*, verstärkt werden kann.

3.3.2.3 Weitere Antidepressiva

Neben den Selektiven Serotonin Wiederaufnahmehemmern gibt es eine Reihe weiterer Antidepressiva – wie z. B. die selektiven Serotonin-Noradrenalin-Rückaufnahme-Hemmer (SSNRI) Venlafaxin und Duloxetin, den Alpha2-Rezeptor-Antagonist Mirtazapin, die weitgehend selektiv die serotonerge und / oder noradrenerge Neurotransmission bei anderem Nebenwirkungsprofil verstärken. Bupropion ist ein weitgehend selektiver Hemmer der Noradrenalin- und Dopamin-Wiederaufnahme und Agomelatin ein Agonist an Melatonin-1- und –2-Rezeptoren sowie ein Antagonist an 5HT-2C-Rezeptoren, wenngleich bei Agomelatin nicht geklärt ist, ob der melatonerge Mechanismus (Wirkung am Melatoninrezeptor) zur antidepressiven Wirkung beiträgt.

Zu den häufigsten Nebenwirkungen von Venlafaxin zählen insbesondere in der Anfangsphase Appetitlosigkeit, Übelkeit und sexuelle Funktionsstörungen (siehe unten), bei höheren Dosierungen innere Unruhe, Schlafstörungen und Blutdrucksteigerungen. Bei Duloxetin ist häufig mit Übelkeit, trockenem Mund, Obstipation und Schlaflosigkeit zu rechnen.

Mirtazapin führt indirekt zu einer verstärkten Noradrenalin- und Serotonin-Freisetzung im synaptischen Spalt und zu einer verstärkten, über 5-HT1A-Rezeptoren vermittelten serotonergen Aktivität. Bei manchen Patienten erwünscht ist die sedierende Begleitwirkung von Mirtazapin, nachteilig jedoch die relativ häufige Gewichtszunahme.

Bupropion kann im Rahmen seiner Noradrenalin- und Dopamin-verstärkenden Wirkung u. a. zu Schlafstörungen und Unruhe, Mundtrockenheit, Übelkeit, Kopfschmerzen und Obstipation führen.

Zu den häufigen unerwünschten Arzneimittelwirkungen von *Agomelatin* zählen Kopfschmerzen, Schwindel, Schläfrigkeit, Schlaflosigkeit, Übelkeit und Schwitzen. Zu den Gegenanzeigen gehören eingeschränkte Leberfunktion sowie eine gleichzeitige Anwendung von starken CYP1A2-Inhibitoren (z. B. Fluvoxamin, Ciprofloxacin). Bei allen Patienten sind Leberfunktionstests vor Beginn der Behandlung sowie nach etwa drei, sechs, 12 und 24 Wochen durchzuführen sowie danach, wenn klinisch indiziert. Nach Dosiserhöhung sollen die Transaminasenkontrollen erneut in derselben Häufigkeit durchgeführt werden. Bei einem Transaminasenanstieg über das Dreifache des oberen Normbereichs sollte Agomelatin abgesetzt werden.

Dosisabhängig besteht bei Venlafaxin, Bupropion, Mianserin, Trazodon und Mirtazapin das Risiko einer QTc-Zeit-Verlängerung, so dass EKG-Kontrollen angeraten sind.

3.3.2.4 Phytotherapeutika

Bei der Behandlung depressiver Störungen mit Phytopharmaka spielen im deutschen Sprachraum nur Johanniskrautextrakte (Hypericum perforatum) aufgrund ihrer häufigen Verordnung eine Rolle. Sie werden häufig wegen ihrer vermeintlich geringeren Nebenwirkungen für die Behandlung leichter bis mittelschwerer Depressionen eingesetzt.

Die Wirksamkeit von Johanniskraut in der Therapie der Depression ist allerdings *eindeutig nachgewiesen* bei leichter und mittelgradiger depressiver Symptomatik. Für schwere oder chronisch verlaufende Depressionen sind *ausreichende Wirksamkeitsnachweise* vorhanden. Es ist jedoch zu beachten, dass die Wirksamkeitsnachweise ausschließlich für die in den klinischen Studien verwendeten Extrakte, die meist auf Hypericin oder Hyperforin als Inhaltsstoffe standardisiert sind, vorliegen, die ausschließlich in Apotheken erhältlich sind. Extrakte, für die Wirksamkeitsnachweise vorliegen, finden sich in den Handelspräparaten Jarsin®, Laif® und Neuroplant®. Daher sollten nur Präparate zur Therapie einer leichten und mittelgradigen depressiven Symptomatik eingesetzt werden, für die eine klinische Wirksamkeit durch eigene Studien belegt ist.

Unerwünschte Wirkungen: Johanniskrautpräparate haben sich in den publizierten Studien als besser verträglich als Standardantidepressiva erwiesen. Zur oft erwähnten *Phototoxizität* existieren nur vereinzelte Berichte. Von gesicherter klinischer Relevanz ist jedoch, dass Johanniskraut als Induktor von Isoenzymen des Cytochroms *P450* zur Wirkungsbeeinträchtigung (inkl. oraler Kontrazeption) und ggf. bei Absetzen zur erhöhten Toxizität zahlreicher Wirkstoffe mit geringer therapeutischer Breite, wie z. B. Ciclosporin, Tacrolimus, Digoxin, Theophyllin, Antidepressiva (Amitriptylin, Nortriptylin), Antikoagulantien, Antikonvulsiva und mehreren HIV-wirksamen Medikamenten, führen kann.

Johanniskrautpräparate werden von vielen Patienten als „natürliches Produkt" eher akzeptiert als chemisch definierte Antidepressiva. Deshalb kann bei einer solchen Patientenpräferenz bei leichten bis mittelschweren Depressionen ein erster Behandlungsversuch durchgeführt werden. Es ist wichtig, Patienten, die Johanniskraut einnehmen möchten, über die unterschiedliche Wirkstärke der verfügbaren Präparate zu informieren. Die Dosierung sollte immer ausreichend sein, also i. d. R. 900 mg eines standardisierten Extraktes betragen. Außerdem ist eine Aufklärung über mögliche schwere Wechselwirkungen von Johanniskraut mit anderen Medikamenten (s. o.) notwendig, weshalb die Verordnung ärztlich erfolgen sollte.

3.3.3 Psychopharmaka und Sexualität

Einerseits verbessern Psychopharmaka die akute psychische Störung. Dies betrifft auch eine damit assoziierte sexuelle Symptomatik, die z. B. Bestandteil eines depressiven Syndroms ist. Andererseits können sie ihrerseits die sexuelle Funktion beeinträchtigen. Oft kommt es zu Beginn der Behandlung zu einer z. T. massiven Beeinträchtigung, die von vielen Patienten als sehr unangenehm empfunden wird. Häufig nehmen die sexuellen Symptome aber im Verlauf nach mehreren Wochen oder Monaten ab. Die Wirkungsweise der verschiedenen Psychopharmaka kann sehr unterschiedlich ausfallen. Sexuelles Verlangen geht primär von den mesolimbischen Zentren des ZNS aus, während Erregung parasympathisch und Orgasmus und Ejakulation sympathisch vermittelt werden. Die wesentliche unerwünschte sexuelle Wirkung von Medikamenten, die zentralnervös wirken, sollte demnach eher eine Luststörung sein, während solche, die das autonome Nervensystem beeinflussen eher Erregungs- oder Orgasmusstörungen verursachen sollten. In der Realität ist es aber nicht so einfach, da die meisten Präparate multiple Auswirkungen haben, die oft mehrere Phasen der sexuellen Reaktion betreffen und auch unspezifische Effekte und spezielle Wahrnehmungen der betroffenen Patientinnen eine Rolle spielen. Tab. 3.5 liefert eine Darstellung beispielhafter Auswirkungen auf Rezeptorebene mit entspre-

Tab. 3.5: Haupteffekte der Wirkung von Psychopharmaka auf die sexuelle Funktion. D = Dopaminrezeptor; 5HT = Serotoninrezeptor; α = alphaadrenerger Rezeptor (oder Alpha-Adrenozeptor); H = Histaminrezeptor; M = Muskarinrezeptor (Acetylcholin-Subtyp) (nach [2]).

	Beispielsubstanzen	Auswirkungen auf die sexuelle Reaktion
D2 Agonismus	Antiparkinson Medikamente (z. B. Pramipexol, Ropinirol)	Verstärkte Appetenz / Lust (Annahme von Belohnung)
D2 Antagonismus	Neuroleptika (z. B. Haloperidol, Risperidon)	Verringerte Appetenz / Lust, Abnahme sexueller Aktivität, Häufigkeit von Erektionen und Ejakulationen
5-HT2 Agonismus	Alle Serotoninwiederaufnahmehemmer (z. B. Fluoxetin, Paroxetin)	Orgasmusverzögerung, niedrigere Priorisierung des Sexualverhaltens, damit geringere Frequenz
5-HT1a Agonismus	Anxiolytika (z. B. Buspiron)	Aktivierung des Sexualverhaltens, Ermöglichung von Orgasmen
5-HT2a and 5-HT2c Antagonismus	Clozapin, SSRI	wahrscheinliche Stimulation des Sexualverhaltens
α1 Antagonismus	Antihypertensiva, Yohimbin	zentraler Effekt: Abnahme der Erektion, Lubrikation und Ejakulation peripherer Effekt: möglicher stimulierender Effekt auf z. B. Erektionen
α2 Antagonismus	Mianserin, Mirtazapin	wahrscheinliche Stimulation des Sexualverhaltens, Anregung der Erektion
H1 Antagonismus	Antiemetika, Antiallergika	indirekter Effekt auf die sexuelle Leistung durch Sedierung
M1 Antagonismus	Anticholinergika (z. B. Biperiden)	verringerte Erektion und Lubrikation

chenden Beispielsubstanzen. Auch hier wird deutlich, dass sich theoretisch Effekte erwarten lassen, die sich in der klinischen Praxis so dann oft nicht zeigen.

3.3.3.1 Antidepressiva und Sexuelle Funktion

Eine wichtige Rolle bei der Entstehung Antidepressiva-induzierter Sexualstörungen wird der Aktivierung des Serotonin 5-HT2 Rezeptors zugeschrieben, welche zu einer Zunahme der Serotoninkonzentration und somit einer Veränderung der sexuellen Reaktion führt. Serotonerge Neurone aus dem Hirnstamm innervieren zudem das mesolimbische System, welches für sexuelles Verlangen von Bedeutung ist. Sie hemmen dort die Ausschüttung von Dopamin und Noradrenalin. Serotonin wirkt aber auch auf das vegetative Nervensystem und beeinflusst die Aktivität von Parasympathikus (relevant für die Tumeszenz der Klitoris) und Sympathikus (relevant für Orgasmus und Ejakulation). Speziellen Stellenwert nimmt dabei die Verzögerung des Orgasmus, insbesondere die Verlängerung der so genannten intravaginalen Ejakulationslatenz beim Mann ein, die in der Therapie der Ejaculatio praecox (vorzeitiger Samenerguss) genutzt wird. Einige Antidepressiva blockieren darüber hinaus die Acetylcholin-rezeptoren oder hemmen die Ausschüttung von Stickoxiden und beeinträchtigen so die Tumeszenz der Klitoris. Antidepressiva mit geringen oder keinen sexuellen Nebenwirkungen umgehen diese Mechanismen. Eine beispielhafte Substanz hierfür ist Mirtazapin als Antagonist des 5-HT2 Rezeptors, es wirkt also dessen Aktivierung entgegen. Bupropion wiederum fördert die Dopamin- und Noradrenalinausschüttung ohne serotonerge Einflüsse.

Die älteren Antidepressiva der ersten Generation, v. a. Trizyklika wie Imipramin oder Amitriptylin werden mit unangenehmen Nebenwirkungen wie Gewichtszunah-me, Sedierung oder kardialen Effekten in Verbindung gebracht. Neben diesen sub-stantiellen Nebenwirkungen fielen Erektionsstörungen und Anorgasmie in Studien oft nur wenig ins Gewicht, was vermutlich ein Grund für die gering vorhandene Evi-denz ist. Mit dem Aufkommen neuerer, nebenwirkungsärmerer Antidepressiva, fan-den sexuelle Störungen, die bei diesen Medikamentengruppen oft die einzige für die betroffenen Patientinnen spürbare Nebenwirkung darstellen, stärkere Beachtung. Dies betrifft die gegenwärtig am häufigsten eingesetzten – und auch hier vorgestell-ten – Selektiven Serotonin Wiederaufnahmehemmer (SSRIs) wie z. B. Citalopram, Es-citalopram, Fluoxetin und Paroxetin. Weitere neuere Antidepressiva sind Serotonin-und Noradrenalin Wiederaufnahmehemmer (SNRIs), wie Venlafaxin und Duloxetin, Dopamin- und Noradrenalin Wiederaufnahmehemmer (NDRIs), wie Bupropion, sowie das noradrenerge und spezifisch serotonerge Antidepressivum (NaSSA), z. B. Mirtazapin. Die meisten Antidepressiva (v. a. die SSRIs und SNRIs) sind mit sexuellen Problemen assoziiert. Am häufigsten sind Verlust an sexuellem Interesse, Erektions-störungen, verzögerte oder ausbleibende Ejakulation beim Mann und Anorgasmie bei der Frau. Schwere und Häufigkeit der sexuellen Störungen scheinen mit höherer Dosis zuzunehmen. Bei lediglich etwa einem Drittel der Patienten verschwinden die Probleme im Verlauf der Behandlung nach mehreren Wochen oder Monaten wieder. Es gibt aber auch die Situation (für ca. 30 % der Patienten), dass die Störungen nach Absetzen des Medikaments bestehen bleiben [4,12,13]. Im Tiermodell konnte eine 2015 publizierte Metaanalyse zeigen, dass es Anhalt dafür gibt, dass eine frühe Gabe von Serotonin-Wiederaufnahmehemmern auch zu einem nachhaltig verringerten Se-xualverhalten über den Zeitpunkt des Absetzens des Medikamentes hinaus führen könnte [15].

Die anschaulichste Metaanalyse zu Antidepressiva wurde hierzu von Serretti und Chiesa 2009 [12] vorgelegt (Abb. 3.1). Sie fanden signifikant höhere Raten sexueller Störungen (26 % bis 80 %) verglichen mit Placebo für die folgenden Substanzen (in absteigender Reihenfolge): Sertralin, Venlafaxin, Citalopram, Paroxetin, Fluoxetin, Imipramin, Phenelzin, Duloxetin, Escitalopram und Fluvoxamin. Keine statistisch signifikanten Unterschiede zu Placebo zeigen Agomelatin, Amineptin, Bupropion,

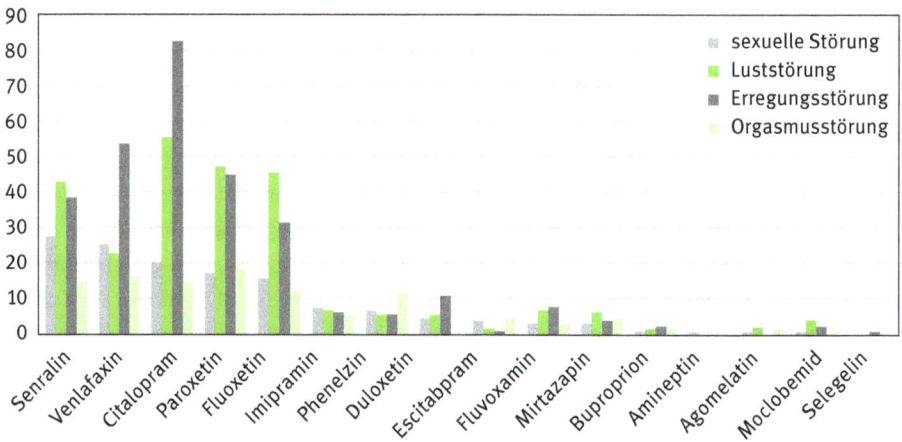

Abb. 3.1: Sexuelle Störungen bei verschiedenen Antidepressiva. Jeweils als relative Chance im Vergleich zur Plazebogabe (Odds ratio). Angegeben sind jeweils die generischen Präparatenamen (Angaben nach der Metaanalyse von Serretti und Chiesa, 2009, [12]).

Moclobemid, Selegelin, Mirtazapin und Nefazodon. Es fanden sich keine relevanten Unterschiede zwischen den Pharmaka hinsichtlich einer spezifischen sexuellen Störung. Wirkt sich also ein Mittel negativ auf eine Phase der sexuellen Reaktion aus (Verlangen, Erregung, Orgasmus), so verursacht es auch Nebenwirkungen in den anderen Phasen. Signifikante Unterschiede bestehen dagegen zwischen den Geschlechtern. So weisen Männer höhere Raten bei Appetenz- und Orgasmusstörungen, Frauen dagegen bei Erregungsstörungen auf.

Eine vergleichbare Darstellung wählte eine 2015 publizierte Metaanalyse mit ähnlich umfangreicher Methodik, die sich lediglich die neueren nicht SSRI-Antidepressiva zum Fokus nahm. Mirtazapin und Agomelatin zeigten sich dabei mit den niedrigsten Raten an sexuellen Störungen fast auf Plazeboniveau, während Bupropion – unter Plazebo-Niveau liegend – insgesamt positive Auswirkungen auf die Sexualität zeigte [16].

Dies ist im Wesentlichen im Einklang mit den Ergebnissen einer im Auftrag der U.S. Agency for Healthcare Research and Quality (AHRQ) publizierten Netzwerkmetaanalyse der neueren Antidepressiva, in der die Daten von insgesamt 26.000 Patienten eingingen. Drei wesentliche Muster zogen sich robust durch alle Analysen: (1) Bupropion hatte wesentlich niedrigere statistisch signifikante Auswirkungen auf die Sexualfunktion als andere (Escitalopram, Paroxetin und Sertralin). (2) Escitalopram zeigte ein höheres Risiko für Störungen der Sexualfunktion als andere (Fluoxetin, Mirtazapin und Nefazodon). (3) Paroxetin hatte ebenfalls ein höheres Risiko für Störungen der Sexualfunktion als andere (Fluoxetin, Mirtazapin, Nefazodon und Venlafaxin).

3.3.4 Diagnostik von medikamentenbedingten Sexualstörungen

Um dem individuellen Patienten und der insgesamt multifaktoriellen, nicht nur pharmakologischen Genese gerecht zu werden, sollte eine umfassende Abklärung u. a. der prämorbiden Sexualität sowie der Entstehungsgeschichte der psychischen und sexuellen Problematik im Rahmen einer strukturierten Sexualanamnese erfolgen [17]. Oft ist es schwer zu unterscheiden, welcher Anteil einer sexuellen Problematik der psychischen Störung und welcher der Medikation zuzuordnen ist. Daher können vor und während der Behandlung strukturierte Instrumente zum Einsatz kommen, welche Veränderungen auf allen Ebenen der sexuellen Reaktion (Lust, Erregung, Orgasmus, Befriedigung) erfassen. [4,17].

Seit längerem ist in Studien von Psychopharmaka die *Arizona Sexual Experience Scale* (ASEX) zum Standard geworden. Diese ist ein relativ einfaches Instrument (mit lediglich fünf Fragen zu allen Phasen der sexuellen Reaktion), das eine einfache Skala abbildet und zumindest ein gutes Verlaufsmonitoring ermöglicht. Eine ausführliche Sexualanamnese kann der Fragebogeneinsatz jedoch nicht ersetzen [8].

Das direkte Erfragen sexueller Symptome ist wichtig, denn die wenigsten Patienten berichten diese spontan. Sei es aus Scham, weil sie sie nicht mit ihrer psychischen Störung oder der Einnahme eines bestimmten Medikaments in Verbindung bringen oder weil sie annehmen, dass diese Information für den Behandler irrelevant ist. Beispielsweise wurden in einer Studie an depressiven Patienten, welche SSRIs nahmen, viermal häufiger sexuelle Nebenwirkungen berichtet, wenn die Patienten direkt nach ihrer Sexualität gefragt wurden, als wenn sie diese spontan berichteten [9]. Die wichtigste diagnostische Klärung bei einer möglichen medikamenteninduzierten Störung ist die Feststellung eines direkten zeitlichen Zusammenhanges von Auftreten der Störung mit Beginn der Medikamenteneinnahme.

3.3.5 Behandlung von medikamentenbedingten Sexualstörungen

Im Hinblick auf eine mögliche Behandlung ist zu beachten, dass der Leidensdruck durch die sexuelle Störung während der Störungen mit affektiver Beeinträchtigung, insbesondere bei Depressionen dem Behandler u. U. viel stärker geschildert bzw. wahrgenommen werden kann. Gleichzeitig können Bewältigungsmöglichkeiten wesentlich schwerer entwickelt werden, als dies nach einer erfolgreichen Depressionsbehandlung der Fall wäre. An erster Stelle steht die Behandlung der primären psychiatrischen Symptomatik. Bei Psychopharmaka-assoziierter Sexualsymptomatik empfiehlt es sich, wo immer möglich, die Remission der psychischen Symptome abzuwarten, mit der Fragestellung, ob sich dadurch die Sexualsymptomatik von allein wieder verbessert bzw. keinen Leidensdruck mehr verursacht. Dabei ist es wichtig, die Patientinnen im Vorfeld über mögliche sexuelle Nebenwirkungen und deren Reversibilität aufzuklären. So kommen sie für den Patienten nicht unerwartet und die

Medikamenten-Compliance kann erhöht werden. Wichtig ist es auch, bei serotonerg wirksamen Substanzen, auch i. S. einer Sexualberatung zu vermitteln, dass die erlebte Luststörung nur einer neurobiologisch veränderten Priorisierung, also einer serotonerg vermittelt herabgesetzten Wichtigkeit von Sexualität für den Betroffenen entspricht (und u. U. mehr Stimulation oder besserer Planung bedarf), dass dabei in der Regel die körperlichen Funktionen und auch die Orgasmusfähigkeit nicht gestört sein müssen. Also kann für die Zeit der antidepressiven Behandlung v. a. für Männer eine Veränderung des Umgangs mit der Sexualität, d. h. mehr kognitive als lustgesteuerte Initiierung sexueller Aktivität, hilfreich sein. Bleibt die Symptomatik über die Remission hinaus bestehen, kann eine Reduktion der Dosis in Betracht gezogen werden. Dabei ist das Risiko des Rezidivs sorgfältig gegen die mögliche Verbesserung der Sexualfunktion abzuwägen. Eine weitere Möglichkeit sind sogenannte Drug Holidays, bei denen die Einnahme des Medikaments für einen begrenzten Zeitraum (z. B. am Wochenende) unterbrochen wird, um in dieser Zeit sexuelle Aktivität zu ermöglichen. Diese Strategie ist mit verschiedenen Nachteilen verbunden: Es kann in dieser Zeit zur Verschlechterung der psychischen Symptomatik und Absetzeffekten kommen (z. B. Müdigkeit, Unruhe). Außerdem funktioniert sie nur bei Medikamenten mit einer kurzen Halbwertszeit wie Paroxetin oder Sertralin, nicht aber bei anderen Antidepressiva (z. B. Fluoxetin), Neuroleptika oder Anxiolytika. Praktisch bedeuten Drug Holidays zudem ein genaues Vorausplanen sexueller Aktivität. Ein Präparatewechsel zu einem Medikament mit weniger sexuellen Nebenwirkungen ist eine weitere Möglichkeit. Bei sexuell aktiven Personen empfiehlt sich der Einsatz solcher Mittel bereits zu Beginn der Behandlung. Eine Begleitmedikation ergänzend zur psychopharmakologischen Behandlung bietet auf der einen Seite vielversprechende Erfolgsraten, auf der anderen Seite erhöht sie aber auch das Risiko verschiedener Nebenwirkungen und Interaktionseffekte. Der Phosphodiesterase-5 Hemmer Sildenafil (Viagra ®) hat sich als wirksam für Männer mit SSRI induzierten Erektionsstörungen erwiesen. Für Frauen konnte auch primär keine relevante Wirksamkeit der PDE-5 Inhibitoren gezeigt werden. Bei Antidepressiva-bedingten Luststörungen eignet sich zumindest die Umstellung auf Bupropion.

Einen interessanten theoretischen Sonderfall stellt hierbei die Substanz Flibanserin dar [7], die 2015 in den USA für Frauen mit vermindertem sexuellen Verlangen zugelassen wurde (Addyi®). Flibanserin ist ein 5-HT1A Agonist und 5-HT2A Antagonist sowie ein sehr schwacher partieller Agonist an Dopamin D4 Rezeptoren, der – ähnlich wie Mirtazapin – die Spiegel von Dopamin und Noradrenalin erhöht und Serotonin reduziert. Ursprünglich als Antidepressivum entwickelt, zeigte es in den klinischen Studien keine den SSRIs vergleichbare Wirkung. Es wurde jedoch in den Vereinigten Staaten im Jahr 2016 zur Behandlung von Frauen mit vermindertem sexuellen Verlangen zugelassen. Interessant wäre die Substanz im off label Einsatz einerseits als potentiell antidepressive Effekte augmentierend, v. a. jedoch als Add-On bei Psychopharmaka-assoziierten sexuellen Funktionsstörungen. Erfahrungen liegen hierzu jedoch nicht vor.

Eine kleine 2015 doppelblinde, plazebokontrollierte, jedoch methodisch schwache Studie aus den Vereinigten Staaten untersuchte die Auswirkungen von 3 g täglich Maca-Wurzel als Add-On bei SSRI induzierter sexueller Dysfunktion bei 45 Frauen. Maca-Wurzel ist eine traditionelle Medikation der Andenvölker, dort v. a. zur Förderung der Fruchtbarkeit eingesetzt. Hierbei zeigten sich geringe positive Effekte der Maca-Wurzel in der Gesamtgruppe. Diese waren jedoch auf deutlich positive sexuelle Effekte in der Gruppe der postmenopausalen Frauen, die Maca-Wurzel erhalten hatten, zurückzuführen. Deshalb scheint diese wohl nicht generell wirksam gegen sexuelle Dysfunktion zu sein, sondern vielmehr bei postmenopausalen sexuellen Beschwerden [6].

3.3.6 Fazit für die Praxis

- Depressionen bei Krebserkrankungen sollten behandelt werden, da sich durch Nichtbehandlung möglicherweise auch die Prognose der Krebserkrankung verschlechtert. Pharmakotherapie ist bei schweren Depressionen Methode der Wahl.
- Die meisten antidepressiven Pharmakotherapien sind in der Praxis einfach anzuwenden und Nebenwirkungen sind gut beherrschbar.
- Antidepressiva haben aufgrund ihrer serotonin-agonistischen Eigenschaften hohe Raten an Nebenwirkungen im sexuellen Bereich. Alle Phasen der sexuellen Reaktion sind betroffen.
- Das direkte Ansprechen der Patienten auf Beeinträchtigung der sexuellen Funktion ist wichtig.
- Die Etablierung eines zeitlichen Zusammenhangs zwischen Beginn der Medikamenteneinnahme und Beeinträchtigung der sexuellen Funktion ist diagnostisch entscheidend.
- Ein günstigeres Risikoprofil bei sexuellen Nebenwirkungen haben u. a. Bupropion, Mirtazapin und Agomelatin (Antidepressiva).
- Die Behandlung psychischer Störungen sollte bereits zu Beginn die Auswirkungen auf die Sexualität in Betracht ziehen.
- Lediglich die Umstellung auf ein anderes Präparat und die Begleitmedikation mit Sildenafil bei Erektionsstörungen von Männern sind überzeugend etablierte Behandlungsalternativen.

Literatur
[1] Arzneimittelkommission der deutschen Ärzteschaft (AkdÄ). Empfehlungen zur Therapie der Depression (Arzneiverordnung in der Praxis). Köln: 2006 [zitiert: 2019-02 25]. http://www.akdae.de/Arzneimitteltherapie/TE/A-Z/PDF/Depression.pdf.
[2] Berner, M. Psychopharmakaassoziierte sexuelle Funktionsstörungen und ihre Behandlung. Der Nervenarzt. 2017;88(5):459–465.

[3]   Ciaramella A, Poli P. Assessment of depression among cancer patients: the role of pain, cancer type and treatment. Psychooncology. 2001;10:156165.

[4]   Clayton AH, Balon R. The impact of mental illness and psychotropic medications on sexual functioning: the evidence and management. Journal of Sexual Medicine. 2009;6:1200–1211.

[5]   DGPPN, BÄK, KBV, AWMF (Hrsg.) für die Leitliniengruppe Unipolare Depression. S3-Leitlinie / Nationale Versorgungsleitlinie Unipolare Depression – Langfassung, 2. Auflage. Version 5. 2015 [zitiert: 2019-02-25]. doi: 10.6101/AZQ/000364. www.depression.versorgungsleitlinien.de.

[6]   Dording CM, Schettler PJ, Dalton ED, et al. Maca Root as Treatment for Antidepressant-Induced Sexual Dysfunction in Women. Evidence-Based Complementary and Alternative Medicine. Volume 2015. http://dx.doi.org/10.1155/2015/949036

[7]   Jaspers L, Frederik Feys F, Bramer WM, et al. Efficacy and safety of flibanserin for the treatment of hypoactive sexual desire disorder in women: A systematic review and meta-analysis. JAMA internal medicine. 2016;176(4):453–462.

[8]   McGahuey CA, Gelenberg AJ, Laukes CA, et al. The Arizona Sexual Experience Scale (ASEX): Reliability and Validity. Journal of Sex & Marital Therapy. 2000;26(1):25–40.

[9]   Montejo-Gonzalez AL, Llorca G, Izquierdo JA, et al. SSRI-induced sexual dysfunction: fluoxetine, paroxetine, sertraline, and fluvoxamine in a prospective, multicenter, and descriptive clinical study of 344 patients. Journal of Sex & Marital Therapy. 1997;23:176–194.

[10] Okamura M, Yamawaki S, Akechi T, et al. Psychiatric disorders following first breast cancer recurrence: prevalence, associated factors and relationship to quality of life. Jpn J Clin Oncol. 2005;35:302–309.

[11] Satin JR, Linden W, Phillips MJ. Depression as a predictor of disease progression and mortality in cancer patients: a metaanalysis. Cancer. 2009;115:53495361.

[12] Serretti A, Chiesa A. Treatment-emergent sexual dysfunction related to antidepressants: a meta-analysis. Journal of clinical psychopharmacology, 2009;29(3):259–266.

[13] Simonsen AL, Danborg PB, Gøtzsche PC. Persistent sexual dysfunction after early exposure to SSRIs: Systematic review of animal studies. International Journal of Risk & Safety in Medicine. 2016;28(1):1–12.

[14] Smith, Hamish R. Depression in cancer patients: pathogenesis, implications and treatment. Oncology letters. 2015;9(4):1509–1514.

[15] Smith S. Drugs that cause sexual dysfunction. Psychiatry. 2007;6(3):111–114.

[16] Yee A, Kanagasundram S, Gill JS, Zainal NZ. Sexual Dysfunction Related to Non-SSRI Second Generation Antidepressants: A Meta-Analysis. Malaysian Journal of Psychiatry. 2016;24(2).

[17] Zemishlany Z, Weizman A. The impact of mental illness on sexual dysfunction. In Sexual Dysfunction: 2008;29:89–106.

4 Psychoonkologische Begleitung

4.1 Psychoonkologische Unterstützung

Anja Mehnert-Theuerkauf

4.1.1 Hintergrund

Gynäkologische Krebserkrankungen zählen zu den häufigsten Tumorerkrankungen bei Frauen und gehen mit vielfältigen psychosozialen Mittel- und Langzeitfolgen für die Betroffenen und ihr familiäres Umfeld einher. Körperliche Symptome, die Therapienebenwirkungen, funktionelle Einschränkungen, Ängste vor einem Wiederauftreten der Erkrankung, partnerschaftliche Probleme oder sozialer Rückzug können die Lebensqualität der Patientinnen signifikant einschränken [1]. Frauen, die aufgrund einer gynäkologischen Krebserkrankung behandelt werden, sind häufig mit verschiedenen Therapien konfrontiert, die im Rahmen eines empfohlenen evidenzbasierten Behandlungsplans verabreicht werden. Dazu zählen Operationen wie die Entfernung der Ovarien (Ovarektomie), der Gebärmutter (Hysterektomie), oder Veränderungen an der Scheide oder den Schamlippen, denen meist Behandlungen wie Bestrahlung, Chemotherapie, Antikörper- und endokrine Therapien sowie Therapien mit zielgerichteten Substanzen folgen [2]. Eine substanzielle Anzahl prämenopausaler Frauen wird als Folge der Behandlung unfruchtbar.

Die Erkrankung, die Behandlungen und die teilweise irreversiblen Folgen der Therapie können zu einer hohen psychischen Belastung der betroffenen Frauen und verschiedenen psychosozialen Unterstützungsbedürfnissen führen. Darüber hinaus sind die emotionalen und partnerschaftlichen Auswirkungen der Beeinträchtigung oder der Verlust der Fertilität komplex und gehen mit einem hohen Leidensdruck, Wechseljahrsbeschwerden und Veränderungen der Sexualfunktion einher [3–4]. Knapp zwei Drittel (63 %) aller Frauen mit gynäkologischen Tumoren geben hohe Level an Distress an [5]. Die Punktprävalenz für eine psychische Störung liegt bei diesen Patientinnen bei 36 % (95 % CI: 29–43). Am häufigsten treten Anpassungsstörungen als Reaktion auf die einschneidende Belastungssituation sowie Angststörungen und affektive Störungen auf [6].

Eine Krebserkrankung kann die Sexualität und die partnerschaftliche Intimität spürbar und nachhaltig beeinträchtigen. Verschiedene Studien zeigen, dass Patientinnen, die in einem frühen Stadium diagnostiziert wurden, relativ bald nach Behandlungsende wieder eine vergleichbare Lebensqualität im Vergleich zu Personen ohne Krebserkrankung in der Vorgeschichte aufweisen [7–8]. Ein erheblicher Teil der Patientinnen hat jedoch körperliche, funktionelle, psychosoziale und insbesondere sexuelle Probleme, die im Vergleich zur Allgemeinbevölkerung signifikant häufiger auftreten, und die nach dem Ende der primären Krebstherapie noch Jahre anhalten,

https://doi.org/10.1515/9783110541618-004

d. h. chronisch oder irreversibel werden oder in der Folge erst spät auftreten können [1,9–13].

Behandlungsentscheidungen, die zum Zeitpunkt der Diagnose getroffen werden, können die partnerschaftliche Beziehung, die Sexualität wie auch die Fertilität und Reproduktionsfähigkeit signifikant beeinflussen [14]: Alle drei Dimensionen der Sexualität; (i) die Fortpflanzungsdimension, (ii) die Lustdimension, d. h. die Möglichkeiten des Lustgewinns durch sexuelles Erleben und (iii) die Beziehungsdimension, d. h. die Befriedigung grundlegender biopsychosozialer Bedürfnisse nach Akzeptanz, Nähe, Sicherheit und Geborgenheit durch sexuelle Kommunikation in Beziehungen, können durch die Erkrankung und Behandlung beeinträchtigt werden.

Sexuelle Probleme werden durchschnittlich von 31 % aller Krebspatienten berichtet (Frauen: 23 %; Männer: 39 %) und zählen damit zu den 10 am häufigsten genannten Problemen [5]. Dabei beinhalten sexuelle Probleme eine Vielzahl von Aspekten wie physiologische Funktionsstörungen (vermindertes Verlangen oder Lubrikationsstörungen) und psychische Veränderungen (Veränderungen der eigenen Wahrnehmung, Erwartungen und Erfahrungen wie auch Veränderungen der Wahrnehmungen, Erwartungen und Erfahrungen des Partners oder der Partnerin) [14].

Mehrere Studien belegen, dass bei Frauen mit gynäkologischen Krebserkrankungen häufig unerfüllte informationelle und psychosoziale Unterstützungsbedürfnisse bestehen [15–19] und die Lebensqualität deutlich eingeschränkt ist [20–23]. Zweiundvierzig Prozent der Patientinnen berichten unerfüllte Bedürfnisse nach psychoonkologischer Unterstützung [19]. Am häufigsten nennen Patientinnen unerfüllte psychosoziale Unterstützungsbedürfnisse hinsichtlich Informationen zur Chance auf Heilung (52 %), zur Behandlung (51 %) und zum Krankheitsverlauf (47 %) sowie zu Risiken und Nebenwirkungen der Behandlung (42 %) [19].

Hinsichtlich der Inanspruchnahme psychoonkologischer Unterstützungsangebote zeigen Studien, dass ob und wann eine Patientin Beratung und Unterstützung wünscht und in Anspruch nimmt, von einer Vielzahl von Faktoren und nicht allein von ihrer psychischen Belastung abhängt [24]. Zu diesen Faktoren gehören u. a. die Information über bestehende Angebote und niedrigschwellige Zugangswege, die Empfehlung Dritter (u. a. Angehörige, Freunde), die Überweisung durch den behandelnden Arzt sowie Vorerfahrungen mit psychosozialen Unterstützungsangeboten. Die von Patientinnen wahrgenommene Notwendigkeit, psychologische Unterstützung in Anspruch zu nehmen, geht mit jüngerem Alter, höherer Bildung und einer erhöhten emotionalen Belastung sowie mit einer positiven Einstellung zur psychosozialen Unterstützung einher [25–27].

4.1.2 Das psychoonkologische Versorgungssystem in Deutschland

In Deutschland hat sich die psychoonkologische Versorgung in den letzten Jahren deutlich verbessert. Dies geht einher mit einer signifikant verbesserten Evidenzlage zu den kurz- wie längerfristigen psychosozialen Belastungen bei Krebspatienten und Angehörigen sowie zur Wirksamkeit psychoonkologischer Interventionen [28]. Darüber hinaus haben verschiedene Entwicklungen dazu beigetragen wie die Zertifizierungsanforderungen an Organkrebszentren der Deutschen Krebsgesellschaft (DKG), die Schaffung onkologischer Spitzenzentren (*Comprehensive Cancer Centers* – CCC) durch die Deutsche Krebshilfe (DKH) und die Implementierung des Nationalen Krebsplans (NKP) im Jahr 2008 [29]. Der NKP wurde gemeinsam vom Bundesministerium für Gesundheit (BMG), der DKG, der DKH und der Arbeitsgemeinschaft Deutscher Tumorzentren (ADT) mit dem Ziel initiiert, eine qualitativ hochwertige Versorgung krebskranker Menschen in Deutschland zu organisieren. Dies beinhaltet die Weiterentwicklung und Verbesserung der Früherkennung und der Versorgung von krebskranken Menschen, um die Mortalität weiter zu senken und die Lebensqualität betroffener Patientinnen und Patienten zu erhöhen. Spezifisch in Ziel 9 des NKP ist gefordert, dass alle Krebspatientinnen und -patienten bei Bedarf eine angemessene psychoonkologische Versorgung erhalten sollen. Dies umfasst die Verbesserung der Erkennung psychosozialen Unterstützungsbedarfs sowie behandlungsbedürftiger psychischer Störungen bei Krebspatienten und Angehörigen sowie die Sicherstellung der notwendigen psychoonkologischen Versorgung im stationären und ambulanten Bereich.

Mittlerweile finden psychoonkologische Versorgungsanforderungen in der überwiegenden Mehrzahl onkologischer Organleitlinien und Disease-Management-Programmen (DMP) Berücksichtigung. Im Jahr 2014 wurde die erste S3-Leitlinie „Psychoonkologische Diagnostik, Beratung und Behandlung von erwachsenen Krebspatienten" publiziert (AWMF) [30].

Psychoonkologische Versorgung findet in Deutschland überwiegend in Akutkrankenhäusern, onkologischen Rehabilitationseinrichtungen, psychosozialen Krebsberatungsstellen und ambulanter Psychotherapie statt. Stationär ist die Psychoonkologie in der Regel an Fachabteilungen wie z. B. der Medizinischen Psychologie oder der Psychosomatik angegliedert, teilweise ist sie aber auch als eigenständige Fachabteilung in onkologischen Zentren etabliert. Die Versorgung im Akutkrankenhaus erfolgt in der Regel durch Konsiliar- und Liaisondienste sowie Institutsambulanzen [31]. In Spitzenzentren (CCC) werden besonders hohe Anforderungen an die psychoonkologische Versorgung in Hinblick auf eine hohe interdisziplinäre Zusammenarbeit und Patientenorientierung gestellt. Hier zählen zu den Qualitätsmerkmalen u. a. interdisziplinäre Fallkonferenzen („Tumorboards"), psychoonkologische Behandlungspfade und eine enge Verzahnung von Klinik und Forschung (Translation) [29,32–33].

Die onkologische Rehabilitation hat einen zentralen Stellenwert für die Wiederherstellung der körperlichen und psychischen Gesundheit und die berufliche

Wiedereingliederung. Krebspatientinnen steht eine onkologische Rehabilitations-
maßnahme, in der Regel eine Anschlussrehabilitation zu, die von den Renten- oder
Krankenversicherungen getragen wird. Diese erfolgt meist stationär und umfasst neben medizinischen, Physio- und Sporttherapien, Sozialberatung und Ergotherapie re-
gelhaft psychoonkologische Interventionen als Einzel- oder Gruppenangebot. Durch
die verbesserten Überlebensraten von Krebspatienten werden zunehmend auch
Maßnahmen zur medizinisch-beruflich orientierten Rehabilitation (MBOR) durchgeführt.

Ambulante Krebsberatungsstellen mit meist multidisziplinären Teams z. B. aus
Sozialarbeitern / -pädagogen und Psychologen stehen Patientinnen wie Angehörigen
zur Verfügung. Die Angebote von Krebsberatungsstellen sind niedrigschwellig und
reichen von Informationsvermittlung und Erfassung des Beratungsbedarfs über die
psychosoziale und sozialrechtliche Beratung und Psychoedukation bis hin zu Krisen-
interventionen und Begleitung in der Palliativsituation.

Ambulante psychoonkologische Versorgung kann neben Hochschulambulanzen
an Universitätskliniken [34] bzw. im Rahmen der ambulanten spezialfachärztlichen
Versorgung (ASV) bei spezifischen Tumorentitäten wie gynäkologische Tumoren
außerdem von niedergelassenen Psychotherapeuten geleistet werden. Aufgrund der
langen Wartezeiten und der hohen Anforderungen an zeitliche Flexibilität gerade
bei körperlich schwer kranken Patientinnen kann der ambulante Bedarf durch nie-
dergelassene Psychotherapeuten allerdings nur bedingt gedeckt werden. Für eine
patientenzentrierte Versorgung ist darüber hinaus die Krebsselbsthilfe von großer
Bedeutung.

4.1.3 Feststellung des psychoonkologischen Versorgungsbedarfs

Die Versorgungssituation ist in vielen onkologischen Behandlungszentren dadurch
gekennzeichnet, dass patientenseitige Bedürfnisse nach psychosozialer Unterstützung nicht oder nicht ausreichend erkannt werden, sodass zahlreiche Patientinnen
keine Hilfe erhalten, obwohl sie von evidenzbasierten Unterstützungsangeboten
profitieren könnten [35]. Deshalb kommt der Feststellung des psychoonkologischen
Versorgungsbedarfs ein hoher Stellenwert zu. Zielsetzung psychoonkologischer Diagnostik im klinischen Alltag ist das frühzeitige Erkennen psychischer, familiärer und
sozialer Belastungen, psychischer Störungen und weiterer Problemlagen. Darüber
hinaus dient die Diagnostik auch der Beobachtung von Veränderungen der Symptomatik im Krankheitsverlauf. Weitere diagnostische Schwerpunkte umfassen die
Bereitstellung diagnostischer Informationen zur Indikationsstellung für psychoonkologische Interventionen, zur Evaluation psychoonkologischer Interventionen und zur
Unterstützung des Behandlungsteams bei der onkologischen Therapieplanung.

Die psychologische Diagnostik kann bei Krebspatienten insgesamt und spezifisch bei Frauen mit gynäkologischen Tumoren durch die hohe körperliche Symp-

tombelastung, Funktionseinschränkungen und die Wechselwirkungen zwischen krankheits- und / oder behandlungsbedingten Symptomen (z. B. Fatigue, Wechseljahrsbeschwerden) und den Symptomen psychischer Störungen (z. B. Depression) erschwert sein. Viele Patientinnen leiden darüber hinaus unter spezifischen Syndromen wie z. B. Progredienzangst, d. h. die Angst vor einem Fortschreiten oder Wiederauftreten der Erkrankung, die nicht durch Diagnosesysteme wie das ICD oder DSM abgebildet werden [36]. Im klinischen Alltag ist es ad hoc oft nicht möglich, die Ursache(n) der Symptome bei Patientinnen mit hoher körperlicher Symptombelastung bezüglich ihrer Ätiologie genau zu differenzieren, was sowohl zu einer Unterschätzung als auch zu einer Überschätzung psychischer Störungen wie z. B. Depressionen führen kann [37–38]. Die S3-Leitlinie Psychoonkologie empfiehlt deshalb ein Screening-basiertes (Distress-Screening) gestuftes Versorgungsmodell und das Vorhalten gestufter psychoonkologischer Interventionen: von Information und Beratung bis hin zur Psychotherapie.

In den letzten Jahren wurden verschiedene valide Screening-Instrumente für die Beurteilung der psychischen Belastung entwickelt, die eine zufriedenstellende Sensitivität und Spezifität gewährleisten [39–43]. Solche Screening-Fragebögen weisen mit einer bestimmten Wahrscheinlichkeit auf das Vorliegen bzw. das Fehlen psychischer Belastungen (z. B. Ängstlichkeit, Depressivität) hin. Je nach Länge der Fragebogenverfahren werden folgende Screenings unterschieden [40–41]:

– Ultra-Kurz-Screenings: 1–4 Items, weniger als zwei Minuten Bearbeitungszeit,
– Kurz-Screenings, 5–14 Items, etwa zwei bis fünf Minuten Bearbeitungszeit,
– Standard-Screenings, 15 und mehr Items, häufig mehr als fünf Minuten Bearbeitungszeit.

Bei der Planung, welches diagnostische Verfahren im klinischen Alltag eingesetzt werden soll, können folgende Überlegungen und Fragen hilfreich sein: (i) Durch wen sollen welche psychosozialen Belastungen und Unterstützungsbedürfnisse wann und in welchem Umfang erfasst werden? (ii) Welche personellen und zeitlichen Ressourcen stehen zur Auswertung der erhobenen diagnostischen Daten zur Verfügung? (iii) Wie und durch wen kann eine zeitnahe Zuweisung von als belastet identifizierten Patientinnen zu Unterstützungsangeboten erfolgen?

Die Erfassung psychosozialer Belastungen sollte in interdisziplinärer Zusammenarbeit geschehen und in einen Gesamtbehandlungsplan eingebettet sein. Alle Patientinnen sollten über psychosoziale Unterstützungsangebote informiert werden (S3-Leitlinie Psychoonkologie). Die mit einem Screening-Fragebogen erfassten Patientinnen, die einen auffälligen Wert erreichen, sollten eine vertiefende Diagnostik, Information, Beratung und Begleitung erhalten. In einem Erstgespräch, in der Regel im Rahmen eines anamnestischen Gespräches, sollte die Behandlungsbedürftigkeit und Behandlungsbereitschaft weiter vertiefend abgeklärt werden. Patientinnen mit einer hohen psychosozialen Belastung sollte der Zugang zu psychosozialen Unterstützungsangeboten ermöglicht werden.

4.1.4 Psychoonkologische Interventionen

Psychoonkologische Interventionen umfassen ein breites Spektrum an Zielsetzungen zur Verringerung psychosozialer Belastungen und zur Aufrechterhaltung der Lebensqualität bei Patientinnen und ihren Angehörigen. Die Wirksamkeit von psychoonkologischen Interventionen gilt als gut belegt. Metaanalysen zur Wirksamkeit psychoonkologischer Interventionen zeigen die Reduktion von psychischen Belastungen sowie die Verbesserung der gesundheitsbezogenen Lebensqualität mit kleinen bis mittleren Effektstärken [44]. Die meisten psychoonkologischen Interventionen erfolgen im direkten Kontakt mit der Patientin, zunehmend aber auch im Rahmen von E-Health-Interventionen [45–46].

Das psychoonkologische Aufgabenspektrum umfasst die Unterstützung der Patientin und der Familie im Umgang mit schwierigen Behandlungsentscheidungen, Ängsten vor Behandlungen, Ängsten vor einer Verschlechterung des Gesundheitszustands, dem Fortschreiten der Erkrankung und den damit verbundenen Funktionseinschränkungen sowie Schmerzen. Weitere häufige Anliegen sind die Unterstützung im Umgang mit Gefühlen der Isolation, Trauer, Hoffnungslosigkeit, Verzweiflung und Depressivität. Behandlungsinhalte können sich weiterhin auf Veränderungen in Beziehungen und sozialen Rollen, sexuelle Funktionsstörungen und partnerschaftliche Probleme, auf eine eingeschränkte Autonomie und den Verlust an Würdegefühl sowie existenzielle Fragestellungen wie Suche nach Lebenssinn beziehen. Häufige Indikationen und Zielsetzungen für die Anwendung von psychoonkologischen Interventionen bei Krebspatientinnen sind:

– Verringerung der psychischen Symptombelastung (z. B. Fatigue, Ängste, Depressivität) sowie Förderung des psychischen Wohlbefindens, der Krankheitsverarbeitung und der Lebensqualität,
– Unterstützung beim Umgang mit körperlichen Belastungen und Funktionseinschränkungen (z. B. Schmerzen, Lymphödeme, sexuelle Funktionsstörungen),
– Förderung des Gefühls von Kontrolle und Selbstwirksamkeit,
– Förderung von Bewältigungsfähigkeiten im Umgang mit belastenden diagnostischen und Therapiemaßnahmen (z. B. klaustrophobische Ängste bei Ganzkörper-Scans) und Behandlungsnebenwirkungen (u. a. Übelkeit, Schmerzen, Atemnot),
– Unterstützung bei der Kommunikation, Entscheidungsfindung und Behandlungsplanung,
– Verringerung von Gefühlen der Isolation und Einsamkeit,
– Mobilisierung individueller, partnerschaftlicher und familiärer Ressourcen.

Die psychologische und psychotherapeutische Versorgung von Krebspatientinnen ist meist supportiv ausgerichtet und beinhaltet neben der psychosozialen Beratung und Psychoedukation psychotherapieschulenübergreifend verschiedene psychotherapeutische Verfahren und Methoden. Dazu zählen unter anderem die Verhaltenstherapie einschließlich Entspannungs- und Imaginationstechniken, psychodynamische

Psychotherapie, Gesprächspsychotherapie, Systemische Psychotherapie, Interpersonelle Therapie oder die Hypnotherapie. Bei schwer kranken und körperlich stark eingeschränkten Patientinnen sind darüber hinaus kunst- und musiktherapeutische Verfahren hilfreich.

Die psychologische Begleitung von Krebspatientinnen erfordert hohe therapeutische Anforderungen hinsichtlich der interdisziplinären Zusammenarbeit, onkologische Grundkenntnisse einschließlich Informationen über gängige Behandlungsleitlinien und Behandlungsnebenwirkungen, Flexibilität und zeitliche Verfügbarkeit sowie eine Vielzahl an psychotherapeutischen Kompetenzen einschließlich nonverbaler Kommunikation und kultureller Kompetenzen. Die Kommunikation mit der Patientin, den Angehörigen und dem Behandlungsteam kann nicht nur durch Komplikationen wie z. B. organische psychische Syndrome, sondern auch durch unklare oder abweichende Vorstellungen über die Ziele der Behandlung und die Heilbarkeit der Krankheit erschwert werden. Therapeutische Fertigkeiten, die im Umgang mit der für die Patientin und ihre Angehörigen oft schwierigen Erkrankungsphase hilfreich sind, umfassen neben dem empathischen Verstehen und der Wertschätzung gegenüber den Erfahrungen des Patienten eine von Authentizität geprägte therapeutische Haltung, Affektmodulation sowie die Förderung der Fähigkeit zur Selbstreflektion [47].

Der Zeitrahmen für psychotherapeutische und psychosoziale Interventionen ist häufig in Abhängigkeit vom Behandlungssetting begrenzt. Manchmal können Patientinnen je nach körperlichem Zustand, Krankheitsverlauf und Behandlungssetting nur wenige Male gesehen werden, teilweise in Krisensituationen. Die eingeschränkte Behandlungszeit hat zuweilen Konsequenzen für die Entwicklung einer vertrauensvollen und nachhaltigen therapeutischen Beziehung sowie für die psychotherapeutische Behandlungsplanung. Letztere hängt oft vom Krankheitsverlauf und den damit verbundenen, sich schnell verändernden körperlichen und psychosozialen Versorgungsbedürfnissen ab.

Neben der psychoonkologischen Versorgung in der Akutphase zielen *Cancer-Survivorship-*, Nachsorge- und Rehabilitationsprogramme darauf, körperliche, psychische und soziale Belastungen und Funktionseinschränkungen durch sekundärpräventive und rehabilitative Maßnahmen zu minimieren sowie die Lebensqualität wie die soziale Teilhabe der Betroffenen zu verbessern. Sie beinhalten eine starke Orientierung hinsichtlich rehabilitativer, psychosozialer, sekundärpräventiver und *Public-Health-*Maßnahmen im Sinne einer ganzheitlichen Versorgung [48–50]. *Cancer-Survivorship-*Programme umfassen meist individuelle Behandlungspläne hinsichtlich medizinischer Kontroll- und Nachsorgeuntersuchungen, rehabilitative Maßnahmen zur Behandlung von Nebenwirkungen und Spätfolgen der onkologischen Behandlung sowie psychosoziale Interventionen und rehabilitative Maßnahmen zur Linderung psychosozialer Belastungen und zur Verbesserung der beruflich-sozialen Reintegration [51–53]. Nachsorge- und *Cancer-Survivorship-*Programme zielen auf den Ausbau einer längerfristigen wie umfassenden medizinischen und psychosozialen

Versorgung der Patientinnen, sind für Patientinnen mit gynäkologischen Tumorerkrankungen aber häufig noch nicht optimal entwickelt [54]. Interdisziplinarität und eine schnittstellenübergreifende Versorgungsplanung haben bei der Ausgestaltung solcher Programme eine hohe Relevanz. Zu den spezifischen Zielsetzungen gehören u. a. [51–53]:

- die Behandlungszusammenfassung und individuelle Nachsorgeplanung,
- Sekundärprävention und Früherkennung von Langzeit- und Spätfolgen durch die Tumorerkrankung und die Therapie,
- Evaluation von sexuellen Störungen und Beeinträchtigungen des Körperbildes,
- Stabilisierung von Paarbeziehungen,
- die Koordination der Behandlung zwischen Spezialisten und weiterbetreuenden Ärzten,
- die Implementierung spezifischer Screeningverfahren und die Erfassung von zielgruppenspezifischen Unterstützungsbedürfnissen,
- die angemessene und zeitnahe Versorgung der Patientinnen,
- die Entwicklung und Implementierung von Versorgungsstandards, Empfehlungen und Leitlinien sowie die
- Verbesserung der Kommunikation zwischen Patientin und Behandlungsteam.

Spezifische Ziele von Nachsorgeprogrammen sind die Beratung, Psychoedukation und Verbesserung des Gesundheitsverhaltens, wie z. B. Bewegung und Sport, Ernährung sowie Stressbewältigung [49–50].

4.1.5 Spezifische Interventionen für sexuelle und partnerschaftliche Probleme

Alle Patientinnen und Patienten sollten unabhängig von Alter, sexueller Orientierung, Familienstand oder Lebensumständen die Möglichkeit haben, sexuelle und partnerschaftliche Probleme mit ihrem Arzt oder Psychoonkologen bzw. Psychotherapeuten zu besprechen [55–56]. Die Behandlung und Versorgung sexueller Funktionsstörungen und partnerschaftlicher Probleme sowie die Förderung der sexuellen Gesundheit ist ein wichtiger Bestandteil für die Erhaltung der Lebensqualität [55]. Ein Problem der unzureichenden Behandlung und Versorgung sexueller Funktionsstörungen oder sexueller Veränderungen während und nach der Krebstherapie besteht darin, dass diese in der Regel nicht routinemäßig angesprochen und erfasst werden, obwohl Patientinnen einen hohen Bedarf an Aufklärung und Unterstützung haben, da sexuelle Aktivität einschließlich Berührungen, Nähe und Zärtlichkeit ein wichtiges menschliches Grundbedürfnis ist. Die Förderung sexueller Gesundheit kann darüber hinaus eine wichtige Ressource für den Genesungsprozess darstellen.

Typische Gründe, das Thema Sexualität nicht anzusprechen, sind Unbehagen und / oder Scham auf Seiten der Patientinnen wie der professionellen Behandler. Viele Patientinnen sind jedoch bereit, über Veränderungen ihrer Sexualität zu sprechen, wenn sie darauf angesprochen werden – manche verwenden ihre eigenen Worte und ihre eigene Sprache, die sich von den klinischen Begriffen unterscheiden kann [14]. Dies erfordert Einfühlungsvermögen und kommunikative Fertigkeiten auf Seiten der professionellen Behandler, die häufig allerdings zu wenig Erfahrung darin haben, wie sie offen, direkt und authentisch über Sexualität und Intimität mit Patientinnen sprechen können [14].

Ein Rahmenmodell zur Erfassung sexueller Veränderungen bei Krebspatientinnen und -patienten umfasst verschiedene Komponenten [14,57] wie eine offene Grundhaltung bezüglich der Sexualität der Patientin während und nach der Krebstherapie, Informationen zu möglichen und typischen Auswirkungen der Krebstherapie auf die Sexualität und Partnerschaft sowie niedrigschwellige Unterstützung und die Vermittlung weiterführender professioneller Therapieangebote. Die frühzeitige Kommunikation über Sexualität und potenzielle sexuelle Veränderungen in der Behandlung ermöglicht es, eine vertrauensvolle Beziehung herzustellen und der Patientin die Kommunikation auch später im Behandlungsverlauf zu erleichtern.

Die Möglichkeiten der Interventionen sind abhängig von den individuellen Symptomen und deren Ursachen sowie den bestehenden sexuellen und partnerschaftlichen Problemen. Häufige Symptome sind Schmerzen, vaginale Probleme und Funktionsstörungen wie bspw. Scheidentrockenheit und allgemeine Lustlosigkeit. Die Ursachen sind vielfältig und meist behandlungsbedingt, können aber auch bereits vor der Krebserkrankung vorhanden sein und sich durch die Erkrankung verschlimmern. Körperliche und psychische Ursachen und Bedingungen sind dabei eng miteinander verbunden. Dazu zählen Sorgen, Ängste, allgemeines Unwohlsein, chronische Müdigkeit (Fatigue), verändertes Aussehen, Körperbildstörungen oder Veränderungen im Hormonhaushalt, Wechseljahresbeschwerden, Narben, Lymphödeme, Schleimhautreizungen, Infektionen und die Verletzung erogener Zonen durch geschädigte Nerven.

Die Ermutigung, offen über sexuelle Probleme, Ängste, Wünsche und Bedürfnisse in der Partnerschaft oder mit einer neutralen dritten Person wie z. B. der Psychoonkologin zu sprechen, kann die Patientin bei der Krankheitsverarbeitung unterstützen. Patientinnen, die in einer Partnerschaft leben, kann es darüber hinaus helfen, die Paarbeziehung zu pflegen, den gemeinsamen Alltag zu gestalten und gemeinsame schöne Erlebnisse zu fördern. Entspannungstechniken wie progressive Muskelrelaxation oder geleitete Imagination helfen Stress abzubauen und das Allgemeinbefinden zu verbessern. Sofern es den Bedürfnissen der Patientin entspricht, können Massagen (Partnermassagen oder professionelle Massagen), der Austausch von Zärtlichkeiten ohne Leistungsdruck oder Selbststimulierung (Masturbation) das Körpererleben verbessern. Spezielle Öle und Cremes für die regelmäßige Intimpflege verbessern die Durchblutung und Elastizität der Scheide. Die Nutzung eines Vaginaldilators ist ebenfalls empfehlenswert. Hilfsmittel für die sexuelle Stimulation, Gleitmittel bei Scheidentrockenheit, erotische Dessous, Zeitschriften, Bücher oder Videos können darüber hinaus das sexuelle Erleben und die Lust fördern.

Bei anhaltenden sexuellen und partnerschaftlichen Problemen sind psychologische Einzel-, Gruppen- und / oder Paartherapeutische Interventionen wirksam. Eine Krebserkrankung stellt einen Stressor für beide Partner dar, sodass Krebs auch als *„we-disease"* bezeichnet wird. Deshalb kann es ratsam sein, den Partner oder die Partnerin in den therapeutischen Prozess einzubeziehen. Paarinterventionen verbessern nachweislich die dyadische Krankheitsverarbeitung, die Kommunikationsfähigkeit der Partner in Bezug auf psychische Belastungen und die veränderten Rollenfunktionen innerhalb der Partnerschaft und insbesondere die Entwicklung einer funktionaleren Interaktion zur gezielteren Bedürfniskommunikation und -befriedigung sowie die Entwicklung von gegenseitigem Verständnis und Akzeptanz. Sie können die Partnerschaftszufriedenheit, die Interaktion zwischen den Paaren und die Wiederaufnahme sexueller Aktivität nachhaltig verbessern [58–60].

4.1.6 Fazit

Aufgrund der verbesserten Diagnostik und Therapie nimmt die Krebserkrankung für viele Patientinnen einen chronischen Verlauf, ist aber mit teilweise erheblichen körperlichen und psychosozialen Belastungen verbunden, die auch in mittel- und längerfristiger Perspektive die Lebensqualität und häufig auch die Sexualität der Betroffenen beeinträchtigen. Betrachtet man die Anforderungen an die Versorgung bei unterschiedlichen Gruppen von Patientinnen und ihre Umsetzungsmöglichkeiten in Hinblick auf Langzeitüberlegende, aber auch in Hinblick auf Patientinnen in palliativer Behandlungssituation, werden zentrale Herausforderungen für die psychoonkologische Versorgung deutlich. Diese liegen in der Weiterentwicklung von wirksamen Versorgungskonzepten für unterschiedliche Gruppen von Patientinnen mit unterschiedlichen Versorgungsbedürfnissen vor dem Hintergrund verschiedener struktureller und organisatorischer Voraussetzungen des Gesundheitssystems.

Literatur

[1] Aaronson NK, Mattioli V, Minton O, et al. Beyond treatment – Psychosocial and behavioural issues in cancer survivorship research and practice. Eur J Cancer Supplements. 2014;12:54–64.
[2] Wollenschein M, Rohde A. Brustkrebs und gynäkologische Tumoren. In: Mehnert A, Koch U, Hrsg. Handbuch Psychoonkologie. Göttingen, Hogrefe, 2016, 141–51.
[3] Carter J, Chi DS, Brown CL, et al. Cancer-related infertility in survivorship. Review. Int J Gynecol Cancer. 2010;20:2–8.
[4] Carter J, Raviv L, Applegarth L, et al. A cross-sectional study of the psychosexual impact of cancer-related infertility in women: third-party reproductive assistance. J Cancer Surviv. 2010;4:236–246.
[5] Mehnert A, Hartung TJ, Friedrich M, et al. One in two cancer patients is significantly distressed: Prevalence and indicators of distress. Psychooncology. 2018;27:75–82.
[6] Mehnert A, Brähler E, Faller H, et al. Four-week prevalence of mental disorders in patients with cancer across major tumor entities. J Clin Oncol. 2014;32:3540–3546.

[7]   Ganz PA, Desmond KA, Leedham B, et al. Quality of life in long-term, disease-free survivors of breast cancer: a follow-up study. J Natl Cancer Inst. 2002;94:39–49.

[8]   Yost KJ, Haan MN, Levine RA, Gold EB. Comparing SF-36 scores across three groups of women with different health profiles. Qual Life Res. 2005;14:1251–1261.

[9]   Schultz PN, Beck ML, Stava C, Vassilopoulou-Sellin R. Health profiles in 5836 long-term cancer survivors. Int J Cancer. 2003;104:488–495.

[10]   Yabroff KR, Lawrence WF, Clauser S, Davis WW, Brown ML. Burden of illness in cancer survivors: findings from a population-based national sample. J Natl Cancer Inst. 2004;96:1322–1330.

[11]   Jensen MV, Rugbjerg K, de Fine Licht S, et al. Endocrine Late Effects in Survivors of Cancer in Adolescence and Young Adulthood: A Danish Population-Based Cohort Study. JAMA Netw Open 1:e180349. doi: 10.1001/jamanetworkopen.2018.0349.

[12]   Götze H, Taubenheim S, Dietz A, Lordick F, Mehnert A. Comorbid conditions and health-related quality of life in long-term cancer survivors-associations with demographic and medical characteristics. J Cancer Surviv. 2018;12:712–720.

[13]   Schover LR. Premature ovarian failure and its consequences: vasomotor symptoms, sexuality, and fertility. J Clin Oncol. 2008;26:753–758.

[14]   Hughes MK. Therapies for sexual dysfunction. In: Watson M, Kissane D, Hrsg. Handbook of psychotherapy in cancer care. Chichester, Wiley, 2011, 174–184.

[15]   Beaver K, Booth K. Information needs and decision-making preferences: comparing findings for gynaecological, breast and colorectal cancer. Eur J Oncol Nurs. 2007;11:409–416.

[16]   Nicolaije KA, Husson O, Ezendam NPM, et al. Endometrial cancer survivors are unsatisfied with received information about diagnosis, treatment and follow-up: a study from the population-based PROFILES registry. Patient Educ Couns. 2012;88:427–435.

[17]   Papadakos J, Bussière-Coté S, Abdelmutti N, et al. Informational needs of gynecological cancer survivors. Gynecol Oncol. 2012;124:452–457.

[18]   Maguire R, Kotronoulas G, Simpson M, Paterson C. A systematic review of supportive care needs of women living with and beyond cervical cancer. Gynecol Oncol. 2015;136:478–490.

[19]   Faller H, Brähler E, Härter M, et al. Unmet needs for information and psychosocial support in relation to quality of life and emotional distress: A comparison between gynecological and breast cancer patients. Patient Educ Couns. 2017;100:1934–1942.

[20]   Roland KB, Rodriguez JL, Patterson JR, Trivers KF. A literature review of the social and psychological needs of ovarian cancer survivors. Psychooncology. 2013;22:2408–2418.

[21]   Mirabeau-Beale KL, Vismanathan AN. Quality of life (QOL) in women treated for gynecological malignancies with radiation therapy: a literature review of patient-reported outcomes. Gynecol Oncol. 2014;134:403–409.

[22]   Pfaendler KS, Wenzel L, Mechanic MB, Penner KR. Cervical cancer survivorship: long-term quality of life and social support. Clin Ther. 2015;37:39–48.

[23]   Watts S, Prescott P, Mason J, McLeod N, Lewith G. Depression and anxiety in ovarian cancer: a systematic review and meta-analysis of prevalence rates. BMJ Open. 2015;5:3007618.

[24]   Faller H, Weis J, Koch U, et al. Utilization of professional psychological care in a large German sample of cancer patients. Psychooncology. 2017;26:537–543.

[25]   Merckaert I, Libert Y, Messin S, et al. Cancer patients' desire for psychological support: prevalence and implications for screening patients' psychological needs. Psychooncology. 2010;19:141–149.

[26]   Zeissig SR, Singer S, Koch L, Blettner M, Arndt V. Inanspruchnahme psychoonkologischer Versorgung im Krankenhaus und in Krebsberatungsstellen durch Brust-, Darm- und Prostatakrebsüberlebende. Psychother Psych Med. 2015;65:177–182.

[27] Burg MA, Adorno G, Lopez EDS, et al. Current unmet needs of cancer survivors: analysis of open-ended responses to the American Cancer Society Study of Cancer Survivors II. Cancer. 2015;121:623–630.

[28] Hasenburg A, Amant F, Aerts L, et al. ESGO Task Force Psycho-Oncology. Psycho-oncology: structure and profiles of European centers treating patients with gynecological cancer. Int J Gynecol Cancer. 2011;21:1520–1524.

[29] Bergelt C, Reese C, Koch U. Psychoonkologische Versorgung in Deutschland. In: Mehnert A, Koch U, Hrsg. Handbuch Psychoonkologie. Göttingen, Hogrefe, 2016, 454–463.

[30] Leitlinienprogramm Onkologie (Deutsche Krebsgesellschaft, Deutsche Krebshilfe, AWMF). Psychoonkologische Diagnostik, Beratung und Behandlung von erwachsenen Krebspatienten, Leitlinienreport 1.0, 2014, AWMF-Registernummer: 032/051OL. (http://www.awmf.org/up-loads/tx_szleitlinien/032-051OLm_S3_Psychoonkologische_Beratung_Behandlung_2014-01. pdf (Zugriff am 18.10.2018).

[31] Heckl U, Singer S, Wickert M, Weis J. Aktuelle Versorgungsstrukturen in der Psychoonkologie. Nervenheilkunde. 2011;30:124–130.

[32] Weis J, Hönig K, Bergelt C, et al. Psychosocial distress and utilization of professional psycho-logical care in cancer patients: an observational study in National Comprehensive Cancer Centers (CCCs) in Germany. Psychooncology in print, doi: 10.1002/pon.4901.

[33] Mehnert A, Koranyi S. Psychoonkologische Versorgung: eine Herausforderung. Dtsch Med Wo-chenschr. 2018;143:316–323.

[34] Lehmann-Laue A, Danker H, Schröter K, et al. Psychosoziale Versorgung von Krebspatienten in einer Krebsberatungsstelle an einem Universitätsklinikum. Empirische Ergebnisse zu Patientenmerkmalen und Versorgungsbedürfnissen. Psychother Psychosom Med Psychol. in print, doi:10.1055/s-0043-124442.

[35] Ernst J, Faller H, Koch U, et al. Doctor's recommendations for psychosocial care: Frequency and predictors of recommendations and referrals. PLoS One. 2018;13:e0205160.

[36] Herschbach P, Dinkel A. Fear of progression. Recent Results Cancer Res. 2014;197:11–29.

[37] Pessin H, Olden M, Jacobson C, Kosinski A. Clinical assessment of depression in terminally ill cancer patients: a practical guide. Palliat Support Care. 2005;3:319–324.

[38] Cassem EH. Depression and anxiety secondary to medical illness. Psychiatr Clin North Am. 1990;13:597–612.

[39] Bidstrup PE, Johansen C, Mitchell AJ. Screening for cancer-related distress: Summary of evidence from tools to programmes. Acta Oncol. 2011;50:194–204.

[40] Mitchell AJ. Screening for cancer-related distress: when is implementation successful and when is it unsuccessful? Acta Oncol. 2013;52:216–224.

[41] Mitchell AJ, Yadegarfar M, Gill J, Stubbs B. Case finding and screening clinical utility of the Patient Health Questionnaire (PHQ-9 and PHQ-2) for depression in primary care: a diagnostic meta-analysis of 40 studies. BJPsych Open. 2016;2:127–238.

[42] Hartung TJ, Friedrich M, Johansen C, et al. The Hospital Anxiety and Depression Scale (HADS) and the 9-item Patient Health Questionnaire (PHQ-9) as screening instruments for depression in patients with cancer. Cancer. 2017;123:4236–4243.

[43] Esser P, Hartung TJ, Friedrich M, et al. The Generalized Anxiety Disorder Screener (GAD-7) and the anxiety module of the Hospital and Depression Scale (HADS-A) as screening tools for ge-neralized anxiety disorder among cancer patients. Psychooncology. 2018;27:1509–1516.

[44] Faller H, Schuler M, Richard M. Effects of psycho-oncologic interventions on emotional distress and quality of life in adult patients with cancer: systematic review and meta-analysis. J Clin Oncol. 2013;31:782–793.

[45] Grossert A, Urech C, Alder J, et al. Web-based stress management for newly diagnosed cancer patients (STREAM-1): a randomized, wait-list controlled intervention study. BMC Cancer. 2016;16:838.

[46] Ringwald J, Marwedel L, Junne F, et al. Demands and Needs for Psycho-Oncological eHealth Interventions in Women With Cancer: Cross-Sectional Study. Cancer. 2017;3:e19.

[47] Watson M, Kissane DW, Eds. Handbook of Psychotherapy in Cancer Care. West Sussex, John Wiley & Sons, 2011.

[48] Grunfeld E, Earle CC. The interface between primary and oncology specialty care: treatment through survivorship. J Natl Cancer Inst Monographs 2010. 2010:25–30.

[49] McCabe MS, Bhatia S, Oeffinger KC, et al. American Society of Clinical Oncology Statement: Achieving High-Quality Cancer Survivorship Care. Journal of Clinical Oncology. 2013;31:631–640.

[50] Bell K, Ristovski-Slijepcevic S. Cancer Survivorship: Why Labels Matter. Journal of Clinical Oncology. 2013;31:409–411.

[51] Oeffinger KC, McCabe MS. Models for Delivering Survivorship Care. Journal of Clinical Oncology. 2006;24:5117–5124.

[52] Gage EA, Pailler M, Zevon MA, et al. Structuring survivorship care: discipline-specific clinician perspectives. J Cancer Surviv. 2011;5:217–225.

[53] Alfano CM, Ganz PA, Rowland JH, Hahn EE. Cancer survivorship and cancer rehabilitation: revitalizing the link. J Clin Oncol. 2012;30:904–906.

[54] Wu J, Blair J, Izevbigie OC, Wright NC, Arend RC. Disparities in receipt of follow-up care instructions among female adult cancer survivors: Results from a national survey. Gynecol Oncol. 2018;150:494–500.

[55] Bruner DW, Boyd CP. Assessing women's sexuality after cancer therapy: checking assumptions with the focus group technique. Cancer Nurs. 1999;22:438–447.

[56] Ekwall E, Ternestedt BM, Sorbe B. Important aspects of health care for women with gynecologic cancer. Oncol Nurs Forum. 2003;30:313–319.

[57] Annon JS. The PLISSIT model: a proposed conceptual scheme for the behavioral treatment of sexual problems. J Sex Educ Ther. 1976;2:1–15.

[58] Shadish WR, Baldwin SA. Meta-analysis of MFT interventions. J Marital Fam Ther. 2003;29:547–570.

[59] Shadish WR, Baldwin SA. Effects of behavioral marital therapy: A meta-analysis of randomized controlled trials. J Consult Clin Psychol. 2005;73:6–14.

[60] Zimmermann T, Heinrichs N. Auswirkungen einer psychoonkologischen Intervention für Paare auf die Sexualität bei einer Brustkrebserkrankung der Frau. Z Gesundheitspsychol. 2011;19:23–34.

4.2 Wie geht es den Partnern in homo- und heterosexuellen Beziehungen?

Friederike Siedentopf

4.2.1 Einführung

Die Anforderungen, die im Rahmen einer Krebserkrankung an die Partner gestellt werden, sind komplex und in der Folge leiden viele von ihnen an psychischen Problemen und unter einem hohen Stressniveau [1,2]. Das bedeutet nicht unbedingt, dass sie auch für sich professionelle Hilfe suchen.

Eine schwere Erkrankung beeinflusst in der Regel beide Beteiligten, Patientin und Partner oder Partnerin, da eine Beziehung ein verbundenes emotionales Beziehungssystem darstellt [3]. Eine Krebserkrankung verändert die Beziehungsdynamik zwischen den Partnern. Die Herausforderungen bestehen in einer ungewissen Zukunft mit dem potentiellen Tod der Partnerin, Schuld- und Insuffizienzgefühlen sowie Selbstzweifeln bei den Partnern [4]. Gleichzeitig sind die Partner in einer solchen kritischen Lebenssituation häufig die wichtigste unterstützende Ressource für die Erkrankten.

Neben der psychischen Belastung einer Krebsdiagnose führen medizinische Behandlungen in der Onkologie oft zu erheblichen körperlichen Auswirkungen wie Übelkeit und Erbrechen, Schmerz, Neuropathien, Inkontinenz, Fatigue, körperlichen Veränderungen, sexueller Dysfunktion und Libidoverlust, Schwierigkeiten beim Atmen, Essen, Schlucken und vielem weiteren mehr [5,6]. Dies beeinflusst die Interaktion zwischen den Partnern.

Die Literatur zu dem Thema ist spärlich, selten ist die Realität der Partner Hauptfokus von Studien, auf ihre Situation kann oft nur indirekt geschlossen werden. Ausführlicher berichtet wird am ehesten noch über die Qualität der jeweiligen Partnerschaften unter der Belastung durch die Krebserkrankung aus der Sicht der Erkrankten (z. B. [3,7]). Des Weiteren werden im klinischen Alltag die Partner selten direkt adressiert, wenn es um die psychoonkologische Versorgung geht.

In dem vorliegenden Beitrag soll die Situation der Partner krebserkrankter Frauen unter Berücksichtigung der vorhandenen Literatur diskutiert werden. Das Augenmerk wird dabei sowohl auf hetero- als auch auf homosexuelle Beziehungen gelegt.

4.2.2 Psychische Folgen

Die psychische Auswirkung der Erkrankung auf die Partner kann ebenso stark sein wie auf die Betroffenen selbst. Noch zwei Jahre nach einer Krebserkrankung ist die Prävalenz von Angsterkrankungen sowohl bei Patientinnen als auch ihren Partnern im Vergleich zur gesunden Kontrollgruppe signifikant erhöht [8]. Diejenigen Paare, die angeben, mit den Herausforderungen der Situation gut zurechtzukommen, berichten dagegen von einer Stärkung der Beziehung [9]. Sich als behandelnde Therapeuten um die psychischen Bedürfnisse der Partner zu kümmern, diese ernst zu nehmen und wenn möglich ihre Situation zu verbessern, kann wiederum eine positive Wirkung auf die betroffenen Frauen haben.

4.2.3 Theoretische Grundlagen und Modelle

Die Belastung bei einer Krebserkrankung der Partnerin ist, wie oben bereits dargestellt, multidimensional. Es gibt Untersuchungen, dass der Bindungsstil Einfluss darauf hat, wie auf die Belastung durch eine lebensbedrohliche Erkrankung reagiert wird, z. B. [10].

In der Bindungstheorie von Bowlby [11] finden sich Hinweise auf die Wahrscheinlichkeit, inwieweit jemand in der Lage sein wird, versorgende Aufgaben zu übernehmen. Menschen mit ängstlichen oder vermeidenden Bindungsstilen haben eher Schwierigkeiten damit. Wenn sie sich kümmern, ist die Versorgung eher unsensibel und kontrollierend. Obwohl diejenigen mit einem unsicheren Bindungsverhalten nach Nähe und Intimität streben, sind sie stärker auf ihre eigenen Bedürfnisse fokussiert, anstatt sich auf die Bedürfnisse ihrer Partnerinnen einzustellen.

Es gibt deutlich weniger Studien zu Krebspatienten als zu Familien mit Demenzerkrankten oder älteren Verwandten, die das Bindungsverhalten in Bezug auf die Versorgung untersuchen. Kim & Carver [10] fanden in ihrer Studie, dass unsicheres Bindungsverhalten nicht die Frequenz der Versorgung beeinflusste, aber mit einer subjektiv größeren Belastung assoziiert war. Ein ängstlicher Bindungsstil führte zu mehr Ängstlichkeit in Bezug auf die Krebserkrankung des Partners, vermeidender Bindungsstil ging eher mit unterstützendem Verhalten einher und ein vermeidender Bindungsstil bei beiden Partnern resultierte in ablehnendem Verhalten [12]. Weitere Studien fanden eine signifikante positive Assoziation von Unzufriedenheit in der Partnerbeziehung und erhöhtem Stresslevel in Bezug auf die Versorgung der kranken Partner. In vielen Familien- und / oder Partnerkonstellationen wird es dazu kommen, dass durch die Krebserkrankung die Aufgabenverteilung innerhalb des familiären Gefüges neu verteilt und verhandelt werden muss. Das birgt hohes Konfliktpotential und stellt per se einen Belastungsfaktor dar. Keine Studie untersuchte jedoch, wie sich die Zufriedenheit in der Partnerschaft auf die Art und Weise der Versorgung auswirkt.

Erklärungsmodell der Auswirkung einer psychosozialen Belastungssituation auf die Partnerschaft

Im Rahmen der psychosozialen Belastungssituation, die eine Krebserkrankung darstellt, ist es gesichert, dass das Mitteilen von Belastungen, der Austausch darüber und die erhaltene Unterstützung durch einen vertrauten Menschen eine günstige

beziehungsverbessernde
Kommunikation

emotionale Erreichbarkeit,
gegenseitige konstruktive
Kommunikation

Intimität in der Beziehung ⟶ psychischer Distress

beziehungsverschlechternde
Kommunikation

gegenseitiges Vermeidungsverhalten, ‚mauern' Rück-
zug aus der Kommunikation

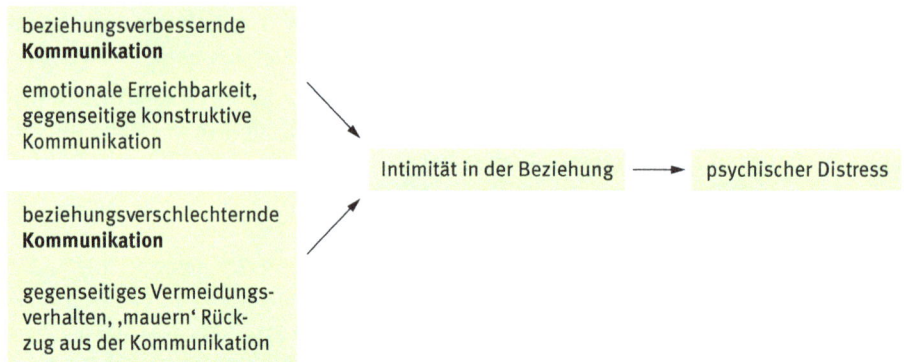

Abb. 4.1: Modell der Anpassung an die Krebserkrankung des Partners (nach Manne und Badr [15]).

Krankheitsbewältigung unterstützen [13]. Partner von Krebserkrankten sind dagegen ein vulnerables Kollektiv, sie sind gefährdet, als Folge der Dauerbelastung chronische Krankheiten zu entwickeln [14]. Manne und Badr [15] entwickelten ein Modell der Anpassung eines Paares an die Krebserkrankung eines Partners. Sie unterschieden beziehungsverbessernde (z. B. emotionale Erreichbarkeit) von beziehungsverschlechternden (z. B. gegenseitiges Vermeidungsverhalten) Verhaltensweisen, die sowohl die Beziehung zwischen den Partnern veränderten als auch die Krankheitsverarbeitung beider Partner per se beeinflussten. Die Intimität in der Beziehung dient dabei als Mediator bzw. vermittelndes Element [15].

In Folgestudien der beiden Autoren [16] fanden sich Ergebnisse, die dieses Anpassungsmodell stützten. Allerdings ist einschränkend zu sagen, dass es in diesem Kontext keine spezifischen Studien zu gynäkologischen Tumorerkrankungen oder Brustkrebs gibt.

Den Umstand, dass Paare, die mit der Krebserkrankung eines Partners konfrontiert sind, eher als eine Einheit reagieren, denn als Individuen, berücksichtigt das dyadische Coping [17]. Dabei verbessert positives Coping die Qualität der Paarbeziehung und negatives dyadisches Coping verschlechtert sie. Positives dyadisches Coping besteht beispielsweise aus empathischem Verstehen oder Unterstützen des Partners bei dem Versuch, einen Perspektivwechsel vorzunehmen und sich in sein Gegenüber hineinzuversetzen. Dies wird in der Systemischen Therapie als Reframing der Situation bezeichnet. Durch das Reframing gelingt es dem gesunden Partner sich in die Situation der krankheitsbedingt nicht so leistungsfähigen Partnerin hineinzuversetzen und beispielsweise bei Planung von Freizeitaktivitäten darauf Rücksicht zu nehmen. Negatives dyadisches Coping umfasst Mechanismen wie Sarkasmus, offenes Desinteresse oder Distanzierungsverhalten [18].

Merluzzi und Martinez Sanchez [19] stellen in ihrer Untersuchung von Coping-Mechanismen bei Paaren die These auf, dass bei den betroffenen Frauen eher internale und subjektive Coping-Mechanismen zum Einsatz kommen, während die Partner eher objektive Parameter heranziehen wie medizinische Fakten und dadurch zwar unterschiedliches, aber in gewisser Weise auch komplementäres, sich ergänzendes Coping-Verhalten zum Tragen kommt, was eine unterstützende Funktion bei der Krankheitsverarbeitung haben könnte.

4.2.4 Auswirkungen auf die Sexualität

Gemäß einer aktuellen australischen Untersuchung [20] war über ein Viertel aller in einer Partnerschaft lebenden, krebsüberlebenden Frauen sexuell inaktiv. Das ist deutlich mehr als in altersgematchten Vergleichsgruppen, bei denen Werte von 13 bis 17 % erzielt wurden. Die sexuell inaktiven Frauen waren unzufriedener mit ihrem Sexualleben, fühlten sich sexuell weniger attraktiv und waren eher besorgt bezüglich ihres Erscheinungsbildes. Die Gründe für die sexuelle Inaktivität waren multifaktoriell und komplex. Dabei war es interessant festzustellen, dass das Vorkommen von körperlichen Symptomen wie vaginaler Trockenheit und Dyspareunie in beiden Gruppen gleich verteilt war. Die Autoren schlossen daraus, dass Interventionen, die die sexuelle Inaktivität verbessern, nicht auf die Behandlung dieser körperlichen Symptome limitiert werden sollten, sondern letztlich deutlich komplexere Behandlungsansätze erfordern. Es ist davon auszugehen, dass die partnerschaftliche Situation von erheblichem Einfluss auf die sexuelle Aktivität der Paare ist und keineswegs nur die körperlichen Auswirkungen der Krebserkrankung oder die Therapiefolgen. Noch besteht jedoch auch hier wenig Kenntnis zur Situation der Partner.

In einer qualitativen Studie von Gilbert et al. [21] wurde die Situation der Partner genauer betrachtet. Bei 20 Partnern von Krebspatienten wurde die Art und Weise evaluiert, wie die partnerschaftliche Intimität und Sexualität im Kontext der Krebserkrankung zwischen den Partnern neu „verhandelt" wurde. In der Studie wurden die Faktoren herausgearbeitet, die diesen Prozess gelingen oder misslingen ließen.

Elf Teilnehmer gaben an, dass sie nicht in der Lage waren, andere Wege sexueller Intimität zu beschreiten, wenn koitale Sexualität nicht mehr physisch möglich war oder nicht mehr gewünscht wurde. Neun Partner waren in der Lage, sexuelle Praktiken, die im Vorfeld als reduziert im Vergleich zu „richtigem" Sex eingestuft worden waren (z. B. Masturbation, manuelle Stimulation, Oralsex, Massage, die Benutzung von Vibratoren, Küssen und Umarmen) zu praktizieren und schätzen zu lernen. In der weiteren Analyse stellte sich dar, dass die Partner, die Schwierigkeiten mit einer Neu- bzw. Umorientierung ihres sexuellen Verhaltens hatten, am koitalen Imperativ „hängengeblieben" waren oder aber Probleme in der sexuellen Beziehung oder Kommunikationsprobleme schon bereits vor der Krebserkrankung existent waren. Des Weiteren war in diesen Fällen die Beziehung zum erkrankten Partner eher vergleichbar mit der Beziehung zu einem Kind oder einem asexuellen, kranken Patienten als zu einem Sexualpartner.

Auch Hummel et al. [22] kamen zu dem Fazit, dass im Rahmen einer Brustkrebs-behandlung die Sexualität beider Partner beeinträchtigt sein kann – und deshalb auch von vornherein beide Partner bezüglich sexueller Störungen beraten werden sollten. Sie fanden in ihrer Analyse von Baseline-Daten vor einer kognitiv-behaviora-len Therapie bei sexueller Dysfunktion von Brustkrebspatientinnen bei ²/₃ der männ-lichen Probanden Hinweise auf eine erektile Dysfunktion sowie eine signifikant nied-rigere sexuelle Zufriedenheit, wenn die sexuelle Funktion der Partnerin vermindert war. Die erektile Funktion war auch dann beeinträchtigt, wenn die Partnerin unter Dyspareunie litt.

4.2.5 Spezifische Situation bei Brustkrebs

Männer äußern, dass die Veränderung des weiblichen Körpers durch eine Mastekto-mie sekundär sei im Vergleich zu der Gesundheit ihrer Partnerin. Trotzdem können die körperlichen Folgen erheblichen Disstress bei den Partnern auslösen, darüber zu sprechen ist oft nicht einfach. Der Abbruch der Kommunikation kann zu Konflikten und einer schlechten psychischen Verfassung beider Partner führen [23].

In einer qualitativen Studie [24] wurden in semi-strukturierten Interviews vier Paare befragt, bei denen die Frauen eine Mastektomie mit Rekonstruktion erhalten hatten. Inhaltlich befassten sich die Interviews mit der Diagnose Brustkrebs, Ent-scheidungsprozessen rund um die Erkrankung, dem Körperbild, der Sexualität und Intimität. Der Coping-Prozess und präexistente sexuelle Normen waren für den Um-gang mit dem veränderten Körper von hohem Einfluss. Ein wechselseitiger Kommuni-kationsstil war für einen günstigen Coping-Prozess unterstützend. Hilfreich war auch im Vorfeld eine umfassende Klärung der Erwartungen an das Operationsergebnis.

Hummel et al. [22] stellten fest, dass die Orgasmusfähigkeit und die allgemeine sexuelle Funktion bei Paaren, bei denen die Frauen eine Brustrekonstruktion erhal-ten hatten, etwas besser war als bei Frauen ohne Rekonstruktion.

4.2.6 Auswirkung der Partnerbeziehung auf die Rekonvaleszenz nach einer Krebserkrankung

In einer US-amerikanischen Untersuchung an 100 Brustkrebspatientinnen [25] zeigte sich, dass diejenigen Patientinnen, die in der Partnerbeziehung zufrieden waren, einen schnelleren Rückgang des krankheitsbedingten Disstress erlebten. Die Nach-beobachtungszeit in dieser Studie betrug fünf Jahre und der Unterschied zwischen den beiden Gruppen war über die gesamte Zeit nachzuweisen. In der Gruppe mit hö-herer Unzufriedenheit in der Paarbeziehung waren die gesundheitliche Gesamtsitua-tion schlechter, sportliche Aktivitäten reduzierter und Nebenwirkungen der Therapie wurden in dieser Gruppe vermehrt beobachtet. Auch Depressivität war ausgeprägter in der Gruppe mit der schwierigen Partnersituation. Diese Unterschiede zwischen beiden Gruppen blieben über drei Jahre nachweisbar.

Die Autoren schließen daraus, dass eine höhere Unzufriedenheit in Partnerbeziehungen sich nicht nur auf psychischer Ebene auswirkt, sondern die globale Gesundheitssituation beeinflusst.

4.2.7 Spezifische Situation sexueller Minderheiten

In der Forschungslandschaft sind sexuelle Minderheiten unterrepräsentiert. Ökonomisch sind sie häufig schlechter gestellt als heterosexuelle Paare, Familieneinkommen und Lebensstandard sind bei sexuellen Minderheiten häufig niedriger. Boehmer et al. [26–28] stellten in mehreren Untersuchungen fest, dass lesbische Frauen mit Brustkrebs eher eine eingeschränkte psychische Gesundheit und reduzierte gesundheitsbezogene Lebensqualität hatten als heterosexuelle Patientinnen. Eine Ursache kann darin begründet sein, dass Angehörige sexueller Minderheiten Hemmungen haben, ihre sexuelle Orientierung überhaupt mit ihren behandelnden Ärzten zu besprechen, welches wiederum ein unabhängiger Belastungsfaktor sein kann [29].

Einige Studienergebnisse deuten darauf hin, dass bestimmte Subgruppen lesbischer Krebsüberlebender vermehrt unter Ängsten und Depression im Vergleich zu heterosexuellen Frauen leiden [27], während andere Untersuchungen nur minimale Unterschiede zwischen den beiden Gruppen zeigten [28]. Diesbezüglich sind die Studienergebnisse inkonsistent.

Für homosexuelle Beziehungen ist nachgewiesen, dass, wenn die Partner unterstützt werden, sich dies direkt in Reduktion derjenigen Belastungsfaktoren auswirkt, die damit zu tun haben, einer sexuellen Minderheit anzugehören [29].

4.2.8 Ansätze der Unterstützung

Um sich auf die erwarteten Veränderungen des Körpers der Partner einstellen zu können, ist eine umfassende präoperative Information der Partner unverzichtbar. Diese erleichtert den Umgang miteinander und verbessert die psychische Situation betroffener Paare [23]. Bei an Mammakarzinom erkrankten Frauen und ihren Partnern stellten Otto et al. [30] fest, dass der Austausch positiver gemeinsam erlebter alltäglicher Momente einen günstigen Einfluss auf die Beziehungsrealität und -qualität zwischen den Partnern hatte. In der Studie wurden 99 Frauen und ihre Partner befragt und führten über 7 bis 10 Tage ein Tagebuch zu den miteinander geteilten positiven und negativen Erfahrungen. Dieser interpersonale Prozess der Kapitalisierung (*capitalization*) trägt zu individuellem Wohlbefinden und einer verbesserten Beziehung zwischen den Partnern bei, was sich in niedrigerem Stresslevel und vermehrter Intimität ausdrückt [31,32].

Manne et al. [7] werteten bei 148 Paaren, bei denen die Partnerin an Brustkrebs erkrankt war, die Videoaufnahmen eines Partnergespräches zu einem Krebs-bezogenen und einem allgemeinen Thema aus. Parallel erfolgte ein Assessment zum Stresslevel und zur Beziehungszufriedenheit. Die Auswertung war auf die Partnerreaktionen bezüglich der kommunikativen Offenheit der Patientin fokussiert. Wenn über die Tumorerkrankung gesprochen wurde, waren die Patientinnen weniger gestresst, wenn der Partner auf ihre Selbstauskunft selber mit Offenheit und Humor reagierte sowie eher keine sofortigen Lösungen für die angesprochenen Themen anbot. Bei den allgemeinen Themen waren diese Wechselwirkungen weniger ausgeprägt. Die Autoren schließen daraus, dass die Reaktion des Partners von direkter Auswirkung auf die Krankheitsverarbeitung sein könnte.

Ein anderer Ansatz war eine webbasierte Selbsthilfe-Intervention für Partner krebserkrankter Menschen auf Grundlage der *Acceptance and Commitment Therapy* (ACT). Diese Intervention wurde in einer niederländischen Studie bei verschiedenen Tumorentitäten qualitativ untersucht und zeigte interessante Resultate mit einer hohen Akzeptanz durch die Studienteilnehmer. Die Studienteilnehmer fanden, dass die Intervention ihnen dabei half, mit negativen Emotionen, Gedanken und Leiden besser umzugehen. Sie half ihnen freundlicher zu sich selbst zu sein und insgesamt positiver gestimmt. Im Resultat fühlten sich die Partner der erkrankten Partnerin näher und verbundener [33].

In einem aktuellen systematischen Review [34] wurden 17 Artikel betrachtet, die sich mit paartherapeutischen Interventionen auseinandersetzen, die zur Verbesserung der Paarbeziehung eingesetzt wurden.

Die in dem Review betrachteten Paar-Interventionen waren in der Regel Gruppeninterventionen, die für eine Dauer von sechs Wochen angelegt waren. Das Follow-up erfolgte meist nach drei Monaten. Verbesserung zeigte sich in der Kommunikation der Paare, Coping in der Paarbeziehung, Lebensqualität des Patienten und des Partners, Reduktion von psychosozialem Disstress, Verbesserung der sexuellen Funktion und Zufriedenheit in der Paarbeziehung. Der Review unterstützt die positive Auswirkung von paartherapeutischen Interventionen auf Paare, die sich mit einer Krebserkrankung konfrontiert sehen. Als Fazit des Reviews wird von den Autoren gefordert, dass der Forschungsfokus und die psychosoziale Versorgung vom individuellen Patienten auf die Dyade Patient-Partner verschoben werden müsse, um den Bedürfnissen beider überhaupt gerecht werden zu können

4.2.9 Fazit

Für die Verbesserung der psychosozialen Begleitung und Versorgung der Partner krebserkrankter Frauen in hetero- und homosexuellen Beziehungen ist die Zusammenarbeit zwischen Forschung und Praxis unverzichtbar. Forschungsschwerpunkte sollten sich explizit von der individuellen Einzelbetrachtung der Patientin oder des

Partners in Richtung der Betrachtung der Paardyade hin orientieren. Darüber hinaus ist die Erleichterung der Zugangswege zu unterstützenden therapeutischen Interventionen betroffener Paare in der Versorgungsrealität zu fordern.

4.2.10 Kasuistik Herr A.

Zur Illustration der Perspektive des Partners wird im Folgenden exemplarisch ein Fallbeispiel dargestellt.

Herr A. ist 45 Jahre, die Ehefrau ist am Mammakarzinom erkrankt und befindet sich derzeit in der letzten Phase einer neoadjuvanten Chemotherapie. Die Therapie wird von der Ehefrau eher schlecht vertragen, führt aber bislang zu einer guten Tumorremission. Im Anschluss wird die Operation der Brust stattfinden, ob brusterhaltend operiert werden kann, steht noch nicht endgültig fest.

Herr A. sieht seine Funktion unter anderem derzeit darin, von seiner Frau „alles abzuhalten, was sie stört". Er hat deshalb seine Arbeitszeit reduziert, „Switchen" zwischen den verschiedenen Rollen als selbstständiger Unternehmer mit Kundenkontakt und als Ehemann seiner erkrankten Frau bringe ihn oft an die Grenzen seiner Kräfte, es bestünde eine „Doppelbelastung". Im Gesundheitssystem sei jedoch für ihn keine Unterstützung vorgesehen, besonders in der Anfangsphase der Erkrankung habe er sich gewünscht, deutlicher und direkt von den in die Therapie eingebundenen Behandlerinnen auf seine Bedürfnisse angesprochen zu werden.

Die Sexualität des Paares, das aus einer langjährigen, nicht erfolgreichen Kinderwunschbehandlung kommt, sei schon durch diese Vorerfahrung sehr mechanistisch geworden. Sowohl die Haare, die durch die Chemotherapie komplett ausgegangen sind, als auch die Brust waren wichtige Elemente der Sexualität des Paares. Es beschäftigt ihn, was „Sexualität ohne Brust und ohne Haare heißt". Im Rahmen der Fürsorge für seine Frau ist die Sexualität zur „Kuschelei" geworden. Früher habe es jedoch ekstatische, lustvolle Sexualität gegeben.

In der Anfangsphase der Behandlung haben leichte Berührungen bereits Schmerz bei seiner Frau ausgelöst, es war ein Lernprozess diese „organische" Veränderung zu verstehen und zu akzeptieren. Eine Berührung der Brust durch ihn war lange nicht möglich. Langsam, mit dem Rückgang des Tumors, löst sich das aktuell wieder etwas, es gibt wieder erste Versuche die Brust zu streicheln.

Im Verlauf kam es immer wieder zu Spannungen zwischen den Partnern z. B. bei Nebenwirkungen unter der Chemotherapie, ärztliche Hilfe aufzusuchen oder nicht, die aus einem Konflikt zwischen dem Selbstbestimmungsrecht seiner Frau und seiner Sorge um sie entstehen. Ein positiver Aspekt sei für beide Partner, dass in der Auseinandersetzung mit der Erkrankung ein „emanzipatorischer Prozess" in Gang gekommen sei, der auch zu einer Auseinandersetzung mit dem in ihm bestehenden Frauenbild führte.

Perspektivisch geht Herr A. davon aus, dass sie beide nach der Behandlung „andere Menschen sein werden", die dann auch wieder völlig neu ihre Beziehung zueinander definieren werden müssen.

Beide Partner nehmen das psychoonkologische supportive Betreuungsangebot in der Klinik wahr, die Gespräche finden teilweise im Einzelsetting und teilweise als Paargespräche statt.

Beispiel einer Selbsthilfeinitiative im Raum Köln: www.partner-krebserkrankter-Frauen.de

Buchtipp: Roland Emmenlauer: Meine Frau, ihr Brustkrebs und ich, e-Book, Kindle-Edition

Literatur

[1] Sklenarova H, Krümpelmann A, Haun MW, et al. When do we need to care about the caregiver? Supportive care needs, anxiety, and depression among informal caregivers of patients with cancer and cancer survivors. Cancer. 2015;121(9):1513–1519.

[2] Braun M, Mikulincer M, Rydall A, Walsh A, Rodin G. Hidden morbidity in cancer: spouse caregivers. J Clin Oncol. 2007;25(30):4829–4834.

[3] Belcher AJ, Laurenceau J-P, Graber EC, et al. Daily support in couples coping with early stage breast cancer: Maintaining intimacy during adversity. Health Psychology. 2011;30:665–673.

[4] Stenberg U, Ruland C, Miaskowski C. Review of the literature on the effects of caring for a patient with cancer. Psycho Oncol. 2010;19(10):1013–1025.

[5] Jacobsen PB, Stein KD. Is fatigue a long-term side effect of breast cancer treatment? J Cancer Control. 1999;6:256–263.

[6] Ganz PA, Rowland JH, Meyerowitz BE, Desmond KA. Impact of different adjuvant therapy strategies on quality of life in breast cancer survivors. Recent Results Cancer Res. 1998;152:396– 411. [PubMed: 9928575]

[7] Manne S, Sherman M, Ross S, et al. Couples' support-related communication, psychological distress, and relationship satisfaction among women with early stage breast cancer. J Consult Clin Psychol. 2004;72(4):660–670.

[8] Mitchell AJ, Ferguson DW, Gill J, Paul J, Symonds P. Depression and anxiety in long-term cancer survivors compared with spouses and healthy controls: a systematic review and meta-analysis. Lancet Oncol. 2013;14(8):721–732.

[9] Fergus KD, Gray RE. Relationship vulnerabilities during breast cancer: patient and partner perspectives. Psychooncology. 2009;18(12):1311–1322.

[10] Kim Y, Carver CS. Frequency and difficulty in caregiving among spouses of individuals with cancer: Effects of adult attachment and gender. Psychooncology. 2007;16:714–723.

[11] Bowlby J. Attachment theory and its therapeutic implications. Adolescent Psychiatry. 1978;6:5–33.

[12] Westmaas JL, Silver RC. The role of attachment in responses to victims of life crises. J Pers Soc Psychol. 2001;80(3):425–438.

[13] Figueiredo MI, Fries E, Ingram KM. The role of disclosure patterns and unsupportive social interactions in the well-being of breast cancer patients. Psycho-Oncology. 2004;13:96–105.

[14] Teixeira RJ, Applebaum AJ, Bhatia S, Brandão T. The impact of coping strategies of cancer caregivers on psychophysiological outcomes: an integrative review. Psych Res Behav Manag. 2018;11:207–215.

[15] Manne S, Badr H. Intimacy and relationship processes in couples' psychosocial adaptation to cancer. Cancer. 2008;112:2541–2555.

[16] Manne S, Badr H. Intimacy processes and psychological distress among couples coping with head and neck or lung cancers. Psychooncology. 2010;19(9):941–954.

[17] Traa MJ, De Vries J, Bodenmann G, Den Oudsten BL. Dyadic coping and relationship functioning in couples coping with cancer: a systematic review. Br J Health Psychol. 2015;20(1):85–114.

[18] Bodenmann G. Stress und Coping bei Paaren. Hogrefe; Göttingen 2000.

[19] Merluzzi TV, Martinez Sanchez MA. Husbands' perceptions of their wives' breast cancer coping efficacy: testing congruence models of adjustment. Cancer Manag Res. 2018;10:297–304.

[20] Marino JL, Saunders CM, Hickey M. Sexual inactivity in partnered female cancer survivors. Maturitas. 2017;105:89–94.

[21] Gilbert E, Ussher JM, Perz J. Renegotiating sexuality and intimacy in the context of cancer: the experiences of carers. Arch Sex Behav. 2010;39(4):998–1009.

[22] Hummel SB, Hahn DEE, van Lankveld JJDM, et al. Factors Associated With Specific Diagnostic and Statistical Manual of Mental Disorders, Fourth Edition Sexual Dysfunctions in Breast Cancer Survivors: A Study of Patients and Their Partners. J Sex Med. 2017;14:1248–1259.

[23] Rowland E, Metcalfe A. A systematic review of men's experiences of their partner's mastectomy: coping with altered bodies. Psychooncology. 2014;23(9):963–974.

[24] Loaring JM, Larkin M, Shaw R, Flowers P. Renegotiating sexual intimacy in the context of altered embodiment: the experiences of women with breast cancer and their male partners following mastectomy and reconstruction. Health Psychol. 2015;34(4):426–436.

[25] Yang HC, Schuler TA. Marital quality and survivorship: Slowed recovery for breast cancer patients in distressed relationships. Cancer. 2009;115(1):217–228.

[26] Boehmer U, Miao X, Ozonoff A. Cancer survivorship and sexual orientation. Cancer. 2011;117(16):3796–3804.

[27] Boehmer U, Glickman M, Winter M. Anxiety and depression in breast cancer survivors of different sexual orientations. J Consult Clin Psychol. 2012;80(3):382–395.

[28] Boehmer U, Glickman M, Milton J, Winter M. Health related quality of life in breast cancer survivors of different sexual orientations. Qual Life Res. 2012;21:225–236.

[29] Kamen C, Smith-Stoner M, Heckler C, Flannery M, Margolies L. Social support, self-rated health, and lesbian, gay, bisexual, and transgender (LGBT) identity disclosure to cancer care providers. Oncol Nurs Forum. 2015;42(1):44–51.

[30] Burns MN, Kamen C, Lehman KA, Beach SR. Attributions for discriminatory events and satisfaction with social support in gay men. Arch Sex Behav. 2012;41:659–671.

[31] Otto AK, Laurenceau JP, Siegel SD, Graham HF, Belcher AJ. Capitalizing on Everyday Positive Events Uniquely Predicts Daily Intimacy and Well-Being in Couples Coping with Breast Cancer. J Fam Psychol. 2015;29(1):69–79. doi:10.1037/fam0000042.

[32] Langston CA. Capitalizing on and coping with daily-life events: Expressive responses to positive events. Journal of Personality and Social Psychology. 1994;67:1112–1125.

[33] Gable SL, Reis HT. Good news! Capitalizing on positive events in an interpersonal context. Advances in Experimental Social Psychology. 2010;42:195–257.

[34] Köhle N, Drossaert CHC, Jaran J, et al. User-experiences with a web-based self-help intervention for partners of cancer patients based on acceptance and commitment therapy and self-compassion: a qualitative study. BMC Public Health. 2017;17(1):225.

4.3 Paar- und familientherapeutische Interventionen – eine zu wenig genutzte Chance

Dietmar Richter

Die psychosomatische orientierte Paar- und / oder Familienintervention sollte an der Schaltstelle zwischen abgeschlossener Diagnostik – die Tumorkonferenz hat stattgefunden und die Therapie ist festgelegt – und vor Beginn der Therapie stattfinden. Möglichst alle Familienmitglieder, aber auch andere für die Patientin emotional relevante Personen werden zu diesem Familiengespräch eingeladen und gleichzeitig über die Diagnose und die vorgeschlagene Therapie informiert. Dadurch wird der in der Realität häufig beobachtbare ungleiche Informationsstand mit den dadurch bedingten Irritationen und unnötigen zusätzlichen Belastungen innerhalb der Familie vermieden.

Es wird gemeinsam überlegt, wie evtl. Überbelastungen, Überforderungen der krebskranken Frau in der Familie abgebaut oder korrigiert werden können.

Aufgabe des Familiengesprächs ist zunächst die Aufklärung über die Diagnose, über operative Maßnahmen, Strahlentherapie, Chemotherapie und sonstige weitere therapeutische Maßnahmen. Dabei muss das Sprechen über die Chemotherapie und die Strahlentherapie in entängstigender Weise geschehen. Insbesondere lehrt die Erfahrung, dass Familienangehörige oft über eine Chemotherapie erschreckt, und in noch weitgehend heute überholten unrealistischen Vorstellungen über diese Therapie behaftet sind.

Ein weiterer wichtiger Punkt bei der Besprechung mit der Familie ist die Aufklärung über die Lebensweise, Sport, Ernährung nach der Krebserkrankung sowie alternative Krebstherapien. Dieses Gespräch sollte jeder onkologisch tätige Arzt führen können, wobei wir immer wieder beobachten, dass sehr leicht in eine medizinisch akademische Sprache verfallen wird, statt mit einfachen deutschen Worten diese Aufklärung vorzunehmen.

Nachdem allgemeine Informationen über die bevorstehende Therapie vermittelt wurden, sollte eine familientherapeutische Intervention erfolgen, mit dem Ziel, dass es zu einer Klärung des Beziehungsgeflechtes in der Familie kommt, wobei sich für einen psychotherapeutisch – noch besser familientherapeutisch geschulten Arzt – sehr rasch die emotionale Situation der Familie darstellt.

Wenn das Beziehungsgeflecht der Familie sichtbar geworden ist, können durch geschickte familientherapeutische Interventionen wesentliche präventive psychohygienische Impulse für die Betroffene gesetzt werden, z. B. indem gemeinsam eine neue Aufgabenverteilung in der Familie entwickelt wird. Wer kann wie die Partnerin, die Ehefrau, die Mutter unterstützen?

Beim Paar- und Familiengespräch muss der behandelnde Arzt lernen, mit Schuldgefühlen, Vorwürfen, Überengagement und Enttäuschungsreaktionen einzelner Familienmitglieder umzugehen. Für einen psycho- oder familientherapeutisch geschulten Arzt konstelliert sich so das spezielle Familiensystem der Krebspatientin. Unter Umständen muss erkannt werden, dass die Ehefrau, die Partnerin, die Mutter kaum Unterstützung erfährt und in der Bewältigung der Krebserkrankung auf sich allein gestellt ist. Dies bedeutet, dass der langfristig betreuende Onkologe quasi für die mangelnde Unterstützung durch die Familie „einspringen" muss.

Das selbstverständliche Sprechen über die Krebserkrankung im Kreis der Familie bzw. wichtiger emotionaler anderer Personen führt zu einer immer wieder erstaunlichen Entlastung aller Angehörigen der Familie, zu einer ganz neuen offenen Form des Umgangs miteinander.

Entscheidend für die individuelle Krankheitsverarbeitung ist das Verhalten des Partners und der Familie.

Eine psychosomatisch geglückte Betreuung brustkrebskranker Frauen sollte daher eine Neuordnung des Systems Familie unterstützen, indem Rollenerwartungen verändert und gemeinsame Lebensziele neu definiert werden.

Das gemeinsame miteinander Sprechen im Familienverbund und die meist spürbar werdende Bereitschaft aller, für die krebskranke Frau und Mutter präsent zu sein, ihr Hilfe in verschiedenster Form anzubieten, bedeutet für diese eine beträchtliche emotionale Unterstützung

Dies ist besonders wichtig, da fataler Weise nicht wenige Krebskranke selbst versuchen, nach der Primärtherapie ihr altes Rollenverhalten mit dem perfekten Funktionieren wieder anzunehmen. Dies kann durch ein professionell geführtes Familiengespräch verhindert werden.

4.3.10.1 Wie sage ich es meinem Kinde

Die Diagnose Brustkrebs trifft die ganze Familie wie ein Erdbeben.

Für Frauen mit jüngeren Kindern stellt sich die Frage, ob und wie mit den Kindern über die Krebserkrankung der Mutter gesprochen werden soll. Aus Sorge, ihnen diese Situation, die Gefühle der Eltern, oder die Diagnose der Krebserkrankung nicht zumuten zu können, scheut man sich davor, Kinder mit anzusprechen. Unsere Erfahrung zeigt, dass Kinder in der Regel viel unbefangener mit dem „Thema Krebs" umgehen.

Grundsätzlich sollten Kinder in jedem Alter über die Krebserkrankung der Mutter informiert werden. Aufgrund unserer Erfahrungen laden wir Kinder ab dem 5. Lebensjahr zu den Familiengesprächen mit ein.

Nicht mit Kindern zu sprechen, kann zu fatalen Folgen führen: Dem Kind wird signalisiert, dass etwas so Schreckliches passiert ist, dass man mit ihm nicht darüber sprechen kann. Es fühlt sich isoliert und ausgeschlossen. Selbst traurige Wahrheiten sind besser, als die Ängste, die durch Unsicherheit um sich greifen und sich verstärken. Es kann sich die Vorstellung beim Kind entwickeln, Mutter ist so schlimm krank geworden, weil ich nicht lieb war.

Wenn Kinder auffällige psychosomatische und / oder Somatisierungsstörungen aufweisen, sollte professionelle Hilfe organisiert und sollten Kindergarten und Schule informiert werden. Häufige, insbesondere von Kinderärzten unter Belastung zu beobachtende Phänomene sind dann: Wiedereinnässen, Ess-Störungen, starke Ängstlichkeit, selbstverletzendes Verhalten, Schulverweigerung [1].

Kinder stellen sich und den Erwachsenen folgende Fragen:
– Was ist Krebs überhaupt?
– Sind das Tiere, krabbelt da etwas in der Brust von Mama herum?
– Ist das ansteckend?
– Kann ich noch mit Mama kuscheln und spielen?
– Ich kann mit Mama nicht darüber sprechen, ich habe Angst, dass sie dann weinen muss.
– Wird Mama wieder gesund?

Krebskranke Frauen sorgen sich um ihre Erziehungskompetenz. Eine Untersuchung an 1994 krebskranken Frauen mit Kindern bis zum 16. Lebensjahr ergab folgende Ergebnisse:
– 60 % der befragten Patientinnen waren der Ansicht, dass sie vor ihrer Krebsdiagnose die Bedürfnisse ihrer Kinder extrem gut erfühlten.
– Nur noch 11 % gaben jedoch an, dies auch noch nach der Krebsdiagnose tun zu können [1].

Die mittleren Scores für den Glauben an die Mütter und an ihre Kompetenz sanken nach der Krebsdiagnose signifikant. Dies korrelierte mit der Zahl der Klinikaufenthalte, einer systemischen Chemotherapie in den letzten Monaten, der Zunahme von Depression und der Gesamtbelastung.

Zur Untersuchung wurden in der oben erwähnten Studie folgende Testverfahren eingesetzt [2]:
– FACT-E: zu Gesundheit bezogener Lebensqualität
– HADS: zu Depression und Angstsymptomen
– DISTRESS-THERMOMETER: zur Gesamtbelastung;
– PARENTING CONCERNS QUESTIONNAIRE: zu Bedenken auf ihre elterliche Kompetenz

Für verunsicherte Eltern hält der Verein „Flüsterpost e. V." in Mainz zahlreiche Angebote bereit. Diese reichen von vielfältigen Materialien und Kommunikationshilfen bis zum Erlebnis pädagogischer Aktionstagen oder Wochenende für Kinder und Jugendliche mit und ohne Eltern [3].

Seit 2016 gibt es die App *Der Zauberbaum* für Kinder von 3–10 Jahren. Diese App bietet Informationen, Gesprächsanleitungen, Filme, Spiele. Kooperationspartner ist *Mamma Mia* ein Brustkrebs-Magazin. Hrsg. Eva Schumacher-Wulf.

Weitere Informationen finden sich unter:

- www.dapo-ev.de/index.php?id=10 (Interessengruppe für Kinder krebskranker Eltern),
- www.verbund-kinder-krebskranker-eltern.de (Homepage des Verbundprojektes, Beratungsstellen),
- www.hilfe-fuer-kinder-krebskranker-eltern.de (Hilfe für Kinder krebskranker Eltern
- e. V.),
- www.mzfk.net (verschiedene Bücher für Kinder unter anderem zum Thema Brustkrebs „Warum trägt Mama im Sommer eine Mütze?")

Literatur

[1] Flechtner H, Krauel K, Simon A, Krause-Hebecker N, Romer G. Kinder krebskranker Eltern, Naturheilkunde 3, 149–158, 2011.
[2] Moore CW, et al. Parenting changes in Adults with cancer. Cancer. 2015;121(19):35517.
[3] Flüsterpost e. V., Lise-Meitner-Str. 7, 55116 Mainz, Tel.: 06131 5548 798. E-Mail: info@kinder-krebskranker-eltern.de

5 Krebs im partnerschaftlichen Kontext – spezielle Aspekte

5.1 Sexualität bei jungen Krebspatienten

Roxana Schwab

Laut Daten des Robert Koch Instituts erkrankten im Jahr 2014 in Deutschland ca. 27.000 Menschen zwischen dem 15. und dem 49. Lebensjahr an Krebs [23]. Die Amerikanische Krebsgesellschaft schätzt, dass eine von 46 Frauen und einer von 69 Männern vor Vollendung des 40. Lebensjahres an Krebs erkranken [22]. Die Gruppe der jungen Krebspatienten unterscheidet sich von denen der älteren durch eine exzellente Prognose mit einer 5-Jahres Überlebenswahrscheinlichkeit von ca. 81 % für die Altersgruppe der 15–44-Jährigen [1]. Dadurch rückt die langfristige Lebensqualität dieser Gruppe in den Vordergrund. Ein wichtiger Aspekt für die Lebensqualität ist auch die sexuelle Gesundheit bzw. das sexuelle Wohlbefinden.

Die Weltgesundheitsorganisation (WHO) definiert sexuelle Gesundheit als einen Zustand von physischem, emotionalem, mentalem und sozialen Wohlbefinden [24]. Das sexuelle Wohlbefinden beinhaltet das Interesse an sexuellen Handlungen, die sexuelle Lust, die Erregung, die Durchführung und die Zufriedenheit mit dem Sexualakt bzw. mit dem Sexualleben [24]. Es gibt einen nachgewiesenen Zusammenhang zwischen sexueller Funktion und Gesundheitszustand. Etwa die Hälfte aller jungen Krebsüberlebenden geben mindestens ein ernsthaftes gesundheitliches Problem als Folge der onkologischen Therapie an [2]. Somit ist diese Gruppe für das Auftreten von Sexualstörungen prädisponiert.

Der Fokus der sexuellen Gesundheit in der jungen Krebspopulation unterscheidet sich von dem in der älteren. Bei Letzteren geht es vorrangig um den Erhalt der bereits vorhandenen Sexualfunktion, und zwar trotz onkologischen Operationen, die ggf. die Sexualfunktion einschränken können, und trotz Systemtherapiemaßnahmen, die z. B. zum Hypogonadismus und dadurch zu Sexualstörungen führen können.

Junge Krebspatienten, abhängig vom Alter bei der Erkrankung, haben teilweise die sexuelle und physische Maturation noch nicht erreicht. Die sexuelle und psychosexuelle Entwicklung kann durch eine Krebsdiagnose gestört oder verzögert werden [3,4]. Außerdem ist die Sexualität besonders in jungen Jahren bei der Partnersuche und der Partnerbindung wichtig [5]. Ein anderer wichtiger Aspekt ist der Zusammenhang zwischen sexueller und reproduktiver Funktion. Oft wird die Familienplanung bei jungen Krebspatienten durch die notwendige onkologische Therapie unterbrochen. Problematisch ist zudem, dass viele onkologische Therapiemaßnahmen zu einer Einschränkung der fertilen Funktion, zu einer Verkürzung des fertilen Zeitfensters oder sogar zur Infertilität führen können. Untersuchungen zeigten, dass sich ca. 80 % der jungen Krebserkrankten nach Beendigung der onkologischen Therapie

https://doi.org/10.1515/9783110541618-005

biologisch eigene Kinder wünschen [6], so dass sich viele Überlebende mit den Folgen der Fertilitätseinschränkung auseinandersetzen müssen. Der Zusammenhang zwischen Infertilität und sexueller Dysfunktion wurde an Paaren, die an Infertilität litten oder sich einer Kinderwunschtherapie unterzogen hatten, mehrfach evaluiert [7]. Allerdings gibt es kaum Untersuchungen bezüglich Sexualstörungen bei Fertilitätseinschränkungen, die als Folge einer onkologischen Therapie auftreten, noch gibt es Untersuchungen, ob die Durchführung von fertilitätsprotektiven Maßnahmen die Rate und die Schwere der Sexualfunktionsstörungen verringern. Allerdings ist bekannt, dass fertilitätsprotektive Maßnahmen von Überlebenden als Puffer gegen Ängste und Sorgen vor Sterilität als Folge einer onkologischen Therapie wirken [8].

Sexuelle Dysfunktionen in Zusammenhang mit Fertilitätsstörungen sind eher Folge als Ursache der Infertilität und treten in dieser Gruppe mit einer Prävalenz von 10–60 % auf [7,9,10]. Im Mittel gaben ca. 50 % der Betroffenen an, Frauen häufiger als Männer, dass sich ihr Sexualleben durch die Fertilitätsstörung verändert habe, wobei ca. 70 % eine Verschlechterung und ca. 30 % eine anfängliche Intensivierung berichteten [7]. Infertile Frauen gaben während einer Fertilitätstherapie bis zu 70 % eine verminderte Erregbarkeit und ein vermindertes sexuelles Verlangen an [7,9,10]. Die Spontaneität des Sexuallebens ging manchen Paaren abhanden, da der Sexualakt nur noch als Mittel zum Zweck, d. h. zum Erzielen einer Schwangerschaft, praktiziert wurde [7]. Dabei schienen sich die Sexualfunktionsstörungen mit der Dauer der Infertilität zu aggravieren [11]. Manche Paare mit persistierender Infertilität nahmen die Sexualität und den eigenen Körper im Hinblick auf die reproduktive Funktion als persönliches Versagen und als bedeutungslos wahr, da das Erfolgserlebnis, das Erzielen einer Schwangerschaft, ausblieb [7]. Bei jungen Krebspatienten könnte das Anbieten und Durchführen von fertilitätsprotektiven Maßnahmen (wie z. B. die Kryokonservierung von befruchteten und / oder unbefruchteten Eizellen und / oder Kryokonservierung von Ovargewebe bei der Frau oder die Kryokonservierung von Sperma beim Mann) die Fertilität von der reproduktiven Funktion auch im Falle einer Therapie-bedingten Sterilität abkoppeln und damit präventiv bezüglich potentieller Sexualstörungen wirken. Bei Frauen kann zudem die Applikation von GnRH Analoga für die Dauer einer Chemotherapie die Rate an prämaturem Ovarialversagen signifikant senken und / oder den Eintritt in die prämature Menopause verzögern und damit die Folgen des Hypogonadismus auf die Sexualität, wie z. B. die vaginale und vulväre Atrophie, Libido- und die Lubrikationsstörungen vermeiden oder hinauszögern.

Junge Überlebende einer Krebserkrankung müssen nicht nur über mögliche Einschränkungen und Veränderungen der eigenen Sexualität aufgeklärt werden, sondern auch über andere Aspekte, die mit Sexualität verbunden sind, wie z. B. Kontrazeption und Schutz vor sexuell übertragenen Erkrankungen. Es ist bekannt, dass manche junge Überlebende aus der Annahme heraus, sie könnten kein Kind zeugen, keine Verhütung trotz wechselnder Partner betrieben und sich damit einem erhöhten Risiko für sexuell übertragbare Erkrankungen oder einer ungewollten Schwangerschaft aussetzten [8,12]. Andere versuchten durch den ungeschützten Verkehr eine Schwangerschaft zu erzielen, nur um sich zu beweisen, dass sie doch fertil seien [13]. V. a. Frauen scheinen das Risiko, durch eine onkologische Therapie unfruchtbar zu werden, zu überschätzen [12]. Unter Umständen kann ein solches Verhalten noch während der aktiven onkologischen Therapie zu unerwünschten Schwangerschaften führen, einem besonders ungünstigen Zeitpunkt, da in diesen Fällen, abhängig von der Grunderkrankung und der Therapieform (z. T. teratogen und / oder mutagen), meist zu einem Schwangerschaftsabbruch geraten wird [12]. Eine ungeplante Schwangerschaft in der frühen Nachsorgephase kann die Überlebenden zum einen überfordern, da sie noch nicht physisch, psychisch, emotional und finanziell auf eine Schwangerschaft vorbereitet sind, zum anderen ist das Rezidivrisiko in der frühen Nachsorgezeit meist höher als in der späten Nachsorgezeit.

V. a. bei Frauen scheint sich der Stress, der mit Infertilität verbunden ist, stärker auf das sexuelle Wohlbefinden und die sexuelle Identität auszuwirken als andere Stressoren, wie z. B. existenzielle, physische, emotionale und interpersonelle Stressoren [13–15]. Sorgen um die eigene Gesundheit, Angst vor einem Rezidiv aber auch finanzielle Probleme, die durch Unterbrechungen in der Ausbildung und im Berufsleben entstehen, können dazu führen, dass sich die Betroffenen nicht ausreichend entspannen können, um Intimitäten zu genießen [16,17]. Frauen, die mit Infertilität zu kämpfen hatten, fühlten sich weniger attraktiv als fertile Frauen [18]. Die sexuellen Funktionsstörungen der Frauen mit Infertilität hatten zudem einen negativen Einfluss auf die Sexualität des Partners [19]. Sexualstörungen zeigten v. a. bei Frauen eine Altersabhängigkeit mit häufigerem Auftreten in jüngeren Jahren [20,21].

Es scheint, dass ein frühes Krebs-Erkrankungsalter mit Störungen in der Ausbildung von Paarbeziehungen assoziiert ist, da junge Überlebende einer Krebserkrankung seltener heiraten als Gleichaltrige [13,17]. Besonders eine Diagnose in der Adoleszenz führte krankheitsbedingt dazu, dass sich die Jugendlichen zumindest zeitweise nicht mehr mit Gleichaltrigen sozialisieren konnten. Sie entwickelten Körperbildstörungen und hatten Angst, als sexuelle Person nicht mehr attraktiv zu sein. Dies führte zum einen dazu, dass sie sich in der sexuellen Entwicklung häufig hinter Gleichaltrigen befanden und dennoch das Gefühl hatten, durch die Erfahrung der Krebs-Erkrankung vorzeitig maturiert zu sein [16]. Sie bekamen dadurch das Gefühl, nicht mehr im Takt mit Gleichaltrigen zu schwingen – mit den entsprechenden Auswirkungen auf die Partnersuche und auf erste sexuelle Erfahrungen [16].

Eine offene und vertrauensvolle Kommunikation ist Voraussetzung für ein zufriedenes Sexualleben. Die Kommunikation mit dem Partner oder einem potentiellen Partner ist durch die Krebserfahrung gestört. Die Überlebenden fragen sich, wann der optimale Zeitpunkt sei, einem Partner von der Vorerkrankung zu berichten und haben Angst, dass die Mitteilung um mögliche Fertilitätseinschränkungen sie weniger attraktiv machen würde, so dass sie sich nicht mehr als langfristige Partner eignen [13]. Diese Kommunikationsstörungen könnten die Intimität einer Partnerschaft stören und damit auch den Aufbau eines auf Vertrauen, Respekt und gegenseitige körperliche Anziehung beruhenden Sexuallebens verhindern.

Aufgrund der besonderen Lebensphase der jungen Krebspatienten und Krebsüberlebenden sowie den vielfältigen Faktoren, die sich auf deren sexuelle Gesundheit auswirken können, würde besonders diese Gruppe von einer sexuellen Rehabilitation profitieren [3]. Leider wird das Thema selten von den nachsorgenden Onkologen angesprochen, jedoch von der Mehrheit der jungen Krebsüberlebenden gewünscht und gefordert [3,16]. Sie suchen nach Gesprächen über die unterschiedlichen Dimensionen der sexuellen Gesundheit, z. B. Beziehungen, Partnerschaft, Körperbild und Prävention von Risikoverhalten und zwar zu unterschiedlichen Zeitpunkten der aktiven Therapie und in der Nachsorge [12,16].

Sexualität spielt auch bei jungen Krebspatienten und Überlebenden eine große Rolle. Störungen können zu einer Einschränkung der eigenen Lebensqualität und der Paarbeziehung führen. Eine adäquate Diagnostik, Beratung und Rehabilitation bezüglich Sexualstörungen und Sexualität sollte in der Versorgung aller Betroffenen Eingang finden. Jeder, der an der Therapie oder der Nachsorge junger Krebspatienten beteiligt ist, sollte um die Wichtigkeit der Sexualität im Leben junger Krebserkrankter und Überlebender wissen und um die Einschränkungen in der Lebensqualität, die die Erkrankung und die Therapie mit sich bringen. Eine fundierte Ausbildung in Sexualmedizin würde dem medizinischen Personal die nötigen Hilfsmittel an die Hand geben, dieses delikate Thema mit der geforderten Empathie und dem nötigen Respekt anzusprechen und entsprechende Hilfestellungen anzubieten, um die Lebensqualität der Betroffenen langfristig zu erhalten.

Literatur

[1] Ellison LF, Wilkins K. An update on cancer survival. Health Rep. 2010;21(3):55–60.

[2] Zebrack BJ, Foley S, Wittmann D, Leonard M. Sexual functioning in young adult survivors of childhood cancer. Psychooncology. 2010;19(8):814–822. doi: 10.1002/pon.1641.

[3] Schover LR 1997. Sexuality and fertility after cancer. New York: John Wiley & Sons; 1997.

[4] Schover LR. Sexuality and fertility after cancer. Hematology Am Soc Hematol Educ Program. 2005;523–527.

[5] Canada AL, Schover LR. The psychosocial impact of interrupted childbearing in long-term female cancer survivors. Psychooncology. 2012;21(2):134–143. doi: 10.1002/pon.1875. Epub 2010 Dec 2. PMID: 22271533.

[6] Schover LR, Rybicki LA, Martin BA, Bringelsen KA. Having children after cancer. A pilot survey of survivors' attitudes and experiences. Cancer. 1999;86(4):697–709.

[7] Wischmann TH. Sexual disorders in infertile couples. J Sex Med. 2010;7(5):1868–1876. doi: 10.1111/j.1743-6109.2010.01717.x. Epub 2010 Feb 25. Review.

[8] Crawshaw M. Male coping with cancer-fertility issues: putting the ‚social' into biopsychosocial approaches. Reprod Biomed Online. 2013;27(3):261–270. doi: 10.1016/j.rbmo.2013.04.017. Epub 2013 May 16.

[9] Aggarwal RS, Mishra VV, Jasani AF. Incidence and prevalence of sexual dysfunction in infertile females. Middle East Fertility Society Journal. 2013;18(3):187–190

[10] Millheiser LS, Helmer AE, Quintero RB, et al. Is infertility a risk factor for female sexual dysfunction? A case-control study. Fertil Steril. 2010;94(6):2022–2025. doi: 10.1016/j.fertnstert.2010.01.037. Epub 2010 Mar 6.

[11] Winkelman WD, Katz PP, Smith JF, Rowen TS. Infertility Outcomes Program Project Group. The Sexual Impact of Infertility Among Women Seeking Fertility Care. Sex Med. 2016;4(3):e190-197. doi: 10.1016/j.esxm.2016.04.001. Epub 2016 May 7.

[12] Murphy D, Klosky JL, Termuhlen A, Sawczyn KK, Quinn GP. The need for reproductive and sexual health discussions with adolescent and young adult cancer patients. Contraception. 2013;88(2):215–220. doi: 10.1016/j.contraception.2012.08.041. Epub 2012 Oct 4.

[13] Benedict C, Shuk E, Ford JS. Fertility Issues in Adolescent and Young Adult Cancer Survivors. J Adolesc Young Adult Oncol. 2016;5(1):48–57. doi: 10.1089/jayao.2015.0024. Epub 2015 Nov 18.

[14] Andrews FM, Abbey A, Halman LJ. Is fertility-problem stress different? The dynamics of stress in fertile and infertile couples. Fertil Steril. 1992;57(6):1247–1253.

[15] Ying L, Wu LH, Loke AY. Gender differences in emotional reactions to in vitro fertilization treatment: a systematic review. J Assist Reprod Genet. 2016;33(2):167–179. doi: 10.1007/s10815-015-0638-4. Epub 2015 Dec 29.

[16] Frederick NN, Recklitis CJ, Blackmon JE, Bober S. Sexual Dysfunction in Young Adult Survivors of Childhood Cancer. Pediatr Blood Cancer. 2016;63(9):1622–1628. doi: 10.1002/pbc.26041. Epub 2016 May 10.

[17] Jacobs LA, Pucci DA. Adult survivors of childhood cancer: the medical and psychosocial late effects of cancer treatment and the impact on sexual and reproductive health. J Sex Med. 2013;10(1):120–126. doi: 10.1111/jsm.12050. Review.

[18] Oddens BJ, den Tonkelaar I, Nieuwenhuyse H. Psychosocial experiences in women facing fertility problems--a comparative survey. Hum Reprod. 1999;14(1):255–261.

[19] Yeoh SH, Razali R, Sidi H, et al. The relationship between sexual functioning among couples undergoing infertility treatment: a pair of perfect gloves. Compr Psychiatry. 2014;55(1):1-6. doi: 10.1016/j.comppsych.2012.09.002. Epub 2012 Oct 30.

[20] Mitchell KR, Mercer CH, Ploubidis GB, et al. Sexual function in Britain: findings from the third National Survey of Sexual Attitudes and Lifestyles (Natsal-3). Lancet. 2013;382(9907):1817–1829. doi: 10.1016/S0140-6736(13)62366-1. Epub 2013 Nov 26.

[21] Traeen B, Stigum H. Sexual problems in 18–67-year-old Norwegians. Scand J Public Health. 2010;38(5):445–456. doi: 10.1177/1403494810371245. Epub 2010 May 21.

[22] American Cancer Society. Cancer Facts and Figures 2005. Atlanta, GA: Amercian Cancer Societs. 2005:1–64.

[23] Robert Koch Institut https://www.krebsdaten.de/Krebs

[24] World Health Organization 2010 "Measuring sexual health: conceptual and practical considerations and related indicators" at: http://apps.who.int/iris/bitstream/handle/10665/70434/who_rhr_10.12_eng.pdf?sequence=1&isAllowed=y

5.2 Sexualität in der Palliativsituation

Michaela Bossart

Je weiter die Krebserkrankung voranschreitet, umso mehr Therapien mit assoziierten Nebenwirkungen erhält die Patientin. Jegliche Therapie fortgeschrittener oder metastasierter gynäkologischer Malignome führt daher zu physischen und psychischen Veränderungen der Patientin mit Veränderungen auch in ihrer Sexualität.

Prinzipiell sollte, sobald gynäkologische Krebserkrankungen fortschreiten und eine Heilung nicht mehr möglich ist, jeder Patientin eine palliativmedizinische Mitbetreuung angeboten werden. Nach der europäischen Gesellschaft für Palliativmedizin ist Palliativmedizin die angemessenen medizinische Versorgung von Patienten mit fortgeschrittenen und progredienten Erkrankungen, bei denen die Behandlung auf die Lebensqualität zentriert ist und die eine begrenzte Lebenserwartung haben (obwohl die Lebenserwartung gelegentlich mehrere Jahre betragen kann). Palliativmedizin schließt die Berücksichtigung der Bedürfnisse der Familie vor und nach dem Tod des Patienten ein. Im *palliative Setting* steht die Lebensqualität im Vordergrund. „Lebensqualität wird durch das Maß bestimmt, in welchem das Leben über die Krankheit hinauswachsen kann" [1]. Antitumorale Therapien sollten hier nur noch zur Kontrolle der Symptome und Verbesserung der Lebensqualität verabreicht werden, und zwar nur in dem von der Patientin gewünschten Ausmaß. Da jede Patientin unter anderen Symptomen leidet, ist eine individuelle Therapieplanung und -begleitung essentiell.

Sexuelle Störungen in der Palliativsituation können organischer, therapeutischer oder psychischer Ursache sein. Organische Ursachen sind einerseits die möglichen Folgen des Hormonmangels, andererseits die körperlichen Veränderungen durch z. B. die Mastektomie beim Mammakarzinom oder die Veränderung der Vagina und ihrer nervalen Versorgung nach Hysterektomie oder Vulvakarzinom.

Nebenwirkungen und Spätfolgen von Chemotherapie, Strahlentherapie oder antihormoneller Therapie können zu sexuellen Funktionsstörungen führen, genauso wie die psychische Belastung durch das Vorhandensein einer zum Tode führenden Erkrankung, einer absehbar begrenzten Lebenszeit und der damit verbundenen Verzweiflung und Hilflosigkeit.

Aufgabe des betreuenden Arztes oder der betreuenden Pflegekraft ist es, die Patientin und gegebenenfalls ihre Angehörigen im Hinblick auf ihre Erkrankung ehrlich und umfassend zu informieren und zu beraten und sie als Mensch mit ganzheitlichen und individuellen Bedürfnissen zu sehen.

Hierzu gehört auch die Berücksichtigung der sexuellen Bedürfnisse, da Lebensqualität als Therapieziel der Palliativmedizin auch die Ebenen von Sexualität, Nähe und Zärtlichkeit beinhaltet.

5.2.1 Körperliche Bedürfnisse und Wünsche in einer palliativen Behandlungssituation

Das Bedürfnis nach körperlicher Liebe und Zuneigung erlischt nicht mit der Krebserkrankung. Partnerschaft und Sexualität haben, genauso wie Vertrauen, Erotik, Zärtlichkeit und Liebe, maßgeblichen Einfluss auf die Lebensqualität eines Menschen, auch in der palliativen Situation. Wichtig ist es, die Selbsteinschätzung der Patientin in Bezug auf die aktuelle Situation zu kennen, da ihre eigene Bewertung der Lebensqualität nicht zwingend mit dem objektiven Krankheitszustand korreliert und viele Patientinnen sich anders belasten können und wollen, als es das medizinische Personal vermutet. Zudem kommt es aufgrund der tumor- oder therapiebedingten körperlichen Veränderungen zu Unsicherheiten hinsichtlich des Umgangs und der Belastbarkeit des eigenen Körpers.

5.2.2 Die Partnerschaft in der palliativen Situation

Die psychische Belastung durch eine Krebserkrankung in palliativer Situation sind enorm, nicht nur für die Patientin, sondern auch für den Partner und ihre übrigen Beziehungen. Das Leben der gesamten Familie dreht sich um die Erkrankte; individuelle Interessen des Partners, auch sexuelle werden selbstverständlich hinten angestellt. Die Perspektivlosigkeit führt oft durch die gemeinsame Sprachlosigkeit über die Situation zum Kommunikationsverlust in der Partnerschaft. Vor der Erkrankung bereits etablierte Bewältigungsstrategien oder während der Therapie zu entwickelnde, helfen Paaren mit dieser Krisensituation umzugehen.

5.2.3 Gespräche über Sexualität in der Palliativsituation

Ein Gespräch über Sexualität entscheidet sich kaum von anderen Gesprächen in der Palliativsituation. Es wurde gezeigt, dass Palliativpatientinnen und ihre Partner das Bedürfnis nach einer Kommunikation über Sexualität haben, sich aber in 9 von 10 Fällen nicht trauen, ihren Arzt darauf anzusprechen. Hinzu kommt, dass in dieser Situation auch von medizinischem Personal mögliche sexuelle Bedürfnisse der Frau nicht in Betracht gezogen werden, da die krankheitsbezogene Behandlung im Vordergrund steht. Die Patientinnen erwarten jedoch angemessene Informationen über die Möglichkeiten und eventuellen Probleme der tumorbedingte Veränderungen ihres Körpers auch im Hinblick auf die Sexualität und ihr Sexualleben. Das Gesprächsangebot sollte vom Arzt ausgehen. Durch sachlichen, aber auch einfühlsamen und kompetenten Umgang kann der Arzt der Patientin und ihrem Partnern Raum für ihre Fragen geben. Gemeinsam können Themen wie Hemmungen, Verlust des Selbstwertgefühls, Ekel und Scham besprochen werden. Das Angebot eines Sexualtherapeuten wird oft als Kränkung empfunden, die Patientin fühlt sich abgeschoben [2]. Darüber hinaus sollte man die Patientin im Gespräch über Sexualität ihre Sprache finden lassen, denn gerade im Bereich der Sexualität ist die individuelle Verbalisierung sehr verschieden [1].

Ziel des ärztlichen Gesprächs sollte es sein, der Patientin und, falls gewünscht auch dem Partner, die Angst vor körperlicher Nähe in der Palliativsituation zu nehmen. Wichtig für die Beratung ist es hierbei, den Stellenwert der Sexualität in der Partnerschaft vor der Erkrankung und die Bedürfnisse der Palliativpatientin in der aktuellen Situation zu erfragen und zu berücksichtigen. Schamgefühle der Patientin aufgrund des „tumorverstümmelten" Körpers sollten, genauso wie Berührungsängste des Partners, thematisiert werden. Unter Berücksichtigung der körperlichen Einschränkungen sind alternative Formen des sexuellen Kontakts und positive Möglichkeiten zu betonen. Patientinnen und auch Partner unterdrücken oft ihre Bedürfnisse nach der scheinbar unwichtigen körperliche Nähe angesichts der lebensbedrohlichen Krankheit und sollten stattdessen in ihren Wünschen bestärkt werden.

5.2.4 PLISSIT Modell

Das PLISSIT Modell beschreibt einen verhaltenstherapeutisch orientierten Ansatz, sexuellen Störungen mit verschiedenen Interventionstechniken zu begegnen. Auch wenn in der Palliativsituation eine Verhaltenstherapie sicherlich nicht indiziert ist, kann die Kenntnis dieser Stufentherapie das Gespräch erleichtern und strukturieren [3].

Die vier Stufen des Systems bestehen aus Duldung (**P**ermission), **L**imitierter **I**nformation, **S**pezifischer **S**uggestion und **I**ntensiver **T**herapie. Oft kann durch die erste Stufe (**P**ermission) bereits ausreichend Hilfestellung geleistet werden und die weiteren Stufen sind nicht notwendig. Im palliativen Setting kann dies durch den Hinweis geschehen, dass die Erkrankung der Sexualität nicht im Wege steht und die sexuellen Bedürfnisse der Patientin anerkannt und akzeptiert werden. Stehen konkrete Zweifel oder Fragen im Vordergrund werden im Rahmen der zweiten Stufe (**L**imited **I**nformation) auf das Problem zugeschnitten Informationen wie zum Beispiel mit der Krankheit einhergehende Beschwerden oder Nebenwirkungen der Medikamente, welche die Sexualität beeinflussen, weitergegeben. Als **S**pezifische **S**uggestion in der dritten Stufe werden konkrete Handlungsanweisungen als Vorschläge thematisiert. Hierzu zählt zum Beispiel die Verwendung von Gleitgel und Vaginaldilatoren bei einer Vaginalstenose. Sollten diese Stufen nicht zum gewünschten Erfolg führen, kann nach dem PLISSIT Modell eine **I**ntensivere **T**herapie durch verhaltenstherapeutische Spezialisten oder Sexualtherapeuten in Erwägung gezogen werden.

5.2.5 Gelebte Sexualität in der Palliativsituation

Jeder Mensch hat das Recht auf Privatsphäre, auch und gerade in der palliativen Situation. Hier kann Nähe und Zärtlichkeit Raum gegeben werden. Je nach Schwere der Erkrankung ist der Aufenthalt auf einer Palliativstation oder in einem Hospiz notwendig. Ungestörte Rückzugsmöglichkeiten sind dort selten vorhanden. Der Patientin kann durch das Anbieten von entsprechenden Türschildern die Möglichkeit des Ungestörtseins mit dem Partner gegeben werden.

Wenige Patientinnen in einer palliativen Situation sehnen sich direkt nach Geschlechtsverkehr. Sie wünschen sich vielmehr körperliche Nähe und Berührungen. Auch wenn ein körperlich aktives Sexualleben nicht mehr möglich ist, können Partner ihre Zusammengehörigkeit durch körperliche Nähe und den Austausch von Zärtlichkeiten ausdrücken. Sollte dies dem gesunden Partner schwer fallen, ist der Zugang über Massagen oder Hilfe bei der Körperpflege durch den Partner möglich. Die Bedürfnisse, Ansprüche und Möglichkeiten jeder Patientin und jedes Partners sind hier unterschiedliche und müssen unbedingt respektiert werden. Paare sollten hierbei bestärkt werden über ihre Befürchtungen, Bedenken, Wünsche und Gefühle zu reden. Geholfen werden kann nur dem, der sich öffnet.

Beklagen sexuell aktive Patientinnen eine deutliche Abnahme der sexuellen Bedürfnisse kann dies auch opiatassoziiert sein. Opiate können die Libido und das Empfinden herabsetzen, sodass ein Reduktionsversuch sinnvoll sein kann. Andererseits kann bei sexueller Enthaltsamkeit aufgrund körperlicher Schmerzen die Erhöhung der Opiatdosis Schmerzfreiheit bewirken und damit die Wahrnehmung zugänglich für andere Körpersignale gemacht werden [1].

In der palliativen Situation einer gynäkologischen Krebserkrankung steht die Lebensqualität der Patientin im Vordergrund. Jeder Mensch hat unterschiedliche sexuelle Wünsche und Bedürfnisse, die auch in der Palliation berücksichtigt werden sollten. Das Ausleben der Sexualität kann die Lebensqualität in dieser Situation verbessern. Aufgabe des Arztes ist es daher, ein Gespräch über Sexualität und Nähe anzubieten, der Patientin ihre Ängste zu nehmen und ihr mögliche Wege aufzuzeigen, ihre Bedürfnisse zu leben.

Literatur

[1]   Aulbert E. Lehrbuch der Palliativmedizin. Schattauer Verlag, 2008.
[2]   Zettl S. Krebs und Sexualität: Wie können Ärzte und Pflegende Auswirkungen auf die Sexualität ansprechen? Dr Med Mabuse. 2004;29(150):31–33.
[3]   Annon JS. Behavioural Treatment of Sexual Problems: Brief Therapy. 1976.

5.3 Krebs in der Schwangerschaft und Einfluss auf die Paarbeziehung und Sexualität

Beate Rautenberg

Die Diagnose einer Krebserkrankung während einer Schwangerschaft ist ein sehr seltenes Ereignis, das sowohl Betroffene als auch ihr Umfeld extrem belastet. In Deutschland geht man derzeit davon aus, dass ca. eine von tausend Schwangeren betroffen ist. Nach Daten aus den USA aus dem Jahr 2012 kommt es zu circa 1000–5000 neu diagnostizierten Krebserkrankungen bei ungefähr sechs Millionen jährlichen Schwangerschaften. Es ist damit zu rechnen, dass sich durch eine weitere Zunahme Spätgebärender die Zahlen in den nächsten Jahren erhöhen werden.

Die am häufigsten während einer Schwangerschaft diagnostizierten Krebserkrankungen sind Mammakarzinome, Zervixkarzinome, Hodgkin- und Non Hodgkin Lymphome, Leukämien, Maligne Melanome, Schilddrüsenkarzinome und Kolorektale Karzinome [3,7,11].

Auch wenn sich das Wissen um die Behandlungsoptionen während der Schwangerschaft und damit die Prognose in den letzten Jahren verbessert hat, ist die Diagnose der Krebserkrankung in der Schwangerschaft eine zusätzliche und besonders starke emotionale Belastung für die Patientin und ihren Partner.

Eine Schwangerschaft wird als Symbol für neues Leben wahrgenommen, die Krebserkrankung hingegen als potentiell todbringend für Mutter und Kind erlebt. Zu den Sorgen und Ängsten, die die Krebserkrankung hervorruft, kommen zusätzlich die Sorgen um Gesundheit und Wohlergehen des Kindes. Die Patientin ist in der schwierigen Situation, unter Zeitdruck therapeutische Entscheidungen treffen zu müssen mit möglichen Auswirkungen für sich und für das Kind. Die Herausforderung, für die eigene Gesundheit und eventuell gegen das Leben das Kindes zu entscheiden, kann zu massiven Scham- und Schuldgefühlen führen; möglicherweise auch gegenüber dem Partner.

Auch für das behandelnde Team stellt die Situation eine Belastung und therapeutische Herausforderung dar.

Bei jungen Betroffenen mit einer Mammakarzinom-Erkrankung liegt häufig eine Keimbahnmutation vor. Bei diesen Frauen kann zusätzlich die Sorge aufkommen, die Mutation an die nächste Generation weiterzugeben [5,6,11].

Besonders schwierig ist die Situation bei schwangeren Krebserkrankten, wenn zusätzliche geburtshilfliche oder onkologische Probleme auftreten. So ist die Rate der Frühgeburtlichkeit unter krebserkrankten Schwangeren mit 61 % deutlich höher als in gesunden Vergleichskollektiven. Grund dafür ist vermutlich, dass nicht alle onkologischen Therapien in der Schwangerschaft durchgeführt werden können und diese deshalb vorzeitig beendet werden.

Eine Arbeit von Henry et al. zeigte eine besonders hohe psychosoziale Belastung bei krebserkrankten Frauen, die eine Frühgeburt erlitten, die nicht stillen konnten, per Sectio Caesarea entbunden wurden oder ein Rezidiv der Erkrankung erlitten. Auch die Empfehlung, die Schwangerschaft zu beenden oder fehlende Unterstützung und Beratung hinsichtlich zukünftiger Fertilität belasteten die Patientinnen [2,13].

Hinsichtlich der Sorgen um die Gesundheit des Kindes und die Krebserkrankung als solche fand sich in entsprechenden Untersuchungen kein relevanter Unterschied zwischen den Patientinnen und ihren Partnern. Allerdings wiesen die Schwangeren einen höheren Wunsch auf, die Schwangerschaft aufrecht zu erhalten, als ihre Partner [1].

Psychoonkologische Studien, die sich dem Thema Krebs in der Schwangerschaft widmen, sind rar. Nahezu keine Daten gibt es zur Frage nach dem Einfluss der Krebserkrankung in der Schwangerschaft auf die Mutter-Kind-Beziehung. Auch zur Frage der Paarbeziehung und Sexualität in einer solchen Situation finden sich derzeit nur wenige Studien [11,12].

Vandenbroucke et al. untersuchten die unterschiedlichen Bewältigungsstrategien (Coping) der erkrankten Schwangeren und ihrer Partner. Frauen und ihre Partner mit einem emotionsbezogenen Coping-Muster waren signifikant mehr belastet als Frauen mit handlungsbezogenen oder kognitionsbezogenen Strategien. Sie zeigten sich besorgter um die Gesundheit des Kindes, die Krebserkrankung und deren Behandlung. Vermutlich profitiert diese Patientengruppe am meisten von zusätzlicher psychosozialer Unterstützung.

Eine Übersichtsarbeit von Li et al. aus dem Jahr 2014 beschrieb eine Verbesserung der Lebensqualität, der Sexualität, der Zufriedenheit mit der Paarbeziehung und eine Verminderung der psychosozialen Belastung durch paarbasierte Interventionen. Einschränkend ist zu sagen, dass hier onkologische Patientinnen und ihre Partner ohne gleichzeitig bestehende Schwangerschaft untersucht wurden.

Es ist zu vermuten, dass besonders aufgrund der noch höheren Belastungssituation durch eine Krebserkrankung in der Schwangerschaft eine paarbasierte Intervention für Patientinnen und ihre Partner hilfreich wäre. Dies in künftigen Studien zu klären, wäre dringend notwendig [11,13,14].

Literatur

[1]   Vandenbroucke T, Han SN, Van Calsteren K, et al. Psychological distress and cognitive coping in pregnant women diagnosed with cancer and their partners. Psychooncology. 2017;26(8):1215–1221.doi: 10.1002/pon.4301. Epub 2016 Nov21.

[2]   Henry M, Huang LN, Sproule BJ, Cardonick EH. The psychological impact of a cancer diagnosed during pregnancy: determinants of long-term-distress. Psychooncology. 2012;21(4):444–450. doi: 10.1002/pon.1926. Epub 2011 Mar 2.

[3]   Canadian Cancer Society; Ontario: Cancer during pregnancy. http://www.CanadianCancer Society (Zugriff am 03.09.2018).

[4]   Lagana L, Fobair P, Spiegel D. Targeting the Psychosexual Challenges Faced by Couples with breast cancer: Can Couples Group Psychotherapy Help? JWomens Health Care. 2014;3(6):Pii:205. Epub 2014 Nov 17.

[5] Staton AD, Kurian AW, Cobb K, et al. Cancer risk reduction and reproductive concerns in female BRCA1/2 mutation carriers. Fam Cancer 2008;7(2):179–186.

[6] Schwab R, Rautenberg B, Weis J, Hasenburg A. Schwangerschaft und Krebs: psychoonkologische Beratung zu Fertilität. Der Onkologe. 2018, Springer; doi.org/10.1007/s00761-018-0397-9

[7] Loibl S, Schmidt A, Gentilini O, et al. Breast Cancer Diagnosed During Pregnancy. Adapting Recent Advances in Breast Cancer Care for Pregnant Patients. JAMA Oncol. 2015;1(8):1145–1153. doi: 10.1001/jamaoncol.2015.2413.

[8] Greene M, Longo DL. Cautious Optimism for Offspring of Women with Cancer during Pregnancy. engl j med. 2015;373(19):1875–1876. nejm.org 5373;19

[9] Mitchell AJ, Chan M, Bhatti H, et al. Prevalence of depression, anxiety, and adjustment disorder in oncological, haematological, and palliative-care settings: a meta-analysis of 94 interview-based studies. Lancet Oncol. 2011;12(2):160–174. doi: 10.1016/S1470-2045(11)70002-X. Epub 2011 Jan 19.

[10] Curry C, Cossich T, Matthews JP, et al. Uptake of psychosocial referrals in an outpatient cancer setting: improving service accessibility via the referral process. Support Care Cancer. 2002;10(7):549–555. Epub 2002 Jul 24.

[11] Ferrari F, Faccio F, Peccatori F, Pravettoni G. Psychological issues and construction of the mother-child relationship in women with cancer during pregnancy: a perspective on current and future directions. BMC Psychol. 2018 ;6(1):10. doi: 10.1186/s40359-018-0224-5.

[12] Vandenbroucke T, Verheeecke M, Fumagalli M, Lok Ch, Amant F. Effects of cancer treatment during pregnancy on fetal and child development. The Lancet. 2017;1(4):302–310. doi:https://doi.org/10.1016/S2352-4642(17)30091-3

[13] Amant F, Vandenbroucke T, Verheecke M, et al. International Network on Cancer, Infertility, and Pregnancy (INCIP) (2015 Nov 5) Pediatric Outcome after Maternal Cancer Diagnosed during Pregnancy. N Engl J Med. 2015;373(19):1824–1834. doi: 10.1056/NEJMoa1508913. Epub 2015 Sep 28.

[14] Li Q, Loke AY. A systematic review of spousal couple-based intervention studies for couples coping with cancer: direction for the development of interventions. Psychooncology. 2014;23(7):713–719. Doi: 10. 1002/pon.3535. Epub 2014 Apr.

6 Kasuistiken aus der Praxis

6.1 Posttraumatische Belastungsstörung nach Wertheimscher Radikaloperation bei Zervixkarzinom – Fallbericht einer Traumatherapie

Daniela Wetzel-Richter

Genussvoll erlebte Sexualität setzt in den allermeisten Fällen Angstfreiheit voraus.

Ist jedoch eine Angst vor Berührung und Schmerzen durch eine medizinische Intervention wie eine Operation entstanden, so kann dies die Lebensqualität wie auch das sexuelle Erleben deutlich beeinträchtigen.

Medizinisch bedingte Traumatisierungen sind noch wenig beschrieben und beachtet. Durch operative Eingriffe und intensivmedizinische Behandlungen, die den Patienten sich hilflos erleben lassen, kann eine posttraumatische Belastungsstörung entstehen. Diese bedingt eine veränderte Erinnerung an die Behandlung. Typisch sind unverarbeitete Erinnerungsbruchstücke „im Hier und Jetzt", panische Erregungszustände und Gefühlsverlust. Berührungen bei Kontrolluntersuchungen können die Patientin massiv beeinträchtigen. Aber auch die Sexualität kann deutlich beeinträchtigt sein, durch berührungs- und situationsausgelöste Erinnerungsbruchstücke („Flashbacks und Intrusionen"), die dann Panik auslösen können.

Eine derartige Monotraumatisierung ist psychotherapeutisch gut behandelbar.

Eine psychische Traumatisierung bedeutet eine individuelle Überforderung der Informationsverarbeitung und geht mit den Gefühlen der Hilflosigkeit, Lebensbedrohung und Unvorhersehbarkeit sowie Kontrollverlust einher.

> Trauma ist ein vitales Diskrepanzerlebnis zwischen *bedrohlichen Situationsfaktoren* und der *individuellen Bewältigungsmöglichkeiten*, das mit Gefühlen von Hilflosigkeit und *schutzloser Preisgabe* einhergeht und so eine dauerhafte Erschütterung von Selbst- und Weltverständnis bewirkt. Fischer und Riedesser (1998) [1].

Traumata verursachen zu 30–50 % Traumafolgestörungen im Sinne einer Posttraumatischen Belastungsstörung oder komorbider Erkrankungen [2,6]. Hierzu gehören Angsterkrankungen, Depression, Somatisierungsstörungen und sehr häufig Sexualstörungen.

Bekannt ist zum Beispiel, dass Kriegstraumata bis zu 80 % [4] und sexueller Missbrauch bis zu 85 % Sexualstörungen nach sich ziehen [3,8]. Für medizinisch bedingte Traumata gibt es noch keine ausreichenden Angaben.

Medizinisch ausgelöste Traumata sind wenig beachtet. Das Hilflosigkeitserleben durch z. B. die Mitteilung einer Krebsdiagnose, die als potentiell tödliche Erkrankung gewertet wird, kann eine heftige psychische Abwehr in Form von Verdrängen

https://doi.org/10.1515/9783110541618-006

und Verleugnen bewirken, was dazu führen kann, dass der Patient sich an das ärztliche Gespräch nicht erinnert. Die psychische Abwehr ist eine Schutzfunktion und verhindert eine aktuelle Überforderung der Patientin. Wichtig ist dies als solches zu erkennen.

Erleben von schmerzhaften medizinischen Interventionen oder auch Hilflosigkeit im Rahmen von intensivmedizinischen Behandlungen können traumatisch erlebt werden und Symptome einer posttraumatischen Belastungsstörung (PTBS) hinterlassen.

Symptome der PTBS sind durch „Trigger" (Alltagsreize) ausgelöste Nachhallerinnerungen wie Intrusionen und Flashbacks (plötzlich auftauchende Erinnerungsbruchstücke) von inneren Bildern, Angstattacken, Schmerzattacken. Zudem besteht ein „Daueralarm" (Hyperarousal), welcher schreckhaft ängstlich macht und häufig Schlafstörungen verursacht. Es zeigt sich wiederkehrend ein *„Numbing"* (Gefühlsleere), da nicht alle Gefühle zur Verfügung stehen. Die traumatische Angst bedingt, dass Situationen vermieden werden, in denen etwas Traumatisches sich wiederholen könnte. Die Angst vor der Wiederholung traumatischer Situationen führt häufig dazu, dass Nachuntersuchungen und notwendige Behandlungen vermieden werden.

Die Lebensqualität sinkt deutlich. Nicht nur die Krebsdiagnose, sondern auch die fehlende Fähigkeit, die Zukunft vertrauensvoll, kreativ und sinnlich auszuphantasieren, wie auch den Alltag genussvoll zu leben, beeinträchtigen die Patientin.

Eine psychotherapeutische Traumatherapie kann die Lebensqualität und darin inkludiert die genussvoll erlebte Sexualität verbessern und im günstigen Fall auch wiederherstellen [5,7].

6.1.1 Ein Fallbericht

49-jährige Patientin Diagnose: Zervixkarzinom, Operation Wertheimsche Radikaloperation ohne Adnexe. Postoperativ war es zu einer Blasenentleerungsstörung gekommen, weswegen sich die Patientin selbst Katheterisieren musste. Sie hatte starke Ängste vor einer erneuten Operation und Albträume.

Sowohl die Diagnosemitteilung als auch die Behandlung lösten viele negative Gefühle und negative Kognitionen bei der Patientin aus.

- Diagnosemitteilung per Telefon im Urlaub. Verleugnung: „Das bin ich nicht."
- Aufklärung über die Wertheimsche Operation durch den Assistenten: „Der Assistent sah erschreckt aus und hat mir Angst gemacht."
- Intensivmedizinische Behandlung: „Verkabelt und hilflos". Die Periduralanästhesie vor der Operation hat nicht funktioniert. Jede Manipulation war sehr schmerzhaft. Der Kreislauf sackte weg, die Patientin fiel in Ohnmacht. „Erschrocken, Unsicherheit." „Mein Körper ist instabil. Ich bin in Gefahr während der Operation."

- Postoperative intensivmedizinische Behandlung: „Hilflosigkeit, Schmerzen und Angst. Ich schaffe es nicht. Es ist unerträglich. Ich gebe auf."
- Postoperative Komplikation: Nierenbeckenentzündung, Fieber, Blasenentleerungsstörung: „Ich habe einen kaputten Körper."

Symptome: Die Patientin hatte massive Angst vor einem weiteren, notwendigen operativen Eingriff wegen der Blasenentleerungsstörung und vermied diesen. Sie beschrieb eine Libidoreduktion direkt postoperativ.

Traumatherapeutische Behandlung ca. 3 Monate nach der Operation
Folgende Interventionen wurden eingesetzt:
1. Aktivierung von Ressourcen: Szenen aus dem Leben, die verbunden waren mit Beruhigungsfähigkeiten, Humor, Lust und positiver Körpererfahrung, sowie die Fähigkeit, Angst zu überwinden, wurden aktiviert.
2. Konfrontierende Sitzung (mittels EMDR) zum Thema Diagnosemitteilung. Aus dem Gedanken: „Das bin ich nicht, ich bin nicht krank" wird das Gefühl entwickelt: „Ich hatte Glück, ich lebe. Ich habe das Richtige getan."
3. Konfrontierende Sitzung (mittels EMDR) zum Legen der Periduralanästhesie vor der Operation: Aus dem Gefühl: „Mein Körper ist instabil. Ich bin in Gefahr" wird der Satz: „Ich habe überlebt. Ich kann mir Hilfe holen. Ich bin in Sicherheit."

Damit konnte die Patientin die Erkrankung annehmen. Das erfolgreiche und sichernde Operationsergebnis konnte die Patientin integrieren und eine weitere Nachbehandlung planen.

Nach der therapeutischen Behandlung, die zeitnah auf die Operation folgte, konnte Sexualität wieder gut gelebt werden, trotz verkürzter Vagina und Operationsnarbe. Es bestanden keine Berührungsängste. Die Libido war wieder vorhanden.

Katamnese nach 5 Jahren:
„Ich kann nun wieder tiefenentspannt zur gynäkologischen Untersuchung gehen. Ich habe keine Angst mehr vor Berührungen." Die Sexualität war direkt nach der OP durch die körperliche Empfindlichkeit gestört. Die Libido erholte sich nach der therapeutischen Behandlung rasch wieder und wurde wie vor der Operation erlebt. Durch die Menopause ein Jahr postoperativ, die die Patientin als Therapie bedingt interpretierte, kam es dann nochmals zu einer deutlichen Libidoreduktion und Trauerreaktion um das verlorene Organ.

Definition EMDR: *Eye Movement Desensitization and Reprocessing* ist eine von der US-amerikanischen Literaturwissenschaftlerin und Psychologin Francine Shapiro in den USA entwickelte psychotraumatologische Behandlungsmethode für traumatisierte Personen.

Literatur

[1] Fischer G, Riedesser P. Lehrbuch der Psychotraumatologie (4.Aufl.) München: Ernst Reinhardt Verlag, 2009.

[2] Kessler RC, et al. Epidemiological Risc Factor for Trauma and PTBS. In Rothbaum BO, ed. Risk Factors for Posttraumatic Stress Disorder. Washington: American Psychiatric Press. 1999:23–59.

[3] Bornefeld-Ettmann P, Steil R. Sexuelle Dysfunktion bei Frauen mit Posttraumatischer Belastungsstörung – ein Übersichtsartikel. Verhaltenstherapie. 2017;27:130–139.

[4] Letourneau EJ, Schewe PA, Frueh BC. Preliminary evaluation of sexual problems in combat veterans with PTSD. J Trauma Stress. 1997;10:125–132.

[5] Hoyer J, Uhmann S, Rambow J, Jacobi F. Reduction of sexual dysfunction: by product of cognitive-behavioural therapy for psychological disorders?. Sexual and Relationship Therapy. 2009;24(1):64–73. doi: 10.1080/14681990802649938. URL: http://dx.doi.org/10.1080/14681990802649938

[6] Maercker A, Hecker T. Psychologisches Institut, Psychopathologie und Klinische Intervention, Universität Zürich, Zürich, Schweiz. Trauma- und Gewaltfolgen – psychische Auswirkungen. Bundesgesundheitsblatt, Springer: Berlin Heidelberg, 2015. doi: 10.1007/s00103-015-2259-6.

[7] Capezzani L, Ostacoli L, Cavallo M, et al. EMDR and CBT for cancer patients: Comparative study of effects on PTSD, anxiety, and depression. Journal of EMDR Practice and Research. 2013;7(3):134–143. doi:10.1891/1933-3196.7.3.134.

[8] Haase A, Boos A, Schönfeld S, Hoyer J. Sexuelle Dysfunktionen und sexuelle Zufriedenheit bei Patientinnen mit posttraumatischer Belastungsstörung. Verhaltenstherapie. 2009;19:161–167. DOI: 10.1159/000228725.

Weiterführende Literatur

Büttner M. Sexualität und Trauma: Grundlagen und Therapie traumaassoziierter sexueller Störungen. Schattauer Verlag, 2018.

Hofmann A. EMDR: Praxishandbuch zur Behandlung traumatisierter Menschen. Thieme Verlag, 2014.

Sack M, Sachsse U. Schonende Traumatherapie: Ressourcenorientierte Behandlung von Traumafolgestörungen. Schattauer Verlag, 2010.

6.2 Zervixkarzinom

Eva-Maria Hußlein

Die 33-jährige 0-Gravida wurde vor sieben Jahren an einem plattenepithelialen, mäßig differenzierten Zervixkarzinom, Tumorstadium pT1b G2 pN0 (0/45) M0 operiert. Es erfolgte die Wertheimsche Radikaloperation mit pelviner und paraaortaler Lymphodektomie sowie Mitnahme einer Scheidenmanschette. Sechs Monate später erlitt sie ein Tumorrezidiv am Scheidenabschluss, erneut G2. Die operative Therapie des Rezidives erfolgte durch Tumorresektion (partielle Kolpektomie) und anschließender Durchführung einer Radiochemotherapie.

Die Patientin berichtete, dass sie keinerlei Anleitung zur Vaginalpflege (Dehnen der Vagina unter Verwendung von Estriol- oder Vaginalpflegecremes) erhalten hätte. Sie habe seit der ersten Operation auch keinen Geschlechtsverkehr mehr gehabt. Ca. 12 Monate nach Beendigung der Radiochemotherapie habe ihr Partner die Beziehung beendet. Seitdem lebe sie allein. Nach Abschluss der Radiochemotherapie habe sie zunächst als Assistentin im Einkauf eines mittelgroßen Unternehmens gearbeitet. Wegen der Strahlenkolitis sei sie seit 13 Monaten krankgeschrieben, zwei Aufenthalte in einer onkologischen Rehabilitationsklinik seien in dieser Zeit erfolgt.

Aktueller Status: Die Patientin leidet unter einem massiven Lymphödem des linken Beines, einer Strahlenkolitis mit bis zu 20× Diarrhoe am Tag, einem ausgeprägten Fatigue-Syndrom, sowie prämaturer Menopause als Spätfolge der Strahlentherapie.

Gynäkologischer Untersuchungsbefund: Spec: rarefizierte Labia minora, enger Introitus vaginae, Vagina ca. 3 cm lang, bei der Spekulumeinstellung mit Kinderspekula zeigt sich eine blasse Vaginalhaut. Transvaginalsonographie nicht möglich.

Introitussonographie: Blasenwand verdickt auf 7 mm, kein Tumor am Scheidenabschluss sichtbar

Rektale Untersuchung: unauffällig

Die Patientin stellte sich vor 12 Monaten, ca. vier Jahre nach der Erstdiagnose, erstmalig zur psychoonkologischen Therapie sowie zur Sexualberatung mit dem Wunsch, wieder ein „normales" Sexualleben führen zu können, vor. Vorher wollte sie sich nicht auf eine neue Partnerschaft einlassen.

In den Therapiestunden zeigte sich eine sehr erschöpfte junge Frau, die sich aus dem Leben gerissen fühlte und keine Perspektiven mehr für sich wahrnehmen konnte. Als Therapieziele wurden die Wiedereingliederung in die Arbeitswelt sowie die Entwicklung einer Perspektive für ein neues sexuelles Erleben und damit verbunden Zulassen einer neuen Beziehung festgelegt.

Ihre Sexualität vor der Erkrankung beschrieb die Patientin als erfüllend, sie habe gelernt, sich fallen zu lassen, sich hinzugeben, aktiv zu sein. Sie sei mit ihrem Partner in die Sexualität hineingewachsen, für sie sei er der erste Sexualpartner gewesen.

Nach Beginn der Erkrankung sei er sehr fürsorglich gewesen, die Zeit nach der Rezidivoperation mit anschließender Radiochemotherapie habe ihn dann zunehmend überfordert. Ca. ein Jahr nach Beendigung der Therapie sei er dann gegangen, sein Kinderwunsch sei der Grund gewesen. Danach habe sie noch zwei-, dreimal Kontakt zu Männern gehabt, habe aber realisieren müssen, dass es immer auf das „eine" hinauslief, das sie nicht mehr anbieten konnte. Sie hatte sich ca. vier Jahre nach der Erstdiagnose in einer Spezialambulanz für Rekonstruktion von Vulva und Vagina vorgestellt. Dort habe man ihr von einer Rekonstruktion der Vagina abgeraten, da das Risiko für die Bildung einer Blasen- oder Rektumscheidenfistel aufgrund der Vorgeschichte zu hoch sei.

Im Laufe der Therapiestunden kristallisierte sich sehr vehement der Wunsch nach einer funktionsfähigen Vagina heraus. Konsequentes Dehnen mit Softdilatatoren hätte wenig gebracht. Sie würde sich erst wieder als Frau fühlen, wenn sie den für sie „normalen", also vaginalen Geschlechtsverkehr erleben könne. Von Anfang an erschien die Patientin in Hosen und weiten Pullis, die Haare eher bubenhaft geschnitten, wirkte sehr jung und mädchenhaft, aber nicht weiblich. Zunächst wurde das äußere Erscheinungsbild in den Fokus gestellt und ein für sie gültiges weibliches Erscheinungsbild erarbeitet. Aktuell trägt sie wieder Röcke und Kleider, Stücke, welche sie vor der Erkrankung geliebt hatte. Der Haarschnitt wurde verändert. Sie bewegte sich etwas bewusster. Sie erkannte, dass Weiblichkeit viele Aspekte hat, nicht nur die für sie nicht erfüllbare Mutterschaft oder aktuell die Nichtdurchführbarkeit des vaginalen Geschlechtsverkehrs, sondern auch eine Haltung darstellt. Das Thema Mutterschaft wurde von der Patientin ausgeklammert bzw. mit den Worten kommentiert: „... vielleicht treffe ich ja auf einen Mann mit Kindern ...".

Ein weiterer Fokus war das sexuelle Erleben mit sich selbst, das Erforschen ihres Körpers, die Selbstbefriedigung. Darauf konnte sie sich wieder einlassen, es machte sie aber sehr traurig, weil es sie an die Erkrankung und die dadurch entstandenen Defizite erinnerte.

Vor sechs Monaten traf sie den Entschluss zur Operation in einer urogynäkologischen Abteilung, welche sich auf Scheidenrekonstruktionen spezialisiert hat. Beim Eingriff wurde die Harnblase verletzt, ca. sechs Wochen nach dem Eingriff kam es zu einer Blasenscheidenfistel. Es erfolgte die Dauerkatheterversorgung über zwei Monate. In dieser Zeit konnte die Dehnung der Neovagina nicht durchgeführt werden. Dies führte zur narbigen Schrumpfung derselben. Die Länge war laut Bericht 7 cm, die Weite ca. 1,5 cm.

Die Patientin war über den Verlauf traurig, aber dennoch positiv gestimmt, weil sie das Gefühl hatte, sich dem Schicksal nicht ausgeliefert zu haben.

Ein halbes Jahr nach der Rekonstruktion begann sie eine sexuelle Beziehung zu einem gleichaltrigen Mann, den sie vorher über ihr Problem aufgeklärt hat. Sie konnte hier einige Monate eine sie erfüllende Sexualität erleben, da der Partner sehr rücksichtsvoll mit ihr umging. Sie berichtete über viele Einschränkungen beim Geschlechtsverkehr, die sie aber gut hinnehmen konnte. Sie erlebte über die klitorale

Stimulation Orgasmen. Sie bestätigte, dass sie, auch wenn das Ergebnis der Operation nicht optimal sei, mit ihrer Entscheidung zufrieden sei. Aus Gründen, die mit der Sexualität nichts zu tun hatten, habe sie sich vor kurzem getrennt.

6.3 Kasuistik Vaginalkarzinom

Eva-Maria Hußlein

55-jährige Patientin, IIIP, Vaginalkarzinom des unteren Scheidendrittels, Übergang mittleres Scheidendrittel, mäßig differenziertes Plattenepithelkarzinom, Tumorstadium pT2, G2, pN0, M0.

Die Patientin und ihr Partner stellten sich nach Erhalt der Diagnose zur Beratung und Therapieplanung vor. Klinisch bestand der V. a. ein Tumorstadium cT2, der Tumor selbst breitete sich ungünstig und flächig im Übergangsbereich der unteren Scheide und der mittleren Scheide links seitlich aus.

Das Paar berichtete von einem sehr regen, lustvollen und tabufreien Sexualleben seit vielen Jahren. Sie hätten drei Kinder, ihre Ehe bezeichneten sie als großes Glück. Es war ihnen bewusst, dass die Krebserkrankung ihr Sexualleben nachhaltig verändern würde. Beide gingen sehr gefasst und offen mit der Thematik um. Therapeutisch standen die operative Therapie mit Hysterektomie, Kolpektomie und inguinaler und pelviner Lymphonodektomie, eventuell kombiniert mit Radiatio versus primärer Radiochemotherapie und Erhalt der Vagina im Raum. Bei der operativen Therapie wurde die Option der Anlage einer Sigma-Neovagina offengehalten. Nach ausführlicher Aufklärung entschied sich die Patientin im Einvernehmen mit ihrem Partner für eine operative Therapie, zunächst ohne Anlage einer Neovagina. Die Operation wurde komplikationslos durchgeführt, eine adjuvante Strahlentherapie war nicht indiziert.

Die Entscheidung gegen eine Neovagina wurde damit begründet, dass das Paar häufig Analverkehr durchführe, was ja nach einer operativen Therapie weiterhin möglich sei.

Die Patientin, meist in Begleitung ihres Partners, wurde im Rahmen der Tumornachsorge immer wieder vorstellig, das Thema Sexualität wurde jedes Mal befragt. Im Laufe der Zeit nahm die Angst vor einem Rezidiv ab, die Sehnsucht nach Normalität, auch des Sexuallebens, nahm zu. Sie berichtete, dass sie Schmerzen beim Analverkehr entwickelt habe, wohl als Folge der Operation mit Narbenbildung. Sie könne sich jetzt eine Neovagina vorstellen.

Drei Jahre nach der Erstdiagnose wurde bei weiterhin unauffälliger Tumornachsorge in einem darauf spezialisierten Zentrum eine Sigma-Neovagina angelegt. Die Patientin tolerierte die ausgeprägte Schleimbildung gut. Der „intravaginale" Geschlechtsverkehr war für den Partner befriedigend, für die Patientin weniger, da sie auch jetzt noch Schmerzen im Unterleib hatte, wohl durch die Narben bedingt. Zum Orgasmus kam sie nur durch die alleinige Stimulierung der Klitoris.

Wenn sich die Patientin alleine vorstellte, wirkte sie deutlich deprimierter als in der Paarkonstellation. Als dieser Umstand thematisiert wurde, weinte die Patientin und berichtete, dass sie dieses „tapfer sein" satt hätte, Sex sei ihr inzwischen egal, es gehe ihr seit der Krebserkrankung um ganz andere Dinge. Sie schlafe nur noch mit ihrem Mann, weil sie das Bild von früher aufrechterhalten wollte, um ihn nicht zu enttäuschen. Sex in allen Varianten sei für ihren Mann immer sehr wichtig gewesen. Früher habe ihr das gefallen, manchmal habe sie aber nur mitgemacht, um seiner Vorstellung von einer wilden und tabufreien Sexgespielin zu entsprechen.

Der Patientin wurde das Angebot einer Psychotherapie gemacht, welche sie wahrnahm.

6.4 Mammakarzinom

Dietmar Richter

Die 51-jährige Mammakarzinom-Patientin unter Tamoxifen-Therapie kommt ein Jahr nach Therapieende – Z. n. BET und Sn-Lymphonodektomie und anschließender Strahlentherapie – in subdepressiver Stimmungslage zu einem von ihr gewünschten Termin in die Sprechstunde und erzählt: „Meine Gedanken kreisen immer wieder um das Thema: Warum habe ich Brustkrebs bekommen? Was habe ich falsch gemacht? Was habe ich nicht wahrgenommen?" Dann erzählt sie traurig, dass sie gern wieder Körperkontakt mit ihrem Mann hätte. Dieser würde sich aber zurückziehen. Sie weiß nicht, ob dies aufgrund der Erkrankung sei und er sich jetzt von ihr aus diesem Grunde zurückgezogen habe. Sie habe aber auch schon überlegt, ob er mit seinen 60 Jahren vielleicht Erektionsprobleme habe und sich deswegen von einem körperlichen Kontakt zu ihr fernhalte.

Bis zur Brustkrebserkrankung hätten sie regelmäßig Geschlechtsverkehr gehabt. Aus ihrer Sicht hätten sie beide dies genießen können. Sie würde ab und zu abends im Bett zu ihm hinüberfassen und dann beginne sie ihn zu streicheln. Er würde sich dann aber auf die andere Seite drehen und nicht mit ihr sprechen.

Auf der anderen Seite – erzählt die Patientin weiter – zeige er durch das liebevolle Zubereiten des Abendessens und durch Übernahme von Botengängen, dass er zu ihr stehe. Sie glaube auch nicht, dass er eine andere Partnerin habe. Die Patientin erzählte dann weiter – wobei ein Gefühl der Scham spürbar wird – dass sie sich hin und wieder selbstbefriedige. Dies mache aber keinen besonderen Spaß, da sie vor allem den körperlichen Kontakt zum Mann vermisse.

Die Patientin wirkt nicht depressiv. Sie leidet auch nicht an einem Fatigue-Syndrom. Sie kann relativ offen über ihre sexuellen Wünsche sprechen. Sie sagt weiter: „Es geht mir ja gar nicht darum, dass wir miteinander schlafen. Ich würde mir nur wünschen, dass er mich ab und zu in den Arm nimmt und wir miteinander kuscheln können."

Der Mann ist in der nahegelegenen Schweiz als Elektroingenieur tätig. Frau M. ist seit 32 Jahren mit dem neun Jahre älteren Mann verheiratet. Es gibt einen 32-jährigen Sohn, der als Lehrer in einer nahen Stadt arbeitet, ebenfalls verheiratet ist und eine 4-jährige Tochter hat. Ich rege an, den Partner doch zu einem Paargespräch mitzubringen, um über diese Situation gemeinsam zu sprechen. Drei Wochen später kommt es zum ersten Paargespräch. Zu diesem Termin erscheint ein etwa 165 cm großer, leicht adipös wirkender sympathischer Mann, der keine hausärztliche Betreuung besitzt.

Behutsam nach seiner Libido gefragt, äußert er, dass er seit geraumer Zeit keine morgendliche Erektion mehr verspüre und auch kein Bedürfnis habe, sich seiner Frau körperlich zu nähern. Er versteht das selbst nicht, weil er doch früher viel Lust gehabt habe, mit ihr zu schlafen. Und da er angenommen habe, dass seine Frau sich wegen der Brustkrebserkrankung ohnehin keinen Körperkontakt mehr wünsche, habe er sich auch ganz davon zurückgezogen.

Der Ehemann der Patientin erhält meinerseits den Rat, sich in hausärztliche Behandlung zu begeben, um eine allgemeine Gesundheitsvorsorge-Untersuchung vornehmen zu lassen mit Ausschluss einer Hypothyreose, eines Diabetes. Zusätzlich sollte eine urologische Vorsorgeuntersuchung durchgeführt werden.

Nach weiteren sechs Wochen kommt es zu einem zweiten Paargespräch. Inzwischen haben sich eine Hypothyreose und ein Diabetes herausgestellt. Der Urologe findet einen ausgeprägten Hypogonadismus mit niedrigen Testosteronwerten.

Der behandelnde Onkologe in seiner Funktion als Paartherapeut empfiehlt dem Paar eine übende Körpertherapie über etwa fünf Sitzungen. Bei diesen Körpertherapie-Sitzungen lernt das Paar sich behutsam wieder anzunähern, sich zu berühren, sich zu streicheln, zunächst auf der Körper-Rückenseite, dann auf der Körpervorderseite und zuletzt auch im Genitalbereich. Da inzwischen die Hypothyreose und der Hypogonadismus behandelt werden, kommt es zu einer deutlichen Libidosteigerung beim Mann. Unter zusätzlichem Einsatz von PDE5-Hemmern ist es schließlich wieder möglich, penetrierenden Geschlechtsverkehr zu haben, eingebettet in eine neu erlernte Form zärtlicher, körperlicher Zuwendung.

Dieses Fallbeispiel zeigt, wie es durch wenige paartherapeutische Interventionen – wobei auch der Partner mit seinen gesundheitlichen Problemen mitberücksichtigt wird – zu einer Wiederbelebung einer vormals glücklichen intimen Beziehung kommt.

Stichwortverzeichnis

www.ingramcontent.com/pod-product-compliance
Lightning Source LLC
Chambersburg PA
CBHW081517190326
41458CB00015B/5393